Ihre Schwangerschaft – Wichtige Termine auf einen Blick

5.–8. Schwangerschaftswoche
- Erste Vorsorgeuntersuchung

9.–12. Schwangerschaftswoche
- Zweite Vorsorgeuntersuchung
- Erstes empfohlenes Ultraschallscreening
- Auf Wunsch invasive Pränataldiagnostik: Entnahme von Plazentagewebe zur genetischen Untersuchung (Chorionzottenbiopsie)
- Den Arbeitgeber benachrichtigen

13.–15. Schwangerschaftswoche
- Nicht-invasive Pränataldiagnostik: Blutuntersuchungen und Ultraschall zum Ausschluss von ernsthaften Erkrankungen (Erst-Trimester-Screening)
- Dritte Vorsorgeuntersuchung
- Auf Wunsch invasive Pränataldiagnostik: Entnahme von Fruchtwasser zur genetischen Untersuchung (Amniozentese)
- Hebammenbetreuung auswählen
- Erste Dopplersonografie bei eineiigen Zwillingsschwangerschaften, ab jetzt 14-tägig
- Nach einem Geburtsvorbereitungskurs Ausschau halten, der bis zur 32. Schwangerschaftswoche abgeschlossen sein sollte

16.–18. Schwangerschaftswoche
- Vierte Vorsorgeuntersuchung
- Check-up beim Zahnarzt

19.–23. Schwangerschaftswoche
- Fünfte Vorsorgeuntersuchung
- Zweites Ultraschallscreening, sogenannter Organultraschall
- Erste Kontrolle mit dem Herzton-Wehen-Schreiber (CTG Cardiotocogramm)

24.–27. Schwangerschaftswoche
- Sechste Vorsorgeuntersuchung
- Erste Dopplerultraschall, Untersuchung bei zweieiigen Zwillingsschwangerschaften
- In Ausnahmefällen 3D- und 4D-Ultraschall
- Oraler Glucosetoleranztest
- Kinderwagen bestellen
- Auswahl und Anschaffung der weiteren Ausstattung (Möbel, Kleidung usw.)

28.–30. Schwangerschaftswoche
- Siebte Vorsorgeuntersuchung
- Drittes Ultraschallscreening
- Bei Flugreisen ab der 28. Schwangerschaftswoche Unbedenklichkeitsbescheinigung des Frauenarztes

31.–32. Schwangerschaftswoche
- Achte Vorsorgeuntersuchung
- Ab jetzt regelmäßig Himbeerblättertee trinken
- Termin für Geburtsplanungsgespräch mit der Hebamme und/oder der ausgewählten Geburtsklinik ausmachen
- Ab 32. Schwangerschaftswoche keine Flugreisen möglich

33.–35. Schwangerschaftswoche
- Neunte Vorsorgeuntersuchung
- Mutterschutz in der 34. Schwangerschaftswoche (Deutschland)
- Bescheinigung des Frauenarztes über den voraussichtlichen Entbindungstermin besorgen zur Beantragung des Mutterschaftsgeldes bei der gesetzlichen Krankenkasse
- Mit der Dammmassage beginnen
- Geburtsplanungsgespräch mit der Hebamme und/oder der ausgewählten Geburtsklinik
- Bei Beckenendlage des führenden Zwillings zu der Hebamme Kontakt aufnehmen wegen möglicher Übungen, die das Kind zu einer Drehung motivieren
- Geburtstasche packen
- Kinderarzt aussuchen

36.–37. Schwangerschaftswoche
- Zehnte Vorsorgeuntersuchung
- Ab jetzt wird wöchentlich ein CTG geschrieben
- Geburtsvorbereitende Akupunktur beginnen
- Täglich ein Heublumendampf-Sitzbad machen
- Jetzt können Sie bei normalem Schwangerschaftsverlauf und unauffälliger Entwicklung der Kinder in einer Geburtsklinik ohne angeschlossener Kinderklinik entbinden

38.–39. Schwangerschaftswoche
- Elfte Vorsorgeuntersuchung
- Bei eineiiger Zwillingsschwangerschaft: Untersuchungs- und Besprechungstermin in der Geburtsklinik, auch wegen eventueller Geburtseinleitung

40. Schwangerschaftswoche
- Zwölfte Vorsorgeuntersuchung
- Bei zweieiiger Zwillingsschwangerschaft: Untersuchungs- und Besprechungstermin in der Geburtsklinik, auch wegen eventueller Geburtseinleitung

Lersch · von Haugwitz
Zwillinge!

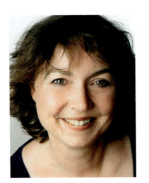

Petra Lersch, Psychologin und Mutter von zwei eineiigen Zwillingsbrüdern und einer Tochter. Sie weiß aus eigener Erfahrung wie turbulent und kunterbunt ein Leben mit Zwillingen sein kann, aber auch wie intensiv und doppelt beglückend. Seit 1999 gibt sie ihre Erfahrungen gemeinsam mit Dorothee von Haugwitz in Kursen für Zwillingsschwangere und werdende Zwillingseltern weiter.

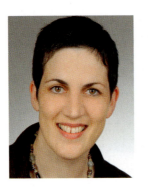

Dorothee von Haugwitz, Hebamme und Mutter eines Sohnes, ist selbst Zwillingsschwester. Sie ist freiberuflich in der Geburtshilfe, Vor- und Nachsorge tätig und gibt Kurse für Schwangere. Aus langjähriger Erfahrung weiß sie, dass gerade Zwillingsgeburten in vielerlei Hinsicht oft unnötig angstbesetzt sind. Seit 1999 hat sie sich daher auf die Betreuung von Zwillingsfamilien spezialisiert.

Petra Lersch
Dorothee von Haugwitz

Zwillinge!
Gut durch Schwangerschaft, Geburt und erstes Lebensjahr

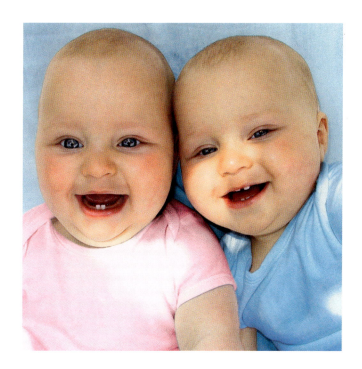

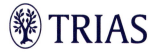

Inhalt

8 Ein Danke
9 Vorwort

Schwangerschaft

12 **Zwillingsschwangerschaften sind etwas Besonderes**
12 Von null auf hundert – ein doppelt positiver Test
13 Der erste Gedanke …
15 Ein paar Zahlen und Namen
16 Mit Zwillingen schwanger und was nun?
20 Am Anfang ein Ei – oder auch zwei …

24 **Der Schwangerschaftskalender**
24 1.–14. Schwangerschaftswoche
31 15.–21. Schwangerschaftswoche
37 22.–28. Schwangerschaftswoche
44 29.–35. Schwangerschaftswoche
50 36.–40. Schwangerschaftswoche

54 **Besondere Aufmerksamkeit**
54 Anzeichen einer möglichen Frühgeburt
56 Sind die Kinder gut versorgt?
58 Besonderheiten

59 **Gut vorbereitet**
59 Betreuung sichern
60 Zu Hause gut vorbereitet
63 Unterwegs mit Zwillingen
69 Formales rund um die Geburt
73 Wie sollen sie heißen?
74 Was sagen die Geschwister?

Die Geburt …

80 **Rundum gut betreut**
80 Welche Betreuungsmöglichkeiten gibt es?
82 Auswahl des Geburtsortes

88 **Die Geburt der Zwillinge**
88 Der Geburtsbeginn
91 Die vaginale Geburt
97 Der Kaiserschnitt
99 Die ersten Stunden nach der Geburt
102 Ein guter Start für Frühgeborene

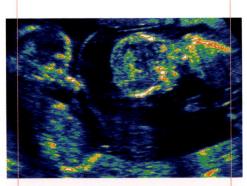

Der Zwillingsschwangerschaftskalender

Schwanger mit Zwillingen zu sein ist faszinierend und aufregend zugleich. Ihr Körper verändert sich Woche für Woche und Ihre Kinder entwickeln sich von der Eizelle zu fertigen Babys.
24 1.–14. Schwangerschaftswoche
31 15.–21. Schwangerschaftswoche
37 22.–28. Schwangerschaftswoche
44 29.–35. Schwangerschaftswoche
50 36.–40. Schwangerschaftswoche

SPECIAL

23 Die Beziehung zu den Zwillingskindern vor der Geburt
42 Pränatale Diagnostik
48 Auswahl des Geburtsorts
76 Was man so braucht
87 Entbindung bei Zwillingen
130 Eine gelungene Stillbeziehung mit Zwillingen
150 Die wichtigsten Meilensteine der ersten sechs Monate
202 Schlafrhythmen
228 Die wichtigsten Meilensteine des zweiten Halbjahres
256 Mit Zwillingen zurück in den Beruf
261 Rezepte und Tipps

Inhalt

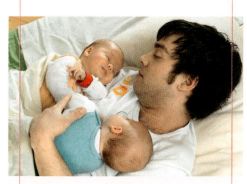

Kuschel- und Schonzeit
Die ersten Wochen nach der Geburt der Zwillinge sind eine Zeit der Umstellung, der körperlichen Veränderung und des sich „Aneinandergewöhnens". Genießen Sie diese schöne und intensive Zeit.

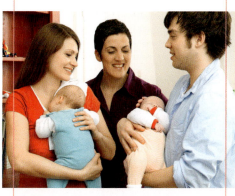

Wie werden wir beiden gerecht?
Rasant entwickeln sich die Zwillinge weiter und stellen neue Anforderungen. Erfahren Sie welche Tipps und Tricks es beim Zufüttern gibt, warum ein fester Rhythmus gerade bei Zwillingen wichtig ist und wie Sie Ihren Wohnraum zwillingsgerecht gestalten. Vergessen sie darüber nicht sich selbst: Suchen Sie sich rechtzeitig Entlastung.

105 Das Wochenbett

106 Die erste Zeit nach der Geburt
106 Kuschelzeit und Schonzeit
108 Die Phasen des Wochenbettes der Mutter
112 Die Entwicklung der Kinder in den ersten Tagen
114 Gut vorbereitet ins Wochenbett

119 Veränderte Gefühlswelt
119 Babyblues
121 Bonding – Bindung entsteht

123 Zwei hungrige Wesen
123 Tipps für einen guten Start ins „Milchgeschäft"
125 Zwillinge stillen
131 Zwillinge mit der Flasche füttern
134 Das Füttern von Frühgeborenen
134 Zwiemilch füttern
135 Das Abpumpen von Milch

137 Zwillingspflege
137 Handling, die Babys gut im Griff
144 Besonderheiten bei Neugeborenen
145 Alles ist anders

147 Die ersten sechs Monate

148 Zwillinge sind etwas Besonderes
148 Sie verändern sich durch Zwillinge
149 Eltern werden

151 Das erste Lebenshalbjahr
151 1.–3. Monat – wie Ihre Kinder sich entwickeln
163 4.–6. Monat – wie Ihre Kinder sich entwickeln

174 Und die Gefühle stehen kopf
174 Aus Frauen werden Mütter
176 Aus Männern werden Väter
177 Aus Paaren werden Eltern
181 Aus Einzelkindern werden Geschwister

185 Familie werden
185 An einem Strang ziehen
186 Auf sich selber achten
187 Wie werden wir beiden gerecht?

INHALT

189 **Die ersten sechs Monate managen**
189 Den Alltag aktiv gestalten – grundlegende Infos
192 Den Alltag aktiv gestalten – Tipps und Hinweise
196 Den Alltag aktiv gestalten – ein Plan wird konkreter

198 **Die größten Herausforderungen in den ersten sechs Monaten**
198 Die Wohnumgebung gestalten
201 Schlafen
204 Mit Zwillingen mobil
209 Effektiv im Haushalt
211 Erste Erfahrungen mit dem Löffeln

216 **Delegieren**
216 Die Kunst des Abgebens
218 Kinderbetreuung im ersten Lebenshalbjahr

223 **Das zweite halbe Jahr**

224 **Zwillinge durch dick und dünn**
224 Gemeinsam in die Welt

229 **Das zweite Lebenshalbjahr**
229 7.– 9. Monat – wie Ihre Kinder sich entwickeln
240 10.–12. Monat – wie Ihre Kinder sich entwickeln

250 **Die größten Herausforderungen im zweiten Lebenshalbjahr**
250 Den Alltag gestalten
252 Gemeinsam am Tisch

254 **Wiedereinstieg in den Beruf**
254 Was will ich?
255 Kinderbetreuung

259 **Als Eltern wieder Paar sein**
259 Die Partnermonate der Elternzeit
260 Gemeinsamkeiten pflegen

267 **Service**

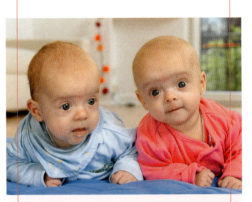

Zwillingsentertainer

Der sicherste Aufenthaltsort mit den Zwillingen ist der Fußboden. Eine gute Möglichkeit sich mit beiden gleichzeitig zu beschäftigen ist es, sich auf den Boden zu setzen und die Kinder so über die Beine zu legen, dass diese sich angucken können. Schon früh reagieren die Zwillinge aufeinander und sind an dem, was der andere tut, sehr interessiert. Spielen Sie mit Ihren Babys, wenn diese wach und aufnahmebereit sind. Einfache Aktivitäten wie sanftes Streicheln mit einem Seidentuch, einer Feder oder einem Pinsel regen die Sinne an. Weitere Ideen und die schönsten Kinderlieder finden Sie auf folgenden Seiten:
162 1.–3. Monat
173 4.–6. Monat
229 7.– 9. Monat
249 10.–12. Monat

Inhalt

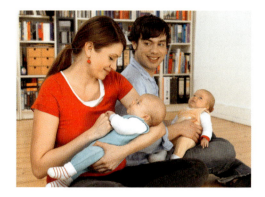

Katrin und Frederic haben uns schon kurz nach der Geburt einen Einblick in ihr neues Familienleben gestattet. Dafür bedanken wir uns ganz besonders! Ihre eineiigen Zwillingsmädchen als ihre ersten Kinder haben das Leben des jungen Paares natürlich umgekrempelt. Doch alle Turbulenzen wurden von beiden gemeinsam mit großer Gelassenheit gemeistert. Weder der notwendige Umzug in eine größere Wohnung kurz vor der Geburt noch die eintägige Fotosession mit vielen Menschen in den eigenen vier Wänden brachten die beiden aus dem Konzept. Wir wünschen der jungen Familie alles Gute!

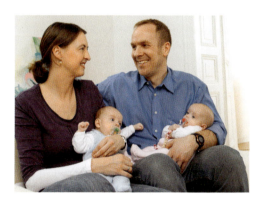

Claudia und Marco haben bereits eine Tochter, für die nach sechs Jahren Einzelkinddasein ein Zwillingspärchen dazu gekommen ist. Marco hat sich für einige Monate Elternzeit entschieden und genießt die gemeinsame Zeit mit den Kleinen. Die große Schwester hat uns beim Fotoshooting staunen lassen über ihren gelassenen und liebevollen Umgang mit ihren Geschwistern. Wir freuen uns auch darüber, dass sich Claudias Vater als engagierter Großvater fotografieren ließ. Danke an alle für die Unterstützung. Wir wünschen der ganzen Familie alles Gute für die Zukunft!

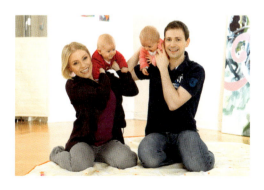

Anne und Andre sind stolze und glückliche Eltern von eineiigen Zwillingsmädchen. Die ganze Familie stand Modell für die Fotos der Kapitel des zweiten Halbjahres. Auch für sie sind es die ersten Kinder, die das Leben des Paares von Grund auf verändert haben. Beide Großelternpaare genießen ihre Zwillingsenkelkinder und unterstützen die Familie, wann immer sie können. Wir danken Andres Eltern herzlich für Ihre Unterstützung und Bereitschaft, sich für dieses Buch fotografieren zu lassen. Alles Gute und bleibt so fröhlich, wie Ihr seid!

Ein Danke

Wir danken Andreas, Elsbeth, Jan, Lars, Leon und Rike für viel Geduld, wenn wir mal wieder am Schreibtisch saßen und keine Zeit für sie hatten, ebenso wie für Ermutigungen, Diskussionen über die richtige Formulierung und Mitfreude über jedes gelungene Kapitel. Petra dankt besonders ihrer Mutter Marianne, die durch ihre Hilfe für viele Freiräume zum Schreiben und Recherchieren gesorgt hat. Dorothee dankt ebenfalls ihren Eltern Ursula und Heinrich, die es mit viel Schwung geschafft haben, ein Zwillingspärchen und zwei weitere Kinder erfolgreich ins Leben zu begleiten, und mit ermutigendem Beispiel vorangegangen sind. Wir sind stolz und glücklich, solche Familien zu haben!

Viele Zwillingsfamilien haben uns mit Rat und Tat unterstützt, ob als Models beim Fotoshooting, beim Ausfüllen diverser Fragebögen, durch Elternbeiträge oder durch Fragen und Diskussionen. Wir danken allen!

Ein besonderer Dank geht an Anne, die sich netterweise trotz Abiturstress sofort zur Verfügung gestellt, um sich als erfahrene Babysitterin fotografieren zu lassen. Vielen Dank und alles Gute für das Leben nach der Schulzeit!

Ohne Claudia wären wir in der Flut der zurückgesandten Fragebögen rettungslos untergegangen. Ein dickes Dankeschön fürs Sammeln und Auswerten und auch für manche gute Idee.

Viele Experten bereichern dieses Buch mit ihren Fachbeiträgen. Für diese fundierten Ergänzungen bedanken wir uns herzlich.

Das Team des Trias-Verlages hat uns in wunderbarer Weise unterstützt. Wir haben die fruchtbare Zusammenarbeit sehr genossen!

Vorwort

Als Ende 1997 gleich drei Zwillingsmütter einen der Rückbildungskurse bei Dorothee von Haugwitz besuchten, wurde klar: Es müsste eigentlich einen Kurs für werdende Zwillingseltern geben, in dem man nicht nur beiläufig etwas über die Besonderheiten von Schwangerschaft, Geburt und das Leben mit Zwillingen erfährt. Eine dieser frischgebackenen Zwillingsmütter war Petra Lersch, Trainerin in der Erwachsenenbildung. Da auch Dorothee von Haugwitz, selbst Zwillingsschwester, schon ein Leben lang mit dem Thema vertraut ist, war die Idee rasch geboren, diese Informationslücke zu schließen. Bis heute haben ungefähr 350 Familien an unserer Geburtsvorbereitung „Schwanger-mit-Zwillingen" teilgenommen. Die ältesten Kinder besuchen mittlerweile weiterführende Schulen. In dieser Zeit haben auch wir ein Grundlagenbuch vermisst, das Wissen über die Zwillingsschwangerschaft, konkrete Tipps und vor allem die Freude, die Zwillinge bereiten können, miteinander vereint. Der TRIAS-Verlag brachte uns auf die Idee, es selbst zu schreiben. Unsere Erfahrung aus vielen Jahren der intensiven Zusammenarbeit mit Zwillingsfamilien haben wir hineingelegt. Gleichzeitig lebt das Buch von zahlreichen persönlichen Erinnerungen an die aufregende Zeit von Schwangerschaft und Geburt und an das erste Lebensjahr; seien es eigene, die unserer Familien oder natürlich die all der Zwillingseltern, bei denen wir an vielen Stellen noch einmal genau nachgefragt haben.

Wir wünschen uns, dass Sie beim Lesen dieses Buches viel Wissen aufnehmen, denn Wissen verhilft Ihnen zu mehr Sicherheit und Gelassenheit. Wir wünschen uns auch, dass Sie häufig einfach lächeln und Vorfreude empfinden auf Ihr künftiges Leben mit Zwillingen. Und dass Sie in Momenten, in denen Unsicherheiten und Ängste überwiegen, in den verschiedenen Kapiteln für Sie hilfreiche Tipps finden. Denn wir sind der Meinung, Zwillingseltern sollten vor allem in doppelt guter Hoffnung und weniger in banger Erwartung sein!

Dieses Buch beschäftigt sich mit Schwangerschaft, Geburt und dem ersten Lebensjahr der Kinder. Chronologisch erfahren Sie alles Wissenswerte über die einzelnen Stadien der Schwangerschaft und wie sich Ihre Kinder im Mutterleib entwickeln, wie Sie mit auftretenden Beschwerden umgehen können und wie Ihre Kinder nach vielen Monaten des Reifens am besten auf die Welt kommen. Angefangen mit der Gestaltung der Wohnumgebung über die wichtigsten Anschaffungen bis hin zu notwendigen Formalia, wollen wir Ihnen mit vielen Anregungen helfen, gut und rechtzeitig auf die Ankunft der neuen Erdenbürger vorbereitet zu sein. Beiträge von Experten und Erlebnisberichte von Zwillingseltern sollen Sie rundum gut in das Leben mit Zwillingen starten lassen. Kinder entwickeln sich gerade im ersten Lebensjahr unglaublich schnell. Unser Entwicklungskalender gibt Ihnen einen Überblick über das, was Ihre Zwillinge alles lernen, und bietet Ihnen Ideen und praxiserprobte Tipps für den Umgang mit ihnen. Wir hoffen, dass die folgenden Kapitel Sie und Ihre Familie in dieser ersten Phase der Umstellung hilfreich begleiten werden!

Wir wünschen Ihnen viel Freude, Zuversicht und einfach alles Gute für das wunderbar aufregende Leben mit Ihren Zwillingen!

Petra Lersch und Dorothee von Haugwitz

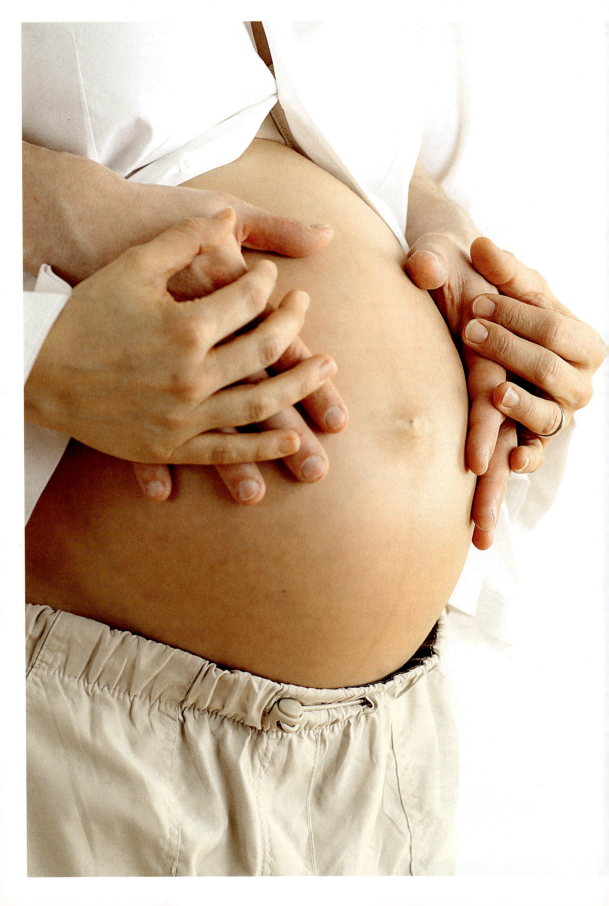

Schwangerschaft

Mit den Worten „Sie sind schwanger, herzlichen Glückwunsch" wird in Deutschland pro Jahr etwa 650 000 Frauen gratuliert. Aber nicht für alle bleibt es bei diesem einfachen Glück. Wenn Sie sich heute für dieses Buch interessieren, gehören Sie wahrscheinlich zu den etwa 11 000 Frauen, die laut Statistik jedes Jahr in Deutschland Grund zur doppelten Freude haben: Sie erwarten Zwillinge!

SCHWANGERSCHAFT

Zwillingsschwangerschaften sind etwas Besonderes

Ein Kind auszutragen und auf die Welt zu bringen ist eine wundervolle, aufregende Erfahrung. Ein Geschwisterkind zu bekommen und beide miteinander aufwachsen zu sehen erfüllt mit Glück und Stolz. Aber mit Zwillingen schwanger zu sein, die von Beginn an gemeinsam groß werden, ist etwas Außergewöhnliches.

Immerhin entstehen nur bei jeder 85. Schwangerschaft Zwillinge, ob zufällig und ganz natürlich oder bewusst bei einer Kinderwunschbehandlung. Das Angebot von solchen „Storchensprechstunden" hat die Anzahl von Zwillingen - vor allem in Großstädten - in den letzten Jahren deutlich positiv beeinflusst und viele Mehrlinge heranwachsen lassen. Und dennoch: Auch wenn Sie im Moment – selber mit Zwillingen schwanger – den Eindruck gewinnen, es wimmelte nur so von Eltern, die mit Zwillingskinderwagen und Zwillingskindern unterwegs sind, seien Sie Gewiss: In Ihnen und mit Ihnen geschieht etwas ganz Wunderbares und Faszinierendes. Herzlichen Glückwunsch.

Von null auf hundert – ein doppelt positiver Test

Während der folgenden Monate Ihrer Schwangerschaft verwandeln sich zwei winzige Zellen in der Geborgenheit der Gebärmutter in zwei neue kleine Menschen, die fix und fertig auf die Welt kommen und mit allem Handwerkszeug ausgestattet sind, ein Leben auf der Welt zu meistern. Für Sie als Eltern bedeutet das vielleicht erst einmal gemischte Gefühle; Freude und Euphorie wechseln sich mit Angst und Unsicherheit ab. Das ist völlig normal. Lassen Sie sich Zeit, sich an den Gedanken zu gewöhnen, gleich mit mehreren Kindern unter einem Dach zu leben, auch wenn Sie bisher noch keine Kinder hatten.

Viele Gedanken und Fragen schwirren Ihnen durch den Kopf: Wie ist das zu schaffen, gleich zwei Kinder auszutragen und zu gebären, unter diesen Umständen eventuell eine Familie zu gründen oder trägt eine Partnerschaft überhaupt Zwillinge? Wird der Platz für alle ausreichen? Brauchen wir ein neues Auto? Und in welchen Kofferraum passt denn überhaupt ein Zwillingskinderwagen? Werden es Mädchen, Jungen oder ein Pärchen? Kann ich jemals wieder in meinem Beruf arbeiten, geschweige denn alleine das Haus verlassen?

Wir haben in den folgenden Kapiteln auf viele dieser Fragen Antworten für Sie gesammelt, die Ihnen Sicherheit geben werden, das Leben mit Zwillingen richtig einschätzen, vorbereiten und meistern zu können.

Nehmen Sie sich Zeit, die Natur ist weise und hat alles gut geregelt. Es liegen etliche Monate vor Ihnen, in denen Sie sich an die Vorstellung gewöhnen können und in denen nicht nur Ihre Kinder in Ihnen reifen, sondern auch Sie zu Eltern heranwachsen.

Henriette

»Zwei blinkende Punkte

Der positive Schwangerschaftstest freute mich sehr, hatten wir uns doch schon längere Zeit ein Kind gewünscht. Bei der ersten Ultraschalluntersuchung war ich ganz gerührt über den blinkenden Punkt auf dem Monitor, den Herzschlag meines Kindes. Bis ich einen weiteren Punkt daneben blinken sah. „Was ist das?", fragte ich meinen Arzt. Der schallte eine Weile konzentriert weiter, um dann trocken zu antworten „Das zweite." Erst als ich meinen Mann anrief, um ihm zu berichten, realisierte ich, was mein Arzt da eigentlich gesagt hatte: Es werden Zwillinge. Seitdem treffe ich dauernd Zwillinge, große und kleine, im Kinderwagen, an der Hand ihrer Eltern, beginne zu lächeln und kann mir gar nicht vorstellen, dass ich in wenigen Monaten auch so unterwegs sein werde.«

Miriam

»Unbefangene Freude

Wir waren gemeinsam bei meinem Gynäkologen und schauten beide gespannt auf den Monitor. Als man dann zwei Fruchthöhlen sah, war uns (auch meinem medizinisch nicht erfahrenen Mann) schnell klar, es werden zwei Kinder. Mir ist das Herz in die Hose gerutscht und ich war auch etwas erschrocken. Ich hatte mich zwar riesig gefreut, schwanger zu sein, aber dass es dann gleich zwei werden sollten ... Mein Mann hat sich vom ersten Augenblick an riesig gefreut. Sein erster Kommentar: „Das ist ja super, gleich zwei auf einen Schlag." Mein Mann hat mich mit seiner unbefangenen Freude schnell angesteckt, sodass aus dem anfänglichen Schrecken schnell Freude wurde.«

Der erste Gedanke ...

... der werdenden Eltern

In unserem Geburtsvorbereitungskurs beginnen wir die erste Stunde in der Vorstellungsrunde mit der Frage „Was war Ihr erster Gedanke, als Sie erfuhren, es werden Zwillinge?". Meistens ist den Eltern dieser Moment eindrücklich in Erinnerung geblieben und die frohe Kunde vom doppelten Glück wurde väterlicherseits schon mal mit einem doppelten Whiskey zur Kenntnis genommen.

Vielleicht haben Sie so gar nicht mit der Schwangerschaft gerechnet und erleben womöglich im Rahmen einer der üblichen Ultraschalluntersuchungen einen eher schweigsamen Arzt, der etwas Ungewöhnliches auf dem Bildschirm entdeckt: einen ersten kleinen Fleck und einen zweiten blinkenden Punkt. Vielleicht haben Sie voller Spannung auf das Bild geblickt und sich gefragt: „Was ist das?" In der Regel denkt man nicht an Zwillinge, es sei denn, sie gibt es schon seit Generationen in der Familie. Das Spektrum der ersten Gedanken reicht von „Wie wundervoll!" bis hin zu „O Gott, wie schaffe ich das?" und all dies gehört dazu. Es kann und darf Angst machen, direkt die Verantwortung für zwei Kinder zu übernehmen, eine Schwangerschaft und eine

Schwangerschaft

Geburt zu erleben, die anders sind als bei der besten Freundin, die ein einzelnes Kind bekommen hat. Es kann alle bisherigen Planungen über den Haufen werfen – und gleichzeitig sind Sie froh, dass alles in Ordnung ist. Und Sie beginnen im Laufe der Zeit, sich mit dem Gedanken und der Gewissheit, in absehbarer Zeit Eltern von Zwillingen zu sein, vertraut zu machen. Zwillinge sind eine wunderbare Laune der Natur. Und Sie werden immer mehr bemerken, dass Sie Ihren Kindern von Natur aus alles, was Sie zum Heranwachsen brauchen, bieten können, in der Schwangerschaft genauso, wie bei der Geburt und in den folgenden Jahren.

... der Familie

Der engste Familienkreis erfährt entweder direkt von der Ankunft der Zwillinge oder wenn sich die erste Aufregung gelegt hat und Sie Ihre Fassung zurückgewonnen haben.

Meist erleben Sie an Reaktionen einen Spiegel Ihrer eigenen Empfindungen, ganz normal sind da die beiden Extreme von „Super, wir werden die Kinder schon schaukeln" bis zu „Um Himmels Willen, die Kinder werden doch gesund sein, da war doch mal …". Als meine Mutter vor vielen Jahren erst wenige Tage vor der Geburt erfuhr, dass sie Zwillinge erwartete und die Meldung postwendend per Telefon an ihre Mutter weitergab, rannte diese in Panik aus dem Haus und rief, wie mir glaubhaft berichtet wurde, in sorgenvoller Verkennung der freudigen Tatsachen: „Wir bekommen siamesische Zwillinge!". Die Zwillinge wurden zwei reizende kleine Mädchen, die „pumperlgesund" das Licht der Welt erblickten. Und meine Großmutter hat uns mit Stolz zu zweit auf dem Schoß geschaukelt und gerne von „ihren" Zwillingen erzählt.

Lassen Sie den werdenden Großeltern, Tanten und Onkeln ebenso Zeit wie sich selbst, sich an den Gedanken zu gewöhnen und in ihre neue Rolle hineinzuwachsen. Sie werden erleben, wie aus Besorgnis verhaltener Stolz und Freude werden. Plötzlich ruft Ihre Mutter an und schildert Ihnen ausführlich die Vor- und Nachteile eines bestimmten Kinderwagenmodells – von denen sie in einem Gespräch mit einer ihr wildfremden Zwillingsmutter beim Einkaufen erfahren hat. Oder Sie werden mit Ratgebern überhäuft – vielleicht haben Sie auch dieses Buch von einem Familienmitglied geschenkt bekommen?

... von anderen Nichtbeteiligten

Menschen um Sie herum fühlen sich schnell bemüßigt, einen Kommentar zu Ihrer Zwillingsschwangerschaft abzugeben, ein reines „Herzlichen Glückwunsch", wie es werdende Eltern von Einlingen erleben, reicht mysteriöserweise in den meisten Fällen bei einer Zwil-

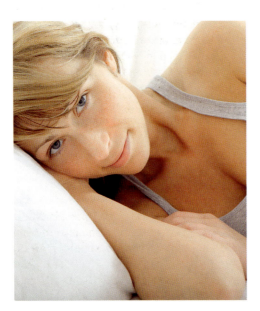

◀ Nehmen Sie sich Zeit, um sich auf die Ankunft Ihrer Zwillinge einzustellen.

> ## WISSEN
> ### Was wäre, ... wenn Sie ohne Partner Zwillinge erwarten?
>
> Sie freuen sich über die Nachricht, Zwillinge zu erwarten, aber sicher haben Sie auch Ihre Zweifel. Wie manage ich meine Finanzen? Wann werde ich wieder arbeiten? Wie wird sich das Verhältnis zum Kindsvater regeln? Muss ich den Vater überhaupt angeben? Schaffe ich das alleine? Kann ich mit zwei kleinen Kindern überhaupt einen neuen Partner finden?
>
> Wie immer hat die Sache zwei Seiten; machen Sie das Beste daraus! Sie treffen alle Entscheidungen alleine nach Ihren Vorstellungen und Wünschen; das macht in mancher Hinsicht das Leben einfacher. Im Vergleich zu Alleinerziehenden mit einem Kind haben Sie zum Beispiel den Vorteil, dass Ihre Zwillinge einander haben und sich früh aufeinander beziehen. Sie sind nicht so sehr beim Bespielen und Bespaßen Ihrer Kinder gefordert. Mehr dazu finden Sie in unserem Entwicklungskalender. Andererseits kann man nicht leugnen, dass zwei Kinder auf einmal natürlich eine andere finanzielle und psychische Herausforderung darstellen als ein Kind. Organisieren Sie schon in der Schwangerschaft Unterstützung, z. B. eine Haushaltshilfe für die letzte beschwerliche Zeit der Schwangerschaft und die erste Zeit mit den Kindern, und erkundigen Sie sich nach finanziellen Hilfen bei Jugendämtern, Beratungsstellen wie Pro Familia und der Caritas und den zahlreichen Verbänden und Netzwerken alleinerziehender Eltern. Adressen haben wir im Anhang für Sie gesammelt. Unser Kapitel „Gut vorbereitet" (siehe S. 59) gibt Ihnen zusätzlich viele Anregungen.
>
> Nicht zu vergessen Ihre Familie – ist die Meldung „Unsere Tochter erwartet Zwillinge, und zwar alleine" erst einmal verdaut, finden Sie in den werdenden Großeltern sicher oft tatkräftige, liebevolle Unterstützung.

lingsschwangerschaft nicht aus. Kommentare wie „Wie toll, hätte ich auch immer gerne gehabt!" oder „Um Gottes willen, da kommt aber was auf euch zu" helfen Ihnen nicht sonderlich weiter. Selbst der gut gemeinte Rat: „Am besten suchst Du Dir gleich eine Haushaltshilfe." ist in der Frühschwangerschaft nicht sonderlich ermutigend. Legen Sie sich ein dickes Fell zu! Kommentare die weitere Familienplanung betreffend wie „Na ja, da habt Ihr ja alles erledigt!" verbuchen Sie getrost unter Sätzen, die die Welt nicht braucht. Die meisten Menschen, die ausführlich Stellung nehmen und meist unheilvolle Szenarien malen, haben in ihrem Leben nicht viel mit Zwillingen zu tun gehabt. Da hilft nur Lächeln und Weghören!

Ein paar Zahlen und Namen

In Deutschland gab es laut Statistik im Jahr 2009 insgesamt ungefähr 650 000 Geburten. Nur 1,7 Prozent davon, nämlich knapp 11 000, waren Zwillingsgeburten. Ähnliche Prozentzahlen gelten für Österreich und die Schweiz. Auch dort sind nicht ganz 2 Prozent aller Geburten Zwillingsgeburten! In Japan allerdings sind Zwillinge noch seltener. Nur jede 100. Geburt ist dort eine Zwillingsgeburt. Anders in Nigeria, vor allem beim Volk der Yoruba. Dort soll jede sechste Schwangerschaft eine Mehrlingsschwangerschaft sein.

SCHWANGERSCHAFT

Sie gehören dazu! Zwillingseltern und Zwillinge

Zwillinge haben oder hatten auch (in alphabetischer Reihenfolge) Johann Sebastian Bach, George Bush, Marcia Cross, Patrick Dempsey, Celine Dion, Mia Farrow, Roger Federer, Michael J. Fox, Susanne Holst, Kleopatra, Miroslav Klose, Jennifer Lopez, Prinzessin Mary und Prinz Frederik von Dänemark, Nena, Sarah Jessica Parker, Brad Pitt und Angelina Jolie, Julia Roberts, Philipp Rösler, William Shakespeare, Margaret Thatcher.

Zwillinge waren oder sind auch Halil und Hamit Altintop, Gisele und Patricia Bündchen, Jenna und Barbara Bush, Aaron und Angel Charissma Carter, Vin und Mark Vincent Diesel, Maurice und Robin Gibb, Scarlett und Hunter Johansson, Lech und Jaroslaw Kaczynski, Bill und Tom Kaulitz, Alice und Ellen Kessler, Ashton und Michael Kutcher, Benji und Joel Madden, Alanis und Wade Morissette, Mary-Kate und Ashley Olsen, James und Oliver Phelps (George und Fred Weasley in „Harry Potter"), Romulus und Remus, Kiefer und Rachel Sutherland.

Mit Zwillingen schwanger und was nun?

In den folgenden Monaten wird sich nicht nur Ihr Körper durch die Schwangerschaft verändern, auch Ihr Lebensrhythmus passt sich langsam der neuen Situation an und wird sich auf das Elternwerden einstellen. Erst einmal läuft Ihr normaler Alltag allerdings weiter – mit einigen leicht zu bewerkstelligenden Tipps können Sie gut für Ihr eigenes Wohlergehen und das Ihrer Kinder sorgen. Während der gesamten Schwangerschaft gilt: Solange Sie sich wohl fühlen und Ihre Kinder sich gut entwickeln, können Sie - fast - alles machen. Hören Sie sprichwörtlich auf Ihren Bauch und seien Sie sich immer bewusst: Sie tragen zwei Kinder gleichzeitig aus! Das darf doppelt so anstrengend sein wie die Schwangerschaft mit einem Kind, muss es aber nicht. Sie dürfen sich doppelt so viel ausruhen, doppelt so langsam sein und sich doppelt so viel freuen!

Andere Rechte am Arbeitsplatz?

Ihr regulärer Mutterschutz beginnt auch in der Zwillingsschwangerschaft erst mit der 34. Schwangerschaftswoche. Für Sie gelten die gleichen Regelungen des Mutterschutzgesetzes wie für Einlingsschwangere, auch wenn Ihre Schwangerschaft selten 40 Wochen dauert. Viele Zwillinge werden zwar nur zwei bis vier Wochen vor dem errechneten Termin geboren – und sind damit nicht zwangsläufig Frühgeborene. Aber planen Sie diese Zeit mit ein. Besprechen Sie rechtzeitig mit Ihrem Arzt und Ihrer Hebamme das eingeschränkte Beschäftigungsverbot – eine im Mutterschutzgesetz verankerte Regelung zum Schutze von Mutter und Kindern. Unter Umständen können Sie eine Vollzeittätigkeit in der Zwillingsschwangerschaft nicht bis zur 34. Schwangerschaftswoche leisten, aber stundenreduziert Ihrem Arbeitgeber erhalten bleiben.

Tipps fürs Reisen

Die günstigste Reisezeit ist das mittlere Drittel der Schwangerschaft, die 16. bis 28. Schwangerschaftswoche. Auch wenn es Ihnen und den Kindern gut geht, sollten Sie darauf achten, dass alle notwendigen Vorsorgeuntersuchungen weiterlaufen können. In welchem Rhythmus die Vorsorgen stattfinden, entnehmen Sie dem Schwangerschaftskalender ab

Seite 24. Beachten Sie die üblichen Empfehlungen für Auslandsreisen und schließen Sie eine entsprechende Krankenversicherung ab.

Meiden Sie Länder, in denen Sie Gefahr laufen, an Malaria zu erkranken, und reisen Sie wegen der schlechteren Sauerstoffversorgung nicht in zu hoch gelegene Gebiete. Informieren Sie sich außerdem im Vorhinein über die medizinischen Versorgungsmöglichkeiten während der Reise und an Ihrem Zielort, nur für den Fall, dass eine Untersuchung nötig sein sollte. Gehen Sie kein unnötiges Risiko ein – Sie tragen immerhin zwei Kinder in Ihrem Bauch.

Autoreisen. Machen Sie regelmäßige und ausreichende Pausen. Legen Sie häufiger lange Strecken mit dem Auto zurück, lohnt sich die Anschaffung eines speziellen Schwangerschafts-Sicherheitsgurtes. Der Gurt läuft nicht direkt über den Bauch, sondern wird mit einem zusätzlichen Sitzkissen in einen Vier-Punkte-Gurt umgewandelt („Be safe"-Sicherheitsgurt für Schwangere). Wenn Sie beim Autofahren unsicher werden, weil der Bauch mehr und mehr im Weg ist, lassen Sie es bleiben! Steigen Sie auf öffentliche Verkehrsmittel um, lassen Sie sich mitnehmen oder fahren Sie mit dem Taxi. Es ist vollkommen normal, dass Sie sich allmählich aus dem hektischen, gesellschaftlichen Leben zurück ziehen – in der Zwillingsschwangerschaft zuweilen auch mal abrupter – um eben zwei Kinder auszutragen.

Fliegen. Wenn Sie fliegen möchten, bestehen die meisten Fluggesellschaften ab der 28. Schwangerschaftswoche auf eine Unbedenklichkeitserklärung Ihres Frauenarztes, die einen tadellosen Gesundheitszustand von Mutter und Kindern bescheinigt. Ab der 32. Schwangerschaftswoche dürfen Sie in der Regel nicht mehr mitfliegen. Während eines Fluges sollten Sie unbedingt Antithrombosestrümpfe tragen, sich regelmäßig bewegen und dazu am besten einen Platz am Gang reservieren. Trinken Sie häufig kleine Schlucke Wasser, um Ihren Kreislauf zu unterstützen. Gegen Reiseübelkeit hilft das homöopathische Mittel Cocculus in D12. Nehmen Sie ab Reisebeginn mehrmals alle 15 Minuten, dann alle 30 Minuten jeweils fünf Globuli, bis Sie sich besser fühlen.

Sport tut Ihnen gut

Ob Schwimmen oder Radfahren, hören Sie auf Ihr Körpergefühl! Wenn Sie sich zum Beispiel beim Radfahren nicht mehr sicher fühlen, weil Sie schlecht alleine auf dem Sattel zum Sitzen kommen oder Sie nach Ihren üblichen 500 Metern Rückenschwimmen den restlichen Tag mit einem harten Bauch verbringen, lassen Sie es einfach bleiben. Sie werden nach der Schwangerschaft bestimmt wieder Radfahren, Schwimmen oder sogar einen Halbmarathon mitlaufen. Steigen Sie um auf Schwangerensport – es gibt viele wunderbare Angebote, mit denen Sie sich fit halten und gleichzeitig auf die Geburt vorbereiten können. Ob Schwangerschaftsgymnastik mit Musik, Aquafitness für Schwangere oder Schwangerenyoga, Sie werden bestimmt eine Möglichkeit finden, die Ihnen Spaß macht und Sie Ihrem Zustand entsprechend fordert, aber nicht überfordert.

Wenn Sie sich in Wärme gut entspannen, gönnen Sie sich ruhig einen „Wellness"-Tag mit Sauna, Dampfbad oder Whirlpool. Vermeiden Sie allerdings eine starke Überhitzung. Ihre Kinder befinden sich bereits in einer 37 °C warmen Umgebung, sodass Sie nicht in über 40 °C warmem Wasser baden sollten. Achten Sie auf Ihren Kreislauf und saunieren Sie bei milderen Temperaturen für eine kürzere Zeit. Denken Sie an eine ausreichende Flüssigkeitszufuhr. Um sich vor Scheidenpilzinfektionen zu schützen, können Sie einen in Olivenöl getränkten Tampon tragen.

Sexualität genießen

Genießen Sie eine Zeit, in der Sie nicht verhüten müssen. Nur bei einer zu frühen Kontraktionsbereitschaft der Gebärmutter oder einer Verkürzung des Gebärmutterhalses sollten Sie Kondome benutzen, damit das im männlichen Sperma enthaltende wehenanregende Hormon Prostaglandin nicht an den Muttermund gelangt.

Manche Frauen sind durch die Schwangerschaftshormone häufiger und schneller sexuell erregbar, andere sind in der Schwangerschaft so ausgefüllt bzw. besetzt durch beide Kinder, dass sie sich nicht auf Sex mit dem Partner einlassen können. Auch der werdende Vater verzichtet zuweilen aus Sorge um die Kinder oder Achtung und Staunen vor dem schwangeren Bauch lieber auf ein Schäferstündchen. Das ist vollkommen normal. Gehen Sie respektvoll miteinander um und setzen Sie sich nicht unter Druck. Die Schwangerschaft dauert maximal zehn Mondmonate und Sie werden sich beide als Paar wiederfinden.

Achten Sie auf Ihre Gesundheit

Nutzen Sie die Schwangerschaft, um sich ganz auf Ihre neue, aufregende Situation einzustellen. Nehmen Sie sich regelmäßig Zeit für sanfte Gymnastik und Entspannungsübungen wie zum Beispiel Yoga für Schwangere. Das schafft Pausen zum Krafttanken im Alltag und stärkt das Gefühl für die Bedürfnisse des eigenen Körpers. Eine gesunde, ausgewogene Ernährung gibt Ihnen die nötige Energie, um zwei Kinder auszutragen. Nehmen Sie sich auch mit Ihrem Partner Zeit, die Schwangerschaft zu genießen, den wachsenden Bauch zu beobachten und sich gemeinsam zum Beispiel durch den Verzicht auf Zigaretten und Alkohol auf eine gesündere Lebensweise umzustellen.

Für die Zeit der Schwangerschaft sind sogenannte „Freizeitdrogen" wie Alkohol und Zigaretten tabu. Trinken Sie keinen Alkohol! Bleiben Sie auf der sicheren Seite. Der Genuss von Alkohol kann die körperliche und geistige Entwicklung Ihrer Kinder gefährden. Alkohol ist leicht plazentagängig und wird von der noch unreifen kindlichen Leber nur schwer abgebaut.

Rauchen Sie nicht bzw. reduzieren Sie Ihren Zigarettenkonsum unbedingt. Ihre Kinder rauchen jede Zigarette mit. Annähernd alle schädlichen Inhaltsstoffe erreichen Ihre ungeborenen Kinder über die Plazenta. Durch die noch unreifen Organe können diese Stoffe nur zögerlich abgebaut werden und sammeln sich in höheren Konzentrationen. Das Nikotin vermindert die Durchblutung in den zarten Blut-

◀ In doppelt freudiger Erwartung zu sein, beschäftigt beide Partner gleichermaßen.

gefäßen, sodass die Sauerstoffversorgung der Babys abnimmt. Die Folge sind Verzögerungen des Wachstums und der Hirnentwicklung.

Nehmen Sie nach Möglichkeit keine Medikamente, und wenn, dann nur nach Absprache mit Ihrer Hebamme oder Ihrem Arzt. Auch die Einnahme von Vitaminpräparaten zur Nahrungsergänzung, wie zum Beispiel Folsäure, sollten Sie im Vorhinein besprechen.

Ausgewogene Ernährung

Die Ernährung während der Schwangerschaft spielt eine wichtige Rolle für die gesunde Entwicklung der Babys, sie prägt das intrauterine Milieu und beeinflusst so die Gesundheit Ihrer Kinder. Das Fruchtwasser hat abhängig von Ihrer Ernährung einen individuellen Geschmack, den Ihre Kinder schon früh kennenlernen. Gewöhnen Sie Ihre Kinder also von Beginn an eine vollwertige und ausgewogene, biologische Ernährung.

Mit Zwillingen schwanger zu sein heißt zum Glück nicht, für drei essen zu müssen. Ihr Kalorienbedarf ist im Vergleich zu einer Nicht-Schwangeren nur leicht erhöht um etwa 250 kcal pro Tag, und das entspricht noch nicht einmal einer Tafel Schokolade. Ihnen hilft die Natur. Sie reagieren viel empfindlicher auf Gerüche und Geschmäcker als vor der Schwangerschaft. Sehr scharfe Speisen, Alkohol, Nikotin und Kaffee werden von vielen Schwangeren erst gar nicht vertragen. Zudem ist in den meisten Zwillingsschwangerschaften eher das Umgekehrte der Normalfall. Nach einer Zeit der Übelkeit können Sie endlich wieder einigermaßen „normal" essen. Da der Platz schnell beengt ist, passen bald nur noch kleinere Portionen zu den Kindern in den Bauch. Solange die Kinder sich gut entwickeln, müssen Sie sich keine Sorgen machen. Letztendlich kommt in der Ernährung Qualität vor

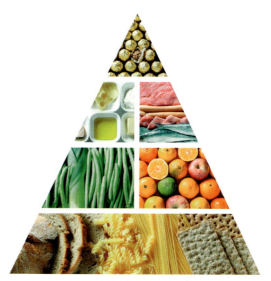

▲ Halten Sie sich an die Empfehlungen der Nahrungspyramide.

Quantität. Mit einer ausgewogenen, vollwertigen Ernährung werden Sie etwa 15 bis 20 kg in der Zwillingsschwangerschaft zunehmen. Zu besseren Veranschaulichung stellen Sie sich die Ernährungspyramide vor.

Nichts passt mehr!

Seien Sie nicht frustriert, wenn früh Ihre normalen Anziehsachen für die nächsten Monate im Schrank verschwinden. Es ist ganz normal, dass sich Ihr Bauch mit zwei Kindern deutlich früher rundet und auch für Außenstehende zu sehen ist als in einer Einlingsschwangerschaft – und noch mal früher, wenn die Zwillinge nicht Ihre ersten Kinder sind. Die meisten Zwillingsschwangeren tragen bereits nach drei Monaten Umstandskleidung. Mittlerweile gibt es sogar, im Gegensatz zu früheren Zeiten, ausgesprochen schicke und alltagstaugliche Kleidung, die Ihren Bauch je nach Wunsch kaschiert oder sehr geschmackvoll betont – Bauchbänder zum Beispiel. Kleidung gibt es für jede Gelegenheit, ob Badeanzug, Bürodress oder Hochzeitskleid.

SCHWANGERSCHAFT

Jennifer
》**Wie fühlt es sich an, mit Zwillingen schwanger zu sein?**

Die Zeit, als ich mit Lucie und Lilian schwanger war, habe ich als sehr intensiv erlebt. Zum einen war ich euphorisch und überglücklich, dass gleich zwei Babys in meinem Bauch heranwuchsen. Ich wollte schon immer mehrere Kinder und so war es ein schönes Gefühl zu wissen, dass die zwei direkt als Geschwister zusammen aufwachsen werden. Es war aufregend, im späteren Verlauf der Schwangerschaft zu merken: Rechts liegt die eine, links die andere und ständig bewegte sich etwas im Bauch. Ich konnte mir gar nicht so genau vorstellen, wie sich mein Leben mit zwei Kindern wohl verändern wird – aber es kam mir in der Schwangerschaft erstmal wie ein Wunder vor.
Zum anderen waren aber auch viele Sorgen und Ängste da. Aufgrund der Zwillingsschwangerschaft wurde ich direkt als „Risikoschwangere" eingestuft. So gab es mehr Vorsorgeuntersuchungen als sonst üblich und ich wusste auch um die erhöhten Risiken, z. B. für eine Frühgeburt.«

Am Anfang ein Ei – oder auch zwei ...

Einmal in jedem Monatszyklus erreicht normalerweise eine weibliche Eizelle ihre volle Reife, manchmal sind es jedoch mehrere Eizellen. Nach dem Eisprung wird das Hormon Östrogen in den Blutkreislauf ausgeschüttet. Dadurch wird die Reifung weiterer Eizellen gestoppt und die Gebärmutterschleimhaut verdickt sich zu einem stark durchbluteten Kissen als Vorbereitung auf die Schwangerschaft. Sobald die Eizelle vom Eileiter aufgenommen und zur Gebärmutter geleitet wird,

▼ Zweieiige Zwillinge entstehen bei zwei Drittel aller Zwillingsschwangerschaften.

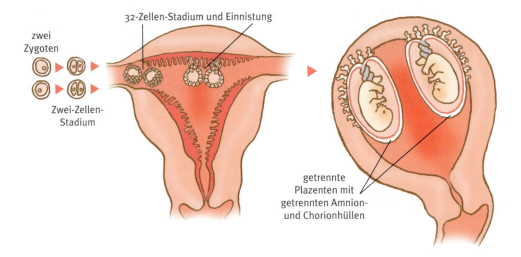

kann sie von einer Samenzelle befruchtet werden. Unter besonderen Umständen können daraus eineiige Zwillinge entstehen, wie es auf Seite 22 beschrieben wird. Sind zwei Eizellen während eines Zyklus gereift, können zweieiige Zwillinge heranwachsen.

Zweieiige Zwillinge

Wenn während eines Zyklus zwei Eizellen reifen und jeweils von einem Spermium befruchtet werden, entstehen zweieiige Zwillinge. Genetisch gesehen sind sie Geschwister. Die beiden werden sich auch nur so ähnlich sein, wie in verschiedenen Jahren geborene Geschwister. Der gleiche Gen-Pool bildet die Basis, die Mischung ist bei jedem Kind einzigartig. Die eigentliche Besonderheit ist: Sie wachsen zur gleichen Zeit in der Gebärmutter heran und auf der Welt miteinander auf. Zwei Drittel aller Zwillingsschwangerschaften entstehen auf diese Weise, es sind sogenannte dizygote-dichoriale-diamniale Zwillinge mit jeweils

- einer eigenen mütterlichen äußeren Fruchtblase,
- einer eigenen kindlichen inneren Fruchtblase,
- sowie einer eigenen Plazenta.

Wegen der Platzverhältnisse in der Gebärmutter kann es zu einer Verschmelzung beider Plazenten kommen, sodass diese bei der Geburt wie eine gemeinsame Plazenta erscheinen.

▼ Eineiige Zwillinge entstehen bei nur ein Drittel aller Zwillingsschwangerschaften.

Eineiige monozygote Zwillinge entstehen:
Eine Eizelle macht sich auf den Weg, wird von einem Spermium befruchtet und teilt sich in zwei identische Teile...

… innerhalb der ersten drei Tage.
Es entstehen
monozygote-dichoriale-diamniale Zwillinge
mit eigener Plazenta, eigener mütterlicher und kindlicher Fruchtblase.
So entstehen ein Drittel aller eineiigen Zwillinge.

… nach vier bis neun Tagen.
Es entstehen
monozygote-monochoriale-diamniale Zwillinge mit einer gemeinsamen Plazenta, einer gemeinsamen mütterlichen, aber getrennten kindlichen Fruchtblase.
So entstehen zwei Drittel aller eineiigen Zwillinge.

… nach neun bis fünfzehn Tagen.
Es entstehen
monozygote-monochoriale-monoamniale Zwillinge mit gemeinsamer Plazenta und gemeinsamer mütterlicher und gemeinsamer kindlicher Fruchtblase.
Diese Form gibt es nur ein Mal bei 100 eineiigen Zwillingen.

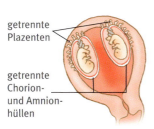

getrennte Plazenten

getrennte Chorion- und Amnionhüllen

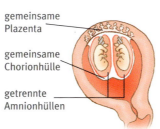

gemeinsame Plazenta

gemeinsame Chorionhülle

getrennte Amnionhüllen

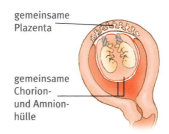

gemeinsame Plazenta

gemeinsame Chorion- und Amnionhülle

Eineiige Zwillinge

Ist nur eine Eizelle gereift, wie es bei einem Drittel aller Zwillingsschwangerschaften der Fall ist, gibt es je nach Zeitpunkt der Teilung der Eizelle unterschiedliche Typen, die sich in den Plazenta- und Eihautverhältnissen unterscheiden. Alle sind jedoch eineiige Zwillinge. Sie haben annähernd hundertprozentig identische Gene und gleichen sich „wie ein Ei dem anderen".

Sogenannte Spiegelbildzwillinge können bei der monozygot-monochorialen-diamnialen Schwangerschaft entstehen, da die Zellenverteilung in rechte und linke Körperhälfte zum Zeitpunkt der Teilung bereits festgelegt ist. 25 Prozent der eineiigen Zwillinge sind Spiegelbildzwillinge. Ihr Haar fällt in entgegengesetzte Richtungen und wenn der eine rechtshändig ist, ist der andere linkshändig.

Sehr selten sind die „third-type-twins", die schätzungsweise nur ein Mal bei 1000 eineiigen Zwillingen zustande kommen. Bei diesen monozygot-dispermiden Zwillingen wird die Eizelle erst nach ihrer Reifeteilung in zwei identische Teile von je einem Spermium befruchtet. Es entstehen eineiige Zwillinge, die jeweils mit eigener Plazenta, eigener mütterlicher und eigener kindlicher Fruchtblase aufwachsen.

Die engste Form der eineiigen Zwillingsschwangerschaft, bei der die Teilung bis zum 15. Tag nicht komplett stattfindet, sind siamesische Zwillinge. Die Wahrscheinlichkeit für diese Besonderheit ist sehr gering. Sie liegt irgendwo zwischen 1: 60 000 und 1: 200 000. Benannt wurde sie nach den Zwillingen Eng und Chang Bunker (1811–1874), die aus Siam, dem heutigen Thailand, stammten. Eine Besonderheit der Zwillingsschwangerschaft ist das „Vanishing twins"-Syndrom. Dabei werden zu Beginn der Schwangerschaft Zwillinge im Ultraschall gesehen, ein Zwilling verschwindet allerdings im Laufe der folgenden Wochen, er geht sozusagen „verloren". Laut Statistik beginnt fast jede zehnte Schwangerschaft als Zwillingsschwangerschaft, aber nur eine von 85 Geburten ist eine Zwillingsgeburt.

Die Beziehung zu den Zwillingskindern vor der Geburt

Die pränatale Psychologie ist ein neues Forschungsgebiet, bei dem es um die Erkundung des seelischen Erlebens des Ungeborenen geht. Immer schon haben Mütter über die Kindsbewegungen ihr Kind als ein lebendiges kleines Wesen wahrgenommen und heute können wir mit dem 3-D-Ultraschall das Kind auch unmittelbar in seinem lebendigen Verhalten und Reagieren in seiner vorgeburtlichen Lebenswelt beobachten.

Wie man sich nach der Geburt mit seinem Kind in einem gefühlsmäßigen Kontakt fühlen kann, so ist das auch vor der Geburt intuitiv möglich – die Mutter kann das Kind spüren und fühlen und das Kind kann die Mutter spüren und fühlen. Manchmal gelingt das spontan, manchmal braucht es einige Zeit.

Was bedeutet dies nun für die Situation mit zwei Kindern? Für die Kinder und ihre Entwicklung ist es schon jetzt wichtig, dass sie als einzelne Personen in ihrer Eigenart und ihrem Eigenwert innerlich angesprochen werden und nicht einfach als „die Zwillinge" oder „Ihr Zwillinge". Die Mutter und auch der Vater können sehr wohl, eventuell mithilfe der Hebamme, von außen die Lage und die Bewegungsmuster der Kinder ertasten und erfühlen. Das kann eine Hilfe dabei sein, sie auch von innen her gefühlsmäßig in ihrer Verschiedenheit erspüren und zu beiden einen jeweils individuellen Kontakt aufzunehmen. Dies unterstützt Zwillingskinder dabei, sich in ihrer Eigenart und Eigenheit voneinander zu unterscheiden und sich in einem inneren persönlichen Kontakt zur Mutter zu fühlen. Ein solcher vorgeburtlicher differenzierter Gefühlskontakt kann auch bei der Geburt hilfreich und unterstützend sein, weil es dabei sehr auf eine komplexe Zusammenarbeit zwischen den Kindern und der Mutter ankommt.

Aus Beobachtungen mit Ultraschall vor der Geburt verfügen wir heute über sehr genaue Beobachtungen zum Verhalten und zur Interaktion von Zwillingskindern vor der Geburt. Deutlich sind dabei die Verschiedenheit und der persönliche intensive Kontakt zwischen den Kindern, der sich in seinen Stil im nachgeburtlichen Verhalten wiederholt und fortsetzt. Das Eindrucksvollste ist vielleicht der intensive emotionale Kontakt, der im „Spiel" der Kinder miteinander vor der Geburt zum Ausdruck kommt. Hier liegt eine der Wurzeln der tiefen Verbundenheit von Zwillingen.

Wie bedeutsam der individuelle Kontakt zu dem einen und dem anderen Zwillingskind ist, kann man umgekehrt daran sehen, dass „unbewusste" Rollenzuweisungen oder Projektionen eine sehr schwierige Prägung verursachen können, wenn etwa der eine immer der gute Junge ist und der andere der böse. Hierin kann sich eine Zwiespältigkeit der Mutter ihren Kindern gegenüber ausdrücken. Darum ist der individuelle und Kontakt zu den Kindern so bedeutsam, der am besten vor der Geburt beginnt.

Dr. med Ludwig Janus, Heidelberg

Der Schwangerschaftskalender

Wenn eine Frau mit Zwillingen schwanger wird, ist das der Beginn eines faszinierenden und zugleich aufregenden Prozesses. Auf den folgenden Seiten erfahren Sie, wie sich Ihre Babys aus der befruchteten Eizelle von Woche zu Woche mehr zu fertigen Babys entwickeln und wie sich Ihr Körper mit jeder Woche, die Ihre Kinder in Ihnen heranwachsen, verändert.

Wir haben die Schwangerschaft in fünf Abschnitte unterteilt, die aus unserer Erfahrung in der Begleitung von Zwillingsschwangeren die Entwicklungs- und Reifungsstadien bei Ihnen und Ihren Kindern besonders gut widerspiegeln. Sie finden in jedem Abschnitt Tipps zum Umgang mit Beschwerden, die eine Schwangerschaft begleiten können, und eine Übersicht über die anstehenden Untersuchungen. Neben den vorgegebenen Ultraschalluntersuchungen gibt es eine Reihe weiterer diagnostischer Möglichkeiten. Jedoch liegt es in Ihrem Ermessen, diese Untersuchungen vornehmen zu lassen. Diese könnten Anhaltspunkte für eine schwerwiegende Erkrankung eines Ihrer Kinder liefern und Sie könnten über mögliche Konsequenzen nachdenken. Vielleicht wollen Sie Ihre Kinder in jedem Fall austragen. Das frühzeitige Wissen um Erkrankungen könnten Sie nutzen, um die bestmögliche Unterstützung und Versorgung Ihrer Kinder zu erhalten. Womöglich wollen Sie die Schwangerschaft aber auch abbrechen. Nehmen Sie zu dem schwierigen Thema „Pränatale Diagnostik" die Beratung durch Ihren Frauenarzt und Ihre Hebamme in Anspruch.

1.–14. Schwangerschaftswoche

Innerhalb der ersten Wochen Ihrer Schwangerschaft sind bereits die wichtigsten Vorgänge in der Entwicklung Ihrer Kinder abgelaufen. Es sind eineiige oder zweieiige Zwillinge entstanden, vom Kopf bis zu den Füßen zu zwei kleinen Menschen entwickelt, die in den nächsten Wochen und Monaten noch reifen und wachsen müssen.

Die Entwicklung der Kinder

Die befruchteten Eizellen haben bereits im Eileiter begonnen, sich zu teilen. Sie haben sich, unabhängig davon, ob sie eineiig oder zweieiig sind, ungefähr acht Tage nach der Befruchtung in der Gebärmutter eingenistet. Durch intensive Zellteilung sind aus den inneren Zellen des mittlerweile entstandenen Zellhäufchens kleine Embryonen mit Vorstufen der Organe entstanden. Die äußeren Zellen haben sich zu Fruchtblasen und Plazenten entwickelt.

Schon nach vier Wochen sind die Babys so groß wie Sesamsamen, etwa vier Millimeter. Sie werden über die Nabelschnüre und die neu entstandenen Plazenten mit Nährstoffen und Sauerstoff versorgt. In der fünften Woche entwickeln sich die Kreisläufe und beide Herzen beginnen, zu schlagen. Schon bald wird der

> ## WISSEN
> ### Die Mutterschaftsvorsorge
>
> Ist die Schwangerschaft bestätigt, beginnen die Vorsorgeuntersuchungen. Schon jetzt können Sie entscheiden, ob Sie die Vorsorgeuntersuchungen in erster Linie bei einer Hebamme oder einem Frauenarzt wahrnehmen wollen oder sich ein Betreuerteam suchen. Die verschiedenen Betreuungsmodelle haben wir ab Seite 80 für Sie erklärt.
> Erwarten Sie zweieiige Zwillinge, werden diese Untersuchungen bis zur 30. Schwangerschaftswoche vierwöchig, bis zur 36. Schwangerschaftswoche vierzehntägig und dann wöchentlich durchgeführt. Erwarten Sie eineiige Zwillinge, werden ab der 16. Schwangerschaftswoche vierzehntägige Kontrollen vorgenommen, um die – seltene – Entstehung eines fetofetalen Transfusionssyndroms FFTS (siehe S. 56) frühzeitig erkennen zu können. Mittels einer speziellen Ultraschallmethode, der sogenannten Dopplersonografie, wird die Blutversorgung über die Plazenta kontrolliert. Die Blutflüsse in den verschiedenen Blutgefäßen von Mutter und Kindern können farblich dargestellt werden und geben so Hinweise auf etwaige Mangelversorgungen.
> Die üblichen Untersuchungen sind:
> - Kontrolle von Blutdruck und Gewicht
> - Urinuntersuchung auf Zucker, Eiweiß, Nitrit, Blut und Leukozyten (weiße Blutkörperchen)
> - Blutuntersuchungen: Bestimmung des Hämoglobinwertes (Hb-Wert)
> - vaginale Untersuchung zur Kontrolle von Gebärmutterhals und Muttermund mit Abstrich (Suche nach Bakterien)
> - Abtasten des Bauches anhand der Leopold'schen Handgriffe zur Kontrolle des Höhenstandes der Gebärmutter und der Lage der Kinder
> - Ultraschalluntersuchungen zur Wachstumskontrolle, vorgesehen sind drei Screenings etwa zwischen der 9.–12., 19.–22. und 29.–31. Schwangerschaftswoche
> - Herztonkontrolle der Babys mit einem Herzton-Wehen-Schreiber, dem Cardiotocogramm (CTG), meistens ab der 26. Schwangerschaftswoche

Herzschlag rhythmisch und ist etwa doppelt so schnell wie der Herzschlag der Mutter.

Nach sechs Wochen ähneln die Babys mehr einem Kaulquappenpärchen. Das Rückgrat und das Gehirn sind durch die transparente Haut sichtbar. Das Gesicht beginnt, sich zu formen.

Schon nach sieben Wochen entstehen im Unterbauch die inneren Geschlechtsorgane wie Eierstöcke und Hoden. Weibliche und männliche Geschlechtsorgane und Genitalien sehen noch gleich aus, weil sie den gleichen Ursprung haben. Das Geschlecht wurde bereits bei der Empfängnis festgelegt und Mädchen und Jungen entwickeln sich ca. ab der neunten Woche unterschiedlich.

Mit acht Wochen reichen die Nervenfasern, die die Bewegungen auslösen und sämtliche Empfindungsimpulse auffangen, bis in die Arme und Beine. Die beiden Embryonen bewegen sich nun unaufhörlich und schlafen nur wenige Stunden.

Nach zehn Wochen haben die Babys eine Länge von 23 bis 30 Millimetern. Gemessen wird vom Scheitel bis zum Steiß. Sie wiegen jeweils schon 10–15 Gramm und haben die Größe einer Traube. Alle Organe sind an ihrem Platz, wenn auch noch klein und unreif. Jetzt beginnt das Fötalstadium.

Nach 12 Wochen produzieren die Nieren Urin, den Ihre Babys ins Fruchtwasser ausscheiden. Sie schlucken das Fruchtwasser und der Kreislauf beginnt von vorn. Die beiden schwimmen in ihrer doppelwandigen Fruchthöhle im Fruchtwasser wie in einem perfekt temperierten, salzhaltigen Binnenmeer. Versorgt werden sie über die mittlerweile drei Gefäße der Nabelschnur: eine Vene zur Versorgung mit Nährstoffen und Sauerstoff und zwei Arterien zum Abtransport des verbrauchten Blutes.

Nach 14 Wochen wird der noch weiche kindliche Körper stabiler, das Knorpelgewebe des Skelettes verknöchert. Die Bewegungen werden langsamer und zielgerichteter. Die Kinder nehmen sich schon gegenseitig wahr und reagieren aufeinander.

Körperliche Veränderungen der Mutter

Manche Frauen wissen intuitiv, dass sie schwanger sind, und kennen den genauen Zeitpunkt der Empfängnis. Ist die Schwangerschaft mit Unterstützung einer Sterilitätsbehandlung entstanden, gibt es selten Zweifel. Dennoch müssen Sie sich nicht schwanger „fühlen", um wirklich schwanger zu sein. Auch wenn es untrügliche Anzeichen gibt, werden Sie diese nicht alle an sich finden. Im ersten Monat sieht man Ihnen kaum etwas an. Die ersten Anzeichen beruhen auf Veränderungen im hormonellen Gleichgewicht, die Ihr Körpergefühl und Ihre Wahrnehmung verändern.

Körperliche Anzeichen einer Schwangerschaft:
- die Regelblutung bleibt aus
- starkes Spannungsgefühl in den Brüsten und eine große Berührungsempfindlichkeit der Brustwarzen

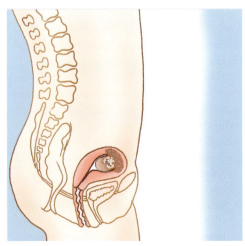

▲ Schon in der 12. Woche ist die Gebärmutter deutlich größer als bei Einlingsschwangeren.

- der Brustwarzenvorhof verfärbt sich dunkel
- die morgendliche Basaltemperatur fällt am Ende des Monatszyklus nicht ab
- häufiger unerklärlicher Harndrang
- Verstopfung
- morgendliche Übelkeit und möglicherweise Erbrechen
- eine leichte Einnistungsblutung und/oder leichte Unterleibsschmerzen

andere Anzeichen:
- große Müdigkeit und Konzentrationsschwäche
- ungewöhnlicher Heißhunger auf bestimmte Speisen und Getränke
- die Geruchswahrnehmung verändert sich, Sie werden deutlich geruchsempfindlicher
- die Stimmung schwankt in alle Richtungen

So wird eine Schwangerschaft festgestellt:
Sobald sich das befruchtete Ei in der Gebärmutter eingenistet hat, wächst die Plazenta und beginnt das Hormon HCG (Humanes Choriongonadotropin) auszuschütten. Ab der fünften Woche kann HCG im Urin nachgewiesen werden. Jetzt können Sie dem positiven Ergebnis eines Schwangerschaftstests aus der

Apotheke trauen. Ein Besuch bei Ihrem Frauenarzt schafft Sicherheit. Schon nach Ausbleiben der Periodenblutung kann im Blut HCG nachgewiesen werden. Am Ende der fünften Woche sind im Ultraschall Fruchtsack und Embryonalanlage zu sehen. Unter Umständen kann Ihr Frauenarzt schon feststellen, ob Sie Zwillinge erwarten und ob es eineiige oder zweieiige sind. Manchmal „versteckt" sich ein Kind und Sie erfahren erst bei der nächsten Untersuchung von dem zweiten Kind. Circa sieben Wochen nach der letzten Periode gelingt es, den Herzschlag der Babys im Ultraschall zu erkennen. Ihre Gebärmutter ist dann etwa doppelt so groß wie bei einer Einlingsschwangerschaft.

Die Nägel'sche Regel. Mithilfe der Nägel'schen Regel können Sie Ihren Entbindungstermin (ET) selber ausrechnen. Bei einem regelmäßigen Zyklus von 28 Tagen gilt:

Erster Tag der letzten Regel
+ sieben Tage
– drei Monate
+ ein Jahr
= ET.

Dauert der Zyklus länger oder kürzer, wird die Anzahl der Tage abgezogen oder dazugerechnet.

Beispiel: 22.7.2010
+ 7 T
– 3 Monate
+ 1 Jahr
= 29.04.2011 ET

Eine Schwangerschaftsscheibe funktioniert nach dem gleichen System. Allerdings kommen nur etwa drei Prozent aller Kinder am errechneten Termin auf die Welt, zweieiige Zwillinge werden normalerweise um die 38. Schwangerschaftswoche, eineiige Zwillinge um die 37. Schwangerschaftswoche geboren.

Die ersten Monate mit Zwillingen schwanger

In den ersten Monaten der Schwangerschaft sind die hormonellen Veränderungen am größten. Vor allem Ihr Körper muss sich erst an diesen neuen Zustand gewöhnen und sich auf die Schwangerschaft einstellen. Im Vergleich zu einer Einlingsschwangerschaft wird viel mehr HCG ausgeschüttet, dies kann zu gesteigerten Beschwerden führen. Manchen werdenden Zwillingsmüttern geht es ausgesprochen gut. Andere Zwillingsschwangere erleben die bunte Palette aller Beschwerden, die in der Frühschwangerschaft auftreten können. Leider kann sich das niemand aussuchen – Sie können sich aber darauf einstellen und für Ihr Wohlbefinden sorgen. Alle Beschwerden sind vorübergehend und gegen jedes „Zipperlein" ist ein Kraut gewachsen.

Achten Sie von Beginn der Schwangerschaft an auf eine ausgewogene, vollwertige Ernährung und verteilen Sie Ihre Mahlzeiten auf mehrere kleine Portionen über den Tag. Damit verhelfen Sie Ihren Kindern zu einem guten Start. Wenn Sie sich in den ersten Wochen sehr schlapp und elend fühlen, nehmen Sie schon einen gesüßten Tee oder ein kleines Frühstück vor dem Aufstehen zu sich und essen Sie alle ein bis zwei Stunden eine Kleinigkeit. Machen Sie regelmäßig Pausen an der frischen Luft.

Versuchen Sie, Kontakt zu Ihren Kindern herzustellen. Die Vorstellung, dass zwei kleine Menschen in Ihrem Körper heranwachsen, lässt Sie manche Beschwerde leichter ertragen. Auch nach einer anstrengenden Zeit der Kinderwunschbehandlung, wenn endlich eine Schwangerschaft eingetreten ist, mag sich bei vielen Frauen das ersehnte Glücksgefühl nicht sofort einstellen. Vielleicht möchten Sie ein Schwangerschaftstagebuch anlegen und beginnen schon jetzt mit den ersten Einträgen, um sich Ihres Zustandes bewusster zu werden und sich auf die positiven Seiten zu konzentrieren. Sie können schon jetzt regelmäßig einen positiven Gedanken zu jedem Kind formulieren. Und Sie werden im Laufe der Schwangerschaft ein ganz eigenes, individuelles Verhalten beider Kinder spüren.

Möchten Sie sich noch intensiver mit den Möglichkeiten der Kontaktaufnahme zu den Kindern vertraut machen, können Sie an einem Kurs für Haptonomie teilnehmen, der in vielen Orten angeboten wird. Die sogenannte „Lehre von der Berührung", die von dem Niederländer Veldman entwickelt wurde, ist eine Methode, die werdenden Eltern durch sanfte Berührungen eine Kontaktaufnahme mit den Kindern schon im Mutterbauch aufzeigen und erleichtern kann.

Selbstvorsorge für Schwangere

Viele Frauenärzte empfehlen Schwangeren, möglichst bald nach der Feststellung der Schwangerschaft selbstständig zwei Mal pro Woche den ph-Wert der Scheide mittels eines besonderen ph-Testhandschuhs zu überprüfen. Eine Veränderung des Scheidenmilieus kann ein erstes Anzeichen einer Infektion sein, die eine Frühgeburt begünstigen kann. Durch die regelmäßige Selbstkontrolle können frühzeitig Infektionen erkannt und therapiert werden. Sinnvoll ist eine solche selbstständige Messung vor allem für Frauen, die bereits eine Frühgeburt erlebt haben, oder Schwangere, die häufig mit Scheideninfektionen zu tun haben. Im Normalfall ist die regelmäßige Kontrolle des Scheidenmilieus bei den normalen Vorsorgeuntersuchungen ausreichend.

Beschwerden und Hilfsmittel 1.–14. SSW

Diese Beschwerden können bereits ab der ersten Woche auftreten	Das kann helfen (Rezepte siehe Anhang)
Übelkeit und Erbrechen/ Hyperemesis	– homöopathische Therapie – Akupunktur – HOP-Akupressur-Armbänder – anthroposophische Therapie (Nausyn, Vomitheel) Schüssler-Salz Nr. 6 – Ingwertee – Ernährung: Reis-Congee, Kraftbrühe
Müdigkeit, Antriebsschwäche, Konzentrationsmangel	– Schlafen – Entlastung – frische Luft – Pfefferminzöl – äther. Ölmischung „klarer Kopf" – frisches Obst und Gemüserohkost, Kraftbrühe – genügend Flüssigkeit (zwei Liter am Tag) – Bachblütentherapie
Stimmungsschwankungen, emotionale Instabilität	– Glückstee – Entlastung – Bachblütenmischung
Scheideninfektionen	– zum Sauna- oder Schwimmbadbesuch einen in Olivenöl getränkten Tampon tragen – Scheidenspülung mit extra Ölmischung

Untersuchungen bei Ihrem Frauenarzt oder Ihrer Hebamme

Der erste Termin bei Ihrem Frauenarzt oder Ihrer Hebamme wird nach dem Ausbleiben Ihrer Regelblutung stattfinden oder nachdem Sie selber mit einem Test aus der Apotheke eine Schwangerschaft festgestellt haben.

Untersuchungen:
- Urin- und/oder Bluttest zur Bestimmung des Hormons HCG (Humanes Choriongonadotropin)
- vaginaler Ultraschall – dieser wird nur vom Frauenarzt, nicht von der Hebamme angeboten

Ist Ihre Schwangerschaft bestätigt, beginnen die regelmäßigen Vorsorgeuntersuchungen.

Erste Mutterschaftsvorsorge 5.–7. Schwangerschaftswoche. Diese Untersuchung ist eine der ausführlichsten. Die auf Seite 30 erwähnten üblichen Routineuntersuchungen werden durch die folgenden Maßnahmen ergänzt:
- Erhebung einer ausführlichen Anamnese bezüglich eigener Erkrankungen und Besonderheiten und Erkrankungen des engsten Familienkreises
- Ausstellen des Mutterpasses, den Sie ab jetzt immer bei sich tragen sollten
- Abtasten der Brust
- Abstrich zur Krebsfrüherkennung und zum Chlamydientest
- Blutuntersuchungen: Bestimmung von Blutgruppe und Rhesusfaktor, Antikörper-Suchtest (Suche nach Antikörpern gegen andere Blutgruppen), Röteln-HAH-Test, Lues-Suchreaktion (Test auf Syphilis), Test auf Hepatitis B und HIV-Test (mit Einverständnis der Schwangeren)
- Blutuntersuchungen, die nicht von den gesetzlichen Krankenkassen übernommen werden, aber in besonderen Fällen nach Absprache mit dem Frauenarzt sinnvoll sind: Toxoplasmosetest (Infektion mit Einzellern, die durch rohes Fleisch und Katzen übertragen werden können), Zytomegalietest (Infektion durch Viren, übertragen durch Urin und andere Körperflüssigkeiten), Varizellen(Windpocken)-Test
- Berechnung des wahrscheinlichen Entbindungstermins (ET)

Zweite Mutterschaftsvorsorge 9.–11. Schwangerschaftswoche. Etwa vier Wochen nach der Feststellung der Schwangerschaft wird die zweite Vorsorgeuntersuchung stattfinden. Dann sind die Ergebnisse der Blutuntersuchungen vollständig und neben den üblichen Routineuntersuchungen wird das erste Ultraschallscreening durchgeführt. Zwischen der 9. und 12. Schwangerschaftswoche sind alle Babys gleich groß, sodass über die Messung der Scheitel-Steiß-Länge sicher der Entbindungstermin bestimmt bzw. bestätigt werden kann.

Besondere Untersuchungen. Der folgende Abschnitt gibt einen Überblick über die derzeitigen Möglichkeiten der pränatalen Diagnostik. Ihr Arzt und Ihre Hebamme werden mit Ihnen beraten, ob und welche Untersuchungen für Sie und Ihre Kinder sinnvoll sind. Die Entscheidung über den Verlauf Ihrer Schwangerschaft, die Sie aufgrund der oft leider nicht eindeutigen Ergebnisse dieser Untersuchungen treffen müssen, ist keine leichte. Deshalb finden Sie in diesem Kapitel einen ausführlichen Expertenbeitrag (siehe S. 42) zum Thema.

> ## WISSEN
> ### Pränatale Diagnostik (1.–14. SSW)
>
> **Routine:**
> Erste Ultraschalluntersuchung: 9.–12. Schwangerschaftswoche, zur Terminbestimmung und Beurteilung der kindlichen Entwicklung
>
> **Mögliche weiterführende Untersuchungen:**
> - **Erst-Trimester-Screening.** ab der 12.–14. Schwangerschaftswoche Ultraschall- Nackenfalten-Messung (Nackentransparenz-Messung) und Messung anderer Marker, wie z. B. Nasenbeinlänge u. a. Werte im mütterlichen Blut; zusammen mit dem Alter der Mutter wird mithilfe eines Rechenprogramms eine individuelle Wahrscheinlichkeit für das Vorhandensein einer Chromosomenanomalie für jeden Embryo bestimmt.
> - **Invasive Diagnostik Chorionzottenbiopsie** ab der 11. Schwangerschaftswoche Entnahme von Plazentagewebe mittels einer dünnen Nadel zur Bestimmung der kindlichen Chromosomensätze, das Ergebnis liegt nach ca. 2–3 Tagen vor. Die seltenen Risiken der Untersuchung sind ein „Trisomie-Mosaik"-Befund, ein vorzeitiger Blasensprung, die Entzündung der Fruchthöhle. Erhöhung der Abortrate um 1–5 %.

▼ Neueste Technik bietet spannende Einblicke.

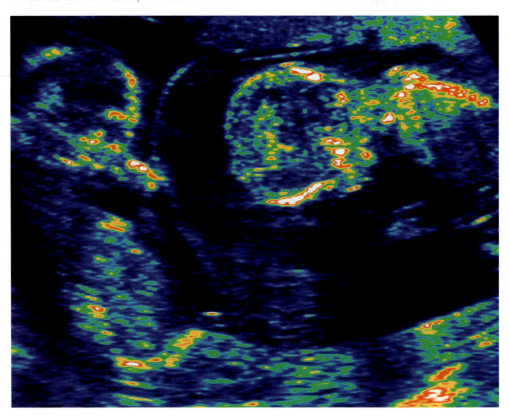

15.–21. Schwangerschaftswoche

Bei der Entwicklung Ihrer Kinder geht es jetzt um die „Feinarbeiten". Die Körperbehaarung wächst, Gesichtszüge entstehen und die Sinne reifen, um mit der Erkundung der engsten Umgebung anzufangen.

Die Entwicklung der Kinder

Nach den ersten 14 Wochen sind Augen und Ohren an ihrer richtigen Position angekommen. Ihre Babys können blinzeln, die Stirn runzeln und Grimassen schneiden. Im Mund sind die ersten Zahnknospen entstanden und allmählich bilden sich Finger- und Fußnägel.

Mit 15 Wochen wird die Haut langsam mit Lanugo überzogen, einer extrem feinen Behaarung, die den Babys hilft, ihre Körpertemperatur zu regulieren. Es bilden sich Augenbrauen, Wimpern und Kopfhaar, das seine Farbe nach der Geburt noch ändern kann.

Schon nach 16 Wochen haben die beiden unverwechselbare Fingerabdrücke, auch wenn sie eineiig sind. Ihre Babys können ihre Hände öffnen und schließen und die Zehen rollen.

17. Woche. Wenn Sie wissen wollen, ob Sie Mädchen oder Jungen erwarten, wird die 17. Woche Klarheit bringen. Die Genitalien sind jetzt auf dem Ultraschall meist gut zu erkennen. Bei Jungen entwickelt sich die Prostata, bei Mädchen bildet sich die unglaubliche Anzahl von fünf bis sieben Millionen Eiern in den Eierstöcken.

In Woche 18 sorgen neu entwickelte Muskeln und Reflexe für ein wahres Fitnessprogramm. Ihre Babys zappeln mit Armen und Beinen, drehen und wenden sich und schlagen sogar Purzelbäume. Die kleinen Herzen pumpen rund 24 Liter Blut am Tag durch die zarten Körper. Nach 19 Wochen entsteht ein Schutzfilm auf der Haut, die Vernix caseosa (Käseschmiere). Diese wasserdichte Schicht schützt die Haut vor dem Aufweichen im Fruchtwasser.

Im Darm sammelt sich Mekonium, der erste Kindsstuhl. Darin enthalten sind die festen Bestandteile des Fruchtwassers, welches Ihre Kinder schlucken. Die Flüssigkeit wird mit dem Urin ausgeschieden. Die festen Teile, wie Lanugobehaarung und Vernix, sammeln sich im Darm, der sich erst nach der Geburt entleert, wenn der Verdauungstrakt seine Arbeit aufnimmt.

Die Schluckbewegungen sind ein wichtiges Training der Atemhilfsmuskulatur. Durch das Schlucken von Fruchtwasser kann es zu einer Zwerchfellreizung kommen, die einen Schluckauf auslöst. Für die Kinder ist das eine gute Übung, die sie auf das Leben außerhalb des Bauches vorbereitet. Für Sie ein durchaus interessantes Gefühl. Sie bemerken rhythmische Zuckungen Ihrer Babys, die Sie nicht beeinflussen können. Je größer Ihre Kinder werden, desto intensiver spüren Sie ihre Bewegungen und falls beide Kinder Schluckauf haben, wackelt schon mal der ganze Bauch.

Bis zur 20. Woche werden Ihre Babys ihre Größe verdoppeln. Die beiden wiegen dann jeweils etwa 300 Gramm und sind von Kopf bis Fuß etwa 25 Zentimeter lang – die Länge einer Banane. Während der Körper wächst, reift das Nervensystem.

Bis zum Ende der 21. Woche haben sich im Gehirn Ihrer Babys Bereiche für Geschmack, Geruch, Gehör, Sehvermögen und Tastsinn entwickelt. Auch auf der Zunge bilden sich Geschmacksknospen.

SCHWANGERSCHAFT

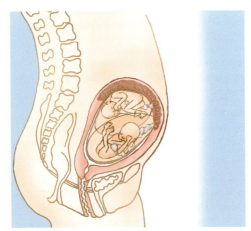

Ihre Babys können Ihren Herzschlag wahrnehmen und erkennen Stimmen und Geräusche, deren Schall durch das Fruchtwasser übertragen wird. Im Ultraschall sehen Sie vielleicht, wie eines Ihrer Kinder am Daumen lutscht. Einer der ersten überlebenswichtigen Reflexe, der Saugreflex, hat sich entwickelt.

Körperliche Veränderungen der Mutter

Jetzt werden Sie die Bewegungen Ihrer Kinder das erste Mal bewusst wahrnehmen. Befinden sich die Plazenten im oberen Bereich der Gebärmutter, spüren Sie Ihre Zwillinge vielleicht schon in der 15. Schwangerschaftswoche. Liegen die Plazenten an der Vorderwand, also zwischen Ihrer auf dem Bauch liegenden Hand und den Kindern, spüren Sie die Bewegungen

▲ Sobald der Saugreflex entwickelt ist, üben Ihre Babys das Lutschen am Daumen.

▼ Der Symphysen-Fundus-Stand (SF) ist der Abstand zwischen Schamfuge und höchstem Punkt der Gebärmutter.

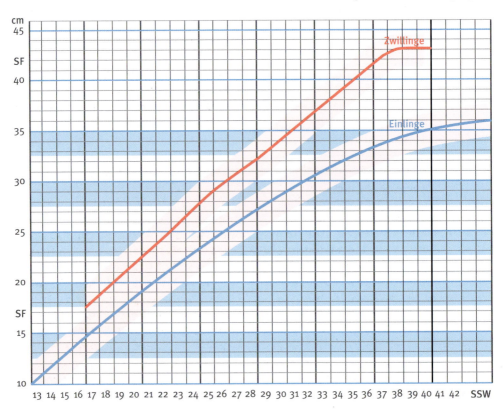

erst deutlich später, wenn die Kinder gewachsen sind und mit ihren Bewegungen einen größeren Radius einnehmen, als zwei Plazenten oder eine große Plazenta bedecken können. Einlingsschwangere, die ihr erstes Kind erwarten, spüren meist ab der 20. Schwangerschaftswoche die ersten Kindsbewegungen, also deutlich später. Sie werden nun Bergfest feiern, die erste Hälfte der Schwangerschaft ist geschafft.

Sie fühlen sich wohl
Jetzt beginnt für die meisten Zwillingsschwangeren eine angenehme Zeit. Der Körper hat sich an die Schwangerschaft gewöhnt und die erste Übelkeit ist meist überstanden. Der Bauch hat eine Größe bekommen, die die Schwangerschaft für andere gut sichtbar werden lässt, für Sie aber noch angenehm zu tragen ist. Die Gefahr einer Fehlgeburt ist annähernd vorüber. Sie können Ihre Schwangerschaft in diesen Wochen also in vollen Zügen genießen und Ihren Alltag fast normal gestalten.

Nach der ersten Gewöhnung an die Schwangerschaftshormone wirken sich die Veränderungen im Hormonhaushalt positiv auf Ihr Äußeres aus. Die Haare werden fülliger, da die Schwangerschaftshormone das Ausfallen verhindern, die Fingernägel werden fester und die Haut bekommt aufgrund der guten Durchblutung ein frisches, rosiges Aussehen. Der Teint verändert sich. Pigmentierte Bereiche, wie Sommersprossen, Muttermale und der Warzenhof, werden dunkler. Sie reagieren sensibler auf Sonnenstrahlen, werden deutlich schneller braun, sind aber auch empfindlicher für einen Sonnenbrand. Bei manchen Schwangeren kommen Pigmentflecke zum Vorschein, die nach der Geburt wieder verblassen.

Die gute Durchblutung Ihres Körpers lässt alle Schleimhäute anschwellen. Vielleicht bemerken Sie einen vermehrten vaginalen Ausfluss und eine deutlich verstopfte Nase. Auch kommen Sie zuweilen ohne körperliche Anstrengung ins Schwitzen.

Heißhungerattacken bleiben Ihnen in dieser Zeit erhalten – was nicht weiter schlimm ist. Vielleicht haben Sie durch starke Übelkeit und Erbrechen in den ersten Monaten eher abgenommen. Sie können dieses Gewicht jetzt gut wieder aufholen. Achten Sie auf ausgewogene Ernährung. Tipps dazu finden Sie auf Seite 19. Sie müssen keine Sorge haben, dass Sie doppelt so viel zunehmen werden, nur weil Sie Zwillinge austragen. Da beide Kinder schon früh den Magen und die Organe nach oben und zur Seite drängen, passt schon bald nur noch eine halbe Mahlzeit zu den Kindern in den Bauch, sodass Sie mehrere kleine Mahlzeiten über den Tag verteilt einnehmen werden. Unserer Erfahrung nach nehmen Zwillingsschwangere in etwa genau so viel zu wie Einlingsschwangere, ungefähr 15 bis 20 Kilogramm. Allerdings unterscheidet sich das Wachstum des Bauches sichtbar, wenn zwei Kinder gleichzeitig in einem Bauch heranwachsen. In der Grafik (S. 32) werden die Symphysen-Fundus-Abstände von Einlings- und Zwillingsschwangeren in einem gemeinsamen Diagramm dargestellt.

Der Bauch wird runder

Kaum ist die Halbzeit vorüber, passt auch schon normale Kleidung nicht mehr, selbst die etwas weiteren Hosen beginnen zu kneifen. Das ist völlig normal. Sind die Zwillinge nicht Ihre ersten Kinder, wird Ihnen dieses Phänomen bekannt sein. Von Kind zu Kind zeigt sich der Bauch früher. Sie müssen Ihren Bauch nicht verstecken. Bestimmt ist außer Ihrem Arbeitgeber und Ihrer Familie auch Ihr Freundeskreis mittlerweile eingeweiht. Und wenn nicht, wird Ihre Schwangerschaft jetzt auch von Außenstehenden wahrgenommen. Gönnen Sie sich bequeme Umstandskleidung.

Schmücken Sie Ihren Bauch mit einem schönen Bauchband – das ist attraktiv, und stützt den Bauch ein wenig. Um Dehnungsstreifen vorzubeugen, pflegen Sie Ihren Bauch und Ihre Brüste mit einem Körperöl. Sanfte Massage, Zupfen und Streichen unterstützen die Durchblutung und halten die Haut geschmeidig. Die Auflockerung von Bändern und Gewebe macht auch vor Ihren Füßen keinen Halt – vielleicht benötigen Sie etwas größere Schuhe. Keine Sorge, nach der Schwangerschaft bildet sich der Körper wieder zurück. Laut Volksmund kostet jede Schwangerschaft die Mutter einen Zahn. Wir können das so nicht bestätigen. Sie werden weder einen noch doppelt Zähne verlieren. Die Hormone bewirken eine Auflockerung des Gewebes und eine gute Durchblutung aller Schleimhäute, sodass häufiger Nasen- und Zahnfleischbluten auftreten kann. Nutzen Sie die unbeschwerte Zeit für einen Zahnarztbesuch, um die Zähne noch einmal kontrollieren und medizinisch reinigen zu

Beschwerden und Hilfsmittel 15.–21. SSW

Diese Beschwerden können ab der 15. SSW auftreten	Das kann helfen (Rezepte siehe Anhang)
Juckreiz	- fettende Salbe, Bäder mit rückfettenden Badezusätzen oder Zusatz von Bio-Zitronen (bis zu sechs ganze, rundum eingestochene Früchte ins Badewasser geben) - kaltes Wasser - kühlende Umschläge mit Quark - Beachte: Heftiger Juckreiz kann durch eine stark erhöhte Gallensäurekonzentration im Blut auslöst werden, was ein Anzeichen einer sehr selten auftretende Erkrankung der Leber, der sogenannten Schwangerschaftscholestase, sein kann.
Krampfadern an den Beinen und der Vulva	- Anti-Krampfadernöl nach Stadelmann zur Massage beinaufwärts und/oder Auflage auf die betroffenen Körperpartien - Wechselbäder - evtl. Stützstrümpfe, elastische Unterwäsche - Gymnastik - Achillea comp. – Tropfen von Weleda
niedriger Eisenwert	- Blutbildungstee - Ernährung mit (rotem) Fleisch 3 × wöchentlich - Vegetarier achten besonders auf: Amaranth und Hirse, Rote Beete und reichlich frische grüne Gemüse, dazu Vitamin C. - Kaffee, schwarzen Tee und Milch meiden - homöopathische Therapie
Rückenbeschwerden, Ischialgien	- Gymnastik, Wärme, Thermacare-Pflaster - Entlastung, Haushaltshilfe - Tapen/manuelle Therapie - Bauchgurt (z. B. Babybelt) - Akupunkturtherapie - Schüßler-Salz Nr. 7 und Nr. 3

lassen. Unsere bewährten Tipps können Ihnen helfen, leichte Beschwerden nicht zu großen Belastungen werden zu lassen.

Untersuchungen bei Ihrem Frauenarzt oder Ihrer Hebamme

Zwar findet die normale Mutterschaftsvorsorge alle vier Wochen statt, manche Frauenärzte bestellen Zwillingsschwangere jedoch häufiger ein, eine individuelle Entscheidung der Betreuung.

Dritte Mutterschaftsvorsorge 13.–15. Schwangerschaftswoche. Die üblichen Routineuntersuchungen werden durch die folgenden Maßnahmen ergänzt:
- Bestimmung des Alphafetoproteins (AFP) im Blut. Dieser Wert ist ein Marker für

---

WISSEN

Pränatale Diagnostik (15.–22. SSW)

Routine:
Zweite Ultraschalluntersuchung: 19.–22. Schwangerschaftswoche, zur ausführlichen Organultraschalldiagnostik, es sollen vor allem die anatomischen Strukturen der Kinder, das Wachstum und die Entwicklung beurteilt werden. Diese Untersuchung sollte nur von einem speziell qualifizierten Frauenarzt durchgeführt werden.

Mögliche weiterführende Untersuchungen:
- **3D- und 4D-Ultraschall.** Diese Ultraschallmethode stellt die Babys als dreidimensionales Standbild dar bzw. als dreidimensionales bewegtes Bild (4D). Diese Technik ist abhängig von einem besonderen Ultraschallgerät und wurde in den letzten Jahren weiterentwickelt. Der Einsatz der 2D-Technik ist in der Routine ausreichend. Die 3D- und 4D-Technik eignet sich nicht für die Routine, sie sollte nur bei bestimmten Fehlbildungen Anwendung finden, um detailliertere Informationen zu erhalten. Diese Untersuchung wird von den gesetzlichen Krankenkassen nicht bezahlt.
- **Amniozentese** (Fruchtwasseruntersuchung): Zwischen der 14. und 17. Schwangerschaftswoche kann mit einer dünnen Nadel Fruchtwasser von jeweils einem Zwilling entnommen werden. Es enthält Zellen des ungeborenen Kindes, sodass daraus der Chromosomensatz bestimmt werden kann. Das Ergebnis dieser Untersuchung ist eindeutig und endgültig und liegt nach 10–14 Tagen vor.
- **FISH-Test** (Fluoreszenz-in-situ-Hybridisierung): Dieser Test wird im Rahmen der Amniozentese als zusätzlicher Schnelltest angeboten, um die Wartezeit auf das Ergebnis zu verkürzen. Dieser Test liefert jedoch ein vorläufiges Ergebnis, weil nur auf die Anzahl der Chromosomen 13, 18, 21, X und Y untersucht wird. Die Kosten des FISH-Tests werden nicht von den gesetzlichen Krankenkassen erstattet.
- **Dopplersonografie** bei eineiigen Zwillingen zum Ausschluss bzw. zur Verlaufsbeobachtung bei einem fetofetalen Transfusionssyndrom.
- Die **Chordozentese** (Nabelschnurpunktion, ab 18. SSW) kommt sehr selten zum Einsatz und wird nur von wenigen Spezialisten an Perinatalzentren bei seltenen, ausgewählten Indikationen durchgeführt.

Fehlbildungen der Wirbelsäule. Diese Untersuchung ist oft aber weniger aussagekräftig als der ausführliche Organultraschall, der bei Zwillingsschwangeren routinemäßig in spezialisierten Ultraschallpraxen durchgeführt wird (siehe vierte Mutterschaftsvorsorge).
- Meist werden die Babys zusätzlich mit dem Ultraschall untersucht: Aus den Maßen des Kopfdurchmessers, dem Brustkorbdurchmesser und der Länge des Oberschenkels lässt sich das Gewicht der Babys errechnen.
- In der eineiigen Zwillingsschwangerschaft beginnen ab der 16. Schwangerschaftswoche die vierzehntägigen Kontrollen der Plazenta durch die Dopplersonografie.

Vierte Mutterschaftsvorsorge 17.–19. Schwangerschaftswoche. Zusätzlich zu den üblichen Routineuntersuchungen wird ein ausführlicher Organultraschall gemacht. In der Regel überweist Ihr Frauenarzt Sie zu einem Spezialisten, der mit sensiblen Geräten und besonderer Ausbildung schallen kann. Dabei wird vor allem auf Fehlbildungen geachtet.

Auch in diesem Schwangerschaftsabschnitt gibt es die Möglichkeit weiterführender pränataler Diagnostik. Informieren Sie sich über die einzelnen Verfahren detailliert in unserem Expertenbeitrag (siehe S. 42) und nehmen Sie sich Zeit, sich von Ihrem Arzt und Ihrer Hebamme ausführlich beraten zu lassen.

Betreuungsmodell auswählen

Auch wenn noch viele Wochen des Schwangerseins vor Ihnen liegen, entscheiden Sie sich jetzt für eine Hebammenbetreuung. Über die Auswahlmöglichkeiten lesen Sie auf Seite 59. Je früher Sie mit einer Hebamme Kontakt aufnehmen, desto eher kommen Sie in den Genuss der Begleitung. Die Hilfe bei Schwangerschaftsbeschwerden ist nur ein Teil davon.

22.–28. Schwangerschaftswoche

Ihre Kinder leben nun nicht mehr in einer stillen Welt. Sie hören Geräusche wie Darmgrummeln, das Rauschen des Blutes, Ihren Herzschlag und Ihre Stimme. Sie nehmen Geräusche wahr, die aus der Welt außerhalb des Bauches zu ihnen vordringen – andere Stimmen, Musik, Alltagsgeräusche wie Tobespiele der Geschwister, einen Klingelton oder Hundegebell – und reagieren darauf.

Wenn Sie sanft Ihren Bauch reiben, antworten Ihre Kinder mit einem Tritt oder einer Drehung. Natürlich ist die Reaktion der beiden oft unterschiedlich, eines ist meist lebhafter oder quirliger als das andere. Das ist ganz normal und gibt erst mal keinen Hinweis auf ihr Verhalten nach der Geburt.

Oftmals erleben Sie, dass sich die Kinder für Sie deutlich spürbar bewegen. Sie rufen Ihren Partner, damit er die Bewegungen auch fühlen kann, doch mit dem Auflegen seiner Hand sind die Kinder mucksmäuschenstill. Sie können sich dieses Phänomen auch zunutze machen, wenn Kindsbewegungen unangenehm werden. Ihr Partner kann die Babys dann gut zur Ruhe bringen.

Die Entwicklung der Kinder

Nach 22 Schwangerschaftswochen sind bei Mädchen die Eierstöcke komplett fertig entwickelt und bereits vom Bauch in Richtung Becken gewandert. Entsprechend sind bei Jungen die Hoden herangereift und können schon unfertige Spermien enthalten. In der nächsten Entwicklungsphase beginnen die Hoden ihren Abstieg durch den Leistenkanal in den Hodensack. Erst am Ende der Schwangerschaft, manchmal erst nach der Geburt, kommen sie dort an.

Die kindlichen Lungen entwickeln sich weiter, sie bilden Millionen kleiner Verzweigungen aus, die sogenannten Bronchiolen. Ihre Babys üben das Atmen, indem sie kleine Mengen des geschluckten Fruchtwassers durch ihre Lungen schleusen. Milliarden Neuronen entstehen, die komplexere Nervenverbindungen bilden und das Gehirnwachstum enorm vorantreiben. Diese sorgen für die Entwicklung von Gedächtnis und Denkvermögen – beides brauchen Ihre Kinder für ein Leben außerhalb des Bauches.

In der 26. Woche öffnen sie die Augen und zwinkern regelmäßig. Die Kinder können Licht erfassen, das durch die Bauchdecke bis zu ihnen scheint, und zwischen hell und dunkel unterscheiden.

Bis zur 27. Woche entwickelt sich der Tastsinn. Ihre Kinder können ihre Gesichter und ihre Umgebung erfühlen, ertasten die Nabelschnur genauso wie ihr Geschwister – sie fühlen den anderen Zwilling.

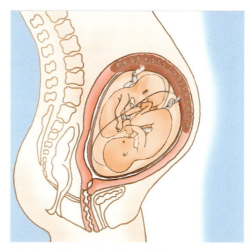

▲ Babys nützen die letzten 12 Wochen zur Ausreifung ihrer Organe und zum Wachsen.

Nach 28 Wochen hat jedes Kind ein Gewicht von 1100 Gramm erreicht und eine Länge von circa 36 cm vom Kopf bis zu den Füßen.

Körperliche Veränderungen der Mutter

Sie befinden sich noch immer in der angenehmen Mitte Ihrer Schwangerschaft. Ihr Körper bereitet sich allmählich auf die Geburt und die Versorgung der Babys vor. Kleine „Nahrungspolster" sind an Bauch, Brust und Hüfte entstanden. Ihre Brüste bilden vielleicht schon die erste Vormilch, die tropfenweise in Fluss kommt, als Vorbereitung auf die Stillzeit.

Becken und Beckenbodenmuskulatur werden weicher, was zu einer leichten Stressinkontinenz führen kann. Sie verlieren beim Husten, Niesen oder Lachen ein paar Tropfen Urin. Für diese Zeit der Schwangerschaft ist das ganz normal, Sie können Ihre Muskulatur mit leichter Beckenboden-Gymnastik stärken. Ihre Hebamme zeigt Ihnen sicher gerne entsprechende Übungen. Wenn Sie sich sicherer fühlen, tragen Sie ruhig kleine Slip-Einlagen. Das allmähliche Weichwerden von Muskeln, Bändern und Gewebe ermöglicht es Ihrem Körper, sowohl Zwillingen ausreichend Platz zu bieten, als auch Ihre Kinder vaginal zu gebären. Bei manchen Schwangeren lockert sich auch der sonst feste knöcherne Beckenring. Diese an sich gute Geburtsvorbereitung lässt das Austragen der Kinder mühsamer, manchmal sogar schmerzhafter werden. Stützen Sie Ihren Bauch mit einem Bauchgurt oder einem sogenannten Symphysen-Gürtel, den Ihr Frauenarzt verschreiben kann.

Der größer werdende Bauch verändert sich. Der Bauchnabel wird langsam flacher und dehnt sich. Eine dunkle Linie zieht vom Venushügel in Richtung Rippenbogen. Etwas unterhalb des Rippenbogens können Sie jetzt schon Ihre Gebärmutter spüren. Sollten Sie die ersten schlaflosen Nachtstunden erleben, nutzen Sie diese Zeit, um sich auszuruhen. In wüsten Aktionismus zu verfallen, gar Wäsche zu bügeln oder Hausarbeit zu erledigen, zehrt auf Dauer zu sehr an Ihren Kräften. Lesen Sie leichte Lektüre, schauen Sie eine unterhaltsame Sendung, hören Sie entspannende Musik und ruhen Sie sich aus. Die nächtlichen Unterbrechungen bereiten Sie gut auf die ersten Wochen und Monate mit Ihren Babys vor. Und seien Sie gewiss, es wird wieder eine Phase kommen, in der Sie besser schlafen können.

Zeit der Vorbereitung

Während sich Ihr Körper allmählich verändert und auf die Geburt beider Kinder einstellt, können Sie die angenehme Mitte der Schwangerschaft nutzen, die Zeit bis zur Geburt und vorausschauend die Zeit danach zu planen. Unser Kapitel „Gut vorbereitet" (siehe S. 59) gibt Ihnen hilfreiche Tipps dazu, Betreuung rund um die Geburt zu organisieren, notwendige Formalia zu erledigen und hilfreiches Zubehör für zu Hause und unterwegs anzuschaffen.

Besprechen Sie mit Ihrer Hebamme, welche Bewegungs- oder Entspannungskurse für Sie in Frage kommen und Sie gut auf die Geburt vorbereiten. Ob ein Geburtsvorbereitungskurs oder Schwangerengymnastik, in jedem Fall ist es an der Zeit, sich anzumelden. Wir empfehlen unseren Kursteilnehmern, den Geburtsvorbereitungskurs für Zwillinge bis spätestens zur 32. Schwangerschaftswoche besucht zu haben. Gymnastik- und Bewegungskurse können Sie schon früh beginnen und so lange fortführen, wie Sie und die ungeborenen Babys sich damit wohl fühlen.

Vielleicht bemerken Sie gegen Ende dieses Zeitraumes, dass Schwangerschaftsbeschwer-

Beschwerden und Hilfsmittel 22.–28. SSW

Mögliche Beschwerden, die meist erst ab der 22. SSW auftreten	Das kann helfen (Rezepte siehe Anhang)
Blutdruck zu hoch	- blutdrucksenkender Tee - Hopfentinktur - Lavendeltee/-öl - Akupunktur - blutdrucksenkendes Körperöl
Schlafstörungen	- Schlaftee - Schlafcocktail nach Schüßler - warme Honigmilch - Entspannungsübungen - Kamillentee mit Baldriansaft (Reformhaus)
Sodbrennen	- Mineralsalzmischung zum Einnehmen - Nahrungsmittel wie Joghurt, Haselnüsse und Reiswaffeln zum Neutralisieren der Magensäure - Schüßler-Salz Nr. 9 (Natrium phosporicum D6) - Heilerde
Symphysen-Lockerung, Lockerung der Beckenringes	- Entlastung durch Beschäftigungsverbot - Haushaltshilfe - Symphytum D4 3 × täglich 5 Globuli - Symphysen-Gürtel
Verstopfung	- Teemischung gegen Verstopfung, viel trinken (min. 2 Ltr.) - morgens Weizenkleie/Leinsamen mit Joghurt essen, Bio-Sauerkrautsaft oder frisch gepressten Orangensaft trinken - ausgewogene Ernährung - Glycerin-Zäpfchen

den Ihnen den täglichen Gang zur Arbeit erschweren. Das ist völlig normal, immerhin tragen Sie zwei Kinder auf einmal aus. Sie müssen keine Angst davor haben, dass Sie in der Zwillingsschwangerschaft unter Umständen früher kürzertreten oder aus dem Job aussteigen werden als Frauen, die mit einem Kind schwanger sind. Achten Sie gut auf körperliche Signale, nehmen Sie Beschwerden frühzeitig ernst. Besprechen Sie je nach Art Ihrer Tätigkeit mit Ihrer Hebamme und Ihrem Frauenarzt, ob eventuell eine reduzierte Arbeitsstundenzahl durch ein individuelles Beschäftigungsverbot Abhilfe schaffen kann.

Eine Bitte an die werdenden Väter

Auch Sie sind mit der baldigen Ankunft der Kinder beschäftigt, haben vielleicht bereits ein größeres Auto bestellt und ein Kinderwagenmodell ausgesucht. Was allerdings den werdenden Müttern schlaflose Nächte bereitet, sind die Vorbereitungen zu Hause, also die

Einrichtung des Kinderzimmers, das Möbelrücken und Räumen. Schwangere ahnen intuitiv, dass diese Dinge erledigt sein müssen, solange der Bauch noch überschaubare Maße hat und sie selbst noch mit Hand anlegen können. Deshalb diskutieren Sie nicht mit Ihrer Partnerin, geben sie ihrem „Nestbautrieb" nach und bauen Sie den Wickeltisch auf, bringen Sie die Wärmelampe an, auch wenn Sie erst in vielen Wochen mit der Geburt Ihrer Kinder rechnen. Schwangere Frauen müssen den Kopf freihaben, um sich auf die Geburt einlassen zu können.

Untersuchungen bei Ihrem Frauenarzt

Innerhalb der üblichen Mutterschaftsvorsorge wird nun das erste CTG geschrieben. Mittels eines Herzton-Wehenschreibers oder auch Cardiotocogramms (CTG) erfolgt die Herztonkontrolle Ihrer Kinder und die Aufzeichnung der Gebärmuttertätigkeit, um frühzeitige Wehen festzustellen.

Ein schönes Geräusch, das regelmäßige Schlagen beider Herzen zu hören, aber nicht immer ganz einfach in der Umsetzung. Hohe Töne stimulieren Ihre Kinder. Das zeigt sich am deutlich erhöhten Puls und einer gesteigerten Aktivität der Kinder. Die hochfrequenten Töne der Ultraschallwellen, mit denen ein CTG funktioniert und die für unsere Ohren nicht mehr wahrnehmbar sind, regen die Babys zuweilen zu wahren Tobeattacken an. Vielleicht verfügt Ihr Frauenarzt über ein Zwillings-CTG-Gerät, das beide Kinder zeitgleich aufzeichnen kann, sodass die Kontrolle für Sie weniger anstrengend wird. Sonst werden die Herztöne der Babys nacheinander für jeweils 20 Minuten aufgezeichnet und Sie müssen 40 Minuten still liegen.

Fünfte Mutterschaftsvorsorge 21.–23. Schwangerschaftswoche. Die üblichen Routineuntersuchungen werden durch die folgenden Maßnahmen ergänzt:
- zweiter Antikörper-Suchtest (Antikörper gegen andere Blutgruppen)
- Untersuchung auf Toxoplasmose und Zytomegalie (CMV), diese Untersuchungen werden nicht von der Krankenkasse bezahlt
- oraler Glucosetoleranztest (OGTT) zur Abklärung einer Erkrankung des Zuckerstoffwechsels in der Schwangerschaft, auch diese Untersuchung wird nur in besonderen Fällen von der Krankenkasse bezahlt

Sechste Mutterschaftsvorsorge 25.–27. Schwangerschaftswoche. Zusätzlich zu den üblichen Routineuntersuchungen wird Schwangeren mit einem negativen Rhesusfaktor eine sogenannte Anti-D-Prophylaxe mittels Spritze verabreicht. Dieses Medikament, ein künstlicher Antikörper, verhindert eine Abwehrreaktion des mütterlichen (Rhesus-negativen) Blutes auf kindliches (Rhesus-positives) Blut im Falle einer Blutvermischung.

> **WISSEN**
>
> **Pränatale Diagnostik (23.–28. SSW)**
>
> **Routine:**
> Dopplersonografie: Jetzt steht auch bei zweieiigen Zwillingen die erste Dopplersonografie an. Untersuchungsabstände bei unauffälligen Zwillingsschwangerschaften: ca. 4 Wochen.

DER SCHWANGERSCHAFTSKALENDER

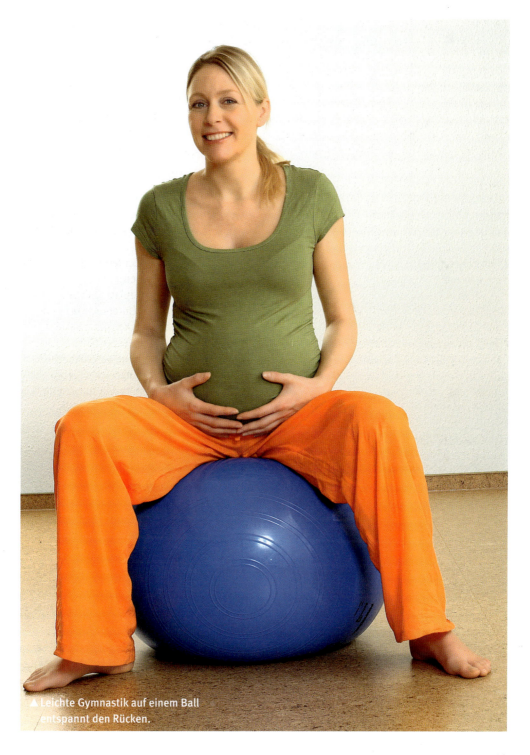

▲ Leichte Gymnastik auf einem Ball entspannt den Rücken.

SCHWANGERSCHAFT

Pränatale Diagnostik

Es liegt im Ermessen jeder Frau zu entscheiden, ob sie sich einer Pränatalen Diagnostik unterziehen will oder nicht. Dabei sollte sie bedenken, dass falsch positive Befunde zu einer starken Verunsicherung führen können, sie sich aber bei falsch negativen in trügerischer Sicherheit wägt. Darüber hinaus sind unauffällige Befunde der Pränatalen Diagnostik kein Garant für gesunde Kinder.

Jenseits der vollendeten 6. Schwangerschaftswoche (6+1 SSW = 6 Wochen +1 Tag) kann mit modernen, hochauflösenden Ultraschallgeräten der Sitz und die Vitalität der Schwangerschaft sicher dargestellt werden, insbesondere auch die Anzahl der Embryonen und die Chorionizität (Ein- oder Zweieiigkeit). Mit dem Beginn des 3. Schwangerschaftsmonats (9. SSW) kann eine schwangere Frau die Pränatale Diagnostik in Anspruch nehmen. Mithilfe dieser Untersuchungen kann nur ein Teil von kindlichen Erkrankungen und/oder Auffälligkeiten diagnostiziert werden: Abweichungen von der normalen Anzahl der Chromosomen (46, XX oder 46, XY) und anatomische bzw. strukturelle Abnormitäten (Fehlbildungen). Jede Frau, die sich für eine Pränatale Diagnostik entscheidet, sollte im Vorfeld ausführlich und umfassend über die Möglichkeiten, Grenzen, Risiken und Nebenwirkungen beraten werden. Vor allem sollte die theoretische Frage diskutiert werden, wie sich die Frau im Falle eines auffälligen Befundes entscheiden würde: Abbruch oder Austragen der Schwangerschaft? Für den Fall einer vehementen Ablehnung eines Schwangerschaftsabbruchs – aus welchen Gründen auch immer – sollte in Anbetracht der möglicherweise fehlenden Konsequenz überlegt werden, ob sie in diesem Falle auf die Pränatale Diagnostik generell verzichten sollte, um starke Gewissenskonflikte zu vermeiden.

Wird ein auffälliger Befund erhoben, können durch die Schwangere bzw. durch das Elternpaar entsprechende Entscheidungen getroffen werden. So können die Eltern bei einer fetalen Fehlbildung sehr frühzeitig darüber aufgeklärt werden, dass z. B. durch eine Operation/Maßnahme nach der Geburt der auffällige Befund verbessert oder behoben werden kann. Anderenfalls besteht z. B. bei schwer beeinträchtigenden oder nicht mit dem Leben zu vereinbaren fetalen Fehlbildungen die Möglichkeit des selektiven Schwangerschaftsabbruchs (Spätabbruch) aus mütterlicher Indikation (Paragraf 218a Abs. 2 StGB).

Pränatale Diagnostik bei Zwillingen

Bei zweieiigen Zwillingen kann als Komplikation der invasiven Diagnostik ein Abort eines Zwillings eintreten. Der überlebende Zwilling wird in seiner weiteren Entwicklung dadurch nicht gefährdet. Bei eineiigen Zwillingen führt der Abort eines Zwillings fast immer auch zum Versterben des Anderen und somit zum kompletten Verlust der Schwangerschaft.
Die routinemäßige und regelmäßige Anwendung der Dopplersonografie alle zwei bis vier Wochen ist besonders bei Mehrlingsschwangerschaften im fortgeschrittenen Schwangerschaftsalter oder jenseits der 20. SSW sinnvoll. Sie gibt neben der Wachstumskontrolle vor allem Aufschluss über die Durchblutungs- bzw. Versorgungssituation der Feten. Durch diese Untersuchung kann frühzeitig eine mögliche Beeinträchtigung der Blutversorgung mit nachfolgender Wachstumsverlangsamung eines oder beider Feten festgestellt werden.

Die Methoden der Pränatalen Diagnostik

Die Ultraschalldiagnostik deckt in aller Regel anatomische bzw. strukturelle Auffälligkeiten auf (Abweichungen der Anatomie, Umriss, Strukturen innerer Organe etc.). Um eine Chromosomenstörung beim Ungeborenen festzustellen, existieren verschiedene Möglichkeiten für die Karyotypisierung (Feststellung der Vollzähligkeit des Chromosomensatzes: 46 XX oder 46 XY).

Erst-Trimester-Screening

Die sogenannte Nackenfalte ist physiologisch bei allen Embryonen vorhanden. Erst bei Überschreiten einer definierten Nackenfaltendicke im Zusammenspiel mit der Bestimmung anderer Marker und dem Alter der Mutter erhöht sich das Risiko für eine Chromosomenstörung beim Embryo (z. B. Trisomie 13, 18 oder 21 – Verdreifachung eines Chromosoms) oder gibt einen Hinweis auf eine Strukturanomalie des Herzens. Mithilfe dieser Methode können betroffene Embryonen mit einer Spezifität von 70 bis knapp 90 Prozent erkannt werden. Frauen, für die eine errechnete Risikowahrscheinlichkeit zu unsicher ist, rate ich zur Durchführung einer Fruchtwasseranalyse.

Chorionzottenbiopsie (>11 SSW)

Die entnommenen Chorionzotten (später: Mutterkuchen, Plazenta) werden durch Direktpräparation auf Chromosomenstörungen zu einem sehr frühen Zeitpunkt der Schwangerschaft untersucht.
Komplikationen: Erhöhung der Fehlgeburtsrate um 1 bis 5 Prozent, selten: „Mosaik-Trisomie", Extremitäten- und Organfehlbildungen, Infektionen, Blutungen. Diese Methode ermöglicht ein sehr rasches Ergebnis (<48 Stunden), hat aber eine relativ hohe Abortrate. Daher empfehle ich diese Untersuchung nur bei sehr dringendem Verdacht auf bzw. zum Ausschluss von Chromosomenstörung oder bei Fehlbildungen eines oder beider Embryonen.

Fruchtwasserpunktion (>14 SSW)

Die Erhöhung der Abortrate durch eine Amniozentese beträgt nur noch weniger als ein Prozent, sie ist also relativ sicher. Der Nachteil ist, dass die Auswertung der Chromosomenbestimmung nach Amnionzellkultur erst nach zehn bis 14 Tagen möglich ist.
Um diesen Nachteil ein wenig aufzugleichen, kann die sog. FISH-Technik (Fluoreszenz-in-situ-Hybridisierung) angewandt werden. Bei dieser Untersuchung werden innerhalb von 48 Stunden zunächst nur die Chromosomen 13, 18, 21, X und Y untersucht. Der Befund der FISH-Technik ist aber nur als vorläufiger Befund zu werten, da nur fünf von 23 Chromosomen untersucht werden.

Chordozentese (> 18 SSW)

Diese Methode kommt sehr selten zum Einsatz und wird nur von wenigen Spezialisten an Perinatalzentren bei seltenen, ausgewählten Indikationen durchgeführt.

Zweit-Trimester-Screening

Diese Ultraschalluntersuchung sollte vor allem bei Mehrlingen (erhöhte Fehlbildungsrate) nur durch speziell qualifizierte Frauenärzte durchgeführt werden. Sie dient hauptsächlich der Entwicklungs- und Organdiagnostik. Das Zweit-Trimester-Screening würde ich jeder Schwangeren empfehlen, die bis zu diesem Zeitpunkt keine invasive Pränatale Diagnostik in Anspruch nahm.

Dr. med. Michael Krause
Klinikum Nürnberg Nord

29.–35. Schwangerschaftswoche

Das Wachstum geht rasant weiter. Ihre Kinder bilden eine Fettschicht, die ihre Körper in der Außenwelt warm halten wird. Bis zur 30. Schwangerschaftswoche nehmen sie wie Einlinge ungefähr 200 Gramm pro Woche zu, danach geht die Gewichtskurve nicht mehr ganz so steil nach oben wie bei Einlingen.

Die Entwicklung der Kinder

In der 29. Schwangerschaftswoche reifen die Organe, vor allem die Lungen, weiter aus. Die Babys machen jetzt häufiger Atembewegungen und lutschen dabei am Daumen. Sie trainieren das Saugen und Schlucken und unterstützen so die Produktion des Surfactant-Faktors, eines Stoffes, der für die Stabilität der kleinsten Lungenbläschen sorgt, damit diese während des Ausatmens aufgespannt bleiben. Zum Daumenlutschen bevorzugen Babys eher den rechten Daumen, nur etwa fünf Prozent benutzen den linken.

Rund um die 30. Schwangerschaftswoche verschwindet die Lanugobehaarung bis auf den zarten Flaum auf Schultern und Ohrmuscheln. Dieser wird erst innerhalb der ersten Lebensmonate ausfallen. Das Kopfhaar hingegen wird dichter.

31. Schwangerschaftswoche. Die Augen nehmen Farbe an, hellhäutige Babys kommen mit dunkelblauen, dunkelhäutige Babys mit braunen Augen zur Welt. Die bleibende Augenfarbe zeigt sich aber erst sechs bis neun Monate nach der Geburt. Die Augen der Babys können sich jetzt in den Höhlen bewegen und unterscheiden zwischen Sonnenlicht und künstli-

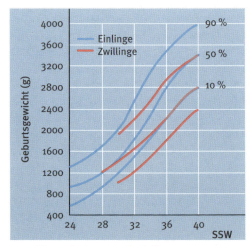

▲ Zwillinge sind zarter als Einlinge.

chem Umgebungslicht. Die Pupillen reagieren auf Hell-Dunkel-Impulse.

Die Babys haben ein feineres Empfinden für Geborgenheit und Ruhe. Sie schätzen beides mehr als zuvor und sind nicht mehr so lebhaft. Sie verschlafen fast 90 Prozent des Tages. Dabei bleiben die Augenlider in wachen Phasen geöffnet und während einer Schlafphase geschlossen.

▶ Die Babys liegen jetzt, wegen des beengten Platzes, jedes auf „seiner" Seite.

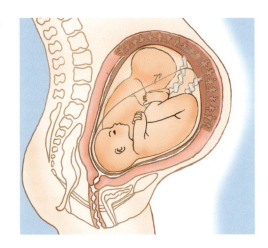

Beschwerden und Hilfsmittel 29.–35. SSW

Beschwerden, die meist erst ab der 29. SSW auftreten	Das kann helfen (Rezepte siehe Anhang)
Gestose	▪ siehe unter Ödeme und erhöhter Blutdruck (S. 56) ▪ Ernährungsempfehlungen der Gestose-Frauen e.V.
Kurzatmigkeit	▪ Pausen ▪ Kopfteil des Bettes höher stellen ▪ Atemübungen
Ödeme	▪ Entwässernder Tee: Maisbarttee oder Teemischung (S. 261) ▪ Entwässernde Lebensmittel: Ananas, Spargel, Salatgurke, Pellkartoffeln mit Schale ▪ Voll- oder Teilbäder mit Totes-Meer-Salz ▪ entstauende Gymnastik ▪ Stützstrümpfe ▪ Homöopathie: Apis mellitus D12, 3 x 5 Globuli
vorzeitige Wehentätigkeit	▪ Gebärmutterentspannendes Öl zum Auftragen auf den Bauch ▪ Bryophyllum 50 Prozent, 3 × am Tag 1 Messerspitze ▪ Magnesium ▪ Cocktail aus Schüßler-Salzen ▪ Anti-Wehen-Tee ▪ Meiden: Nelke, Zimt, Ingwer und Eisenkraut, da wehenfördernd ▪ Geschlechtsverkehr nur mit Kondomen ▪ Muttermundentlastende Lagerung – Becken hoch lagern – Knie-Ellenbogen-Lage ▪ physische und psychische Entlastung ▪ Haushaltshilfe

Nach 32 Schwangerschaftswochen können sie den Kopf drehen, alle Sinne sind entwickelt. Im Gehirn wird jetzt das Gedächtnis angelegt.

In der 33. Schwangerschaftswoche hat die Fruchtwassermenge ihren Höchststand erreicht und wird bis zur Geburt in dieser Menge vorhanden sein. Eihäute und Plazenta produzieren fortwährend frisches Fruchtwasser und resorbieren das verbrauchte.

Nach 34 Schwangerschaftswochen baut sich allmählich ein Immunsystem auf. Die Babys beginnen, eigene Antikörper zu produzieren. Bis zur Geburt werden weitere Abwehrstoffe über die Plazenta aus dem Blut der Mutter bezogen, die die Kinder vor den ersten Keimen schützen. Bis die Kinder ein ausreichendes eigenes Immunsystem entwickelt haben, wird es noch einige Zeit dauern. Bis dahin werden sie auch nach der Geburt über die Muttermilch mit wichtigen Antikörpern durch die Mutter versorgt.

Mit 35 Wochen wiegt jeder Zwilling durchschnittlich 2100 Gramm und misst 46 cm. Sein Organismus kann Blut gezielt in Regionen pumpen, um einen Sauerstoffengpass

> ## WISSEN
> ### Pränatale Diagnostik (29.–35. SSW)
> **Routine:**
> 3. Ultraschall-Screening 29.–31. Schwangerschaftswoche: Bei der dritten Ultraschalluntersuchung steht vor allem die Beurteilung der kindlichen Entwicklung im Vordergrund. Die Lage der Kinder zueinander, die Lage der Plazenten und die Fruchtwassermengen werden kontrolliert, um frühzeitig Wachstumsdifferenzen bzw. -störungen zu erkennen und die Ausgangssituation für die spätere Geburt optimal vorzubereiten.

auszugleichen – eine wichtige Funktion, um die Anstrengung der Geburt zu meistern. Die Knochen der Babys werden härter, aber die Schädelknochen sind noch nicht zusammengewachsen. Sie können sich leichter zusammenschieben, wenn sie bei der Geburt durch das Becken der Mutter wandern.

Körperliche Veränderungen der Mutter

Das rasante Wachstum Ihrer Kinder zeigt sich deutlich an Ihrem Bauchumfang. Lassen Sie sich durch Kommentare aus Ihrer direkten Umgebung („Jetzt dauert es ja nicht mehr lange bis zur Geburt") nicht verunsichern.

Ihr regulärer Mutterschutz beginnt mit der 34. Schwangerschaftswoche. Vielleicht werden Sie schon früher von Ihrem Frauenarzt „aus dem Verkehr" gezogen. Zwischen der 29. und 31. Schwangerschaftswoche zeigt sich oft eine sprunghafte Verkürzung des Gebärmutterhalses. Um eine Frühgeburt auszuschließen, werden Schwangere in dieser Situation krankgeschrieben und müssen sich schonen.

Verkürzt sich der Gebärmutterhals nicht weiter, dürfen sich die werdenden Mütter wieder mehr belasten. Den Kindern tut diese Zeit gut. In Ruhephasen ist die Gebärmutter besser durchblutet, das unterstützt das Wachstum der Babys.

Mit dem Wachsen des Bauches zeigt sich bei manchen Schwangeren ein sogenanntes Vena-cava-Syndrom: Wenn sie in Rückenlage liegen, kann die große Hohlvene vom Gewicht des Bauches unter Umständen abgedrückt werden, sodass das verbrauchte Blut nicht abtransportiert werden kann. Die Folgen sind Unwohlsein, Herzrasen, Angstgefühl, Schwitzen und Schwindel. In dieser Situation dreht man sich reflexartig auf die Seite, das Blut kann ungehindert fließen und es geht einem sofort wieder besser. Den Kindern geht es in dieser Situation ähnlich, die beiden reagieren dann möglicherweise mit einem kurzen Herztonabfall, von dem sie sich schnell erholen, sobald sich die Schwangere auf die Seite gedreht hat. Andere Zwillingsschwangere wiederum liegen deutlich lieber auf dem Rücken, gerade, wenn ein Kind links und das andere rechts liegt. Dann beschwert sich in Seitenlage häufig das unten liegende Kind durch Tritte und kleinere Boxhiebe, wenn es ihm zu unbequem ist.

Legen Sie sich deswegen zur CTG-Kontrolle auf Ihre „Schokoladenseite" oder bleiben Sie zum Beispiel auf einem Gymnastikball sitzen.

Die Schwangerschaft mit zwei Kindern beginnt, beschwerlicher zu werden. Sorgen Sie gut für sich und probieren Sie unsere Tipps bei Beschwerden aus.

Die Lage der Kinder

Zwillinge können es sich in recht unterschiedlichen Positionen im Bauch der Mutter bequem machen:

WISSEN

Was wäre, ... wenn das führende Kind in Beckenendlage liegt?

In diesem Fall wird häufig ein Kaiserschnitt empfohlen, unabhängig von der Lage des zweiten Kindes. Wollen Sie Ihr ungeborenes führendes Kind zu einer Drehung in die Schädellage anregen, können Sie Folgendes tun:

- Indische Brücke. Gymnastikübung, die Sie selbstständig nach Anleitung probieren können (siehe S. 51)
- Moxa-Therapie: Heilmethode, die nur durch einen Therapeuten oder eine Hebamme mit entsprechender Ausbildung vorgenommen werden sollte. Zwei Akupunkturpunkte werden mit Hitze stimuliert. Dies bewirkt einerseits eine Entspannung der Mutter, andererseits eine Bewegungsstimulation der Kinder, was die Chance auf eine spontane Drehung erhöht.
- Bauchmassage: Massage in der gewünschten Drehrichtung mit sogenanntem Purzelbaumöl.
- Lockversuche: Da Babys von Natur aus neugierig sind, folgen sie sowohl einem Geräusch als auch einem Lichtschein. Machen Sie sich im Falle einer Beckenendlage diese Neugierde zu Nutze und „tricksen" Sie Ihre Kinder aus: Tragen Sie ein Glöckchen in der Hosentasche oder leuchten Sie immer wieder langsam mit einer Taschenlampe vom Kopf des führenden Kindes bis zum Beckeneingang.

- Beide Kinder können mit dem Kopf nach unten in der Schädellage oder mit dem Po nach unten in der Beckenend- oder Steißlage liegen.
- Der führende Zwilling kann mit dem Kopf nach unten, der zweite in Beckenendlage mit dem Kopf oben – und umgekehrt – liegen.
- Oder die Kinder liegen wie in einem Etagenbett in Querlage übereinander.

Entscheidend ist die Lage der Kinder, wenn sie vaginal geboren werden sollen. Liegt das erste Kind in einer Längslage, besser noch in Schädellage, spricht erst mal nichts gegen eine vaginale Entbindung, unabhängig von der Position des zweiten Kindes. Zwillinge nehmen meist bis zur 30. Schwangerschaftswoche ihre Geburtsposition ein. Das führende Kind liegt bei 80 Prozent aller Zwillinge in Schädellage. Dieser führende Zwilling schiebt sich mit dem Kopf oder Po tief in den Beckeneingang, um den Platz optimal auszunutzen. Sein Geschwister drückt von oben kräftig nach. Der zweite Zwilling hingegen ist nicht sehr in seiner Beweglichkeit eingeschränkt und turnt, eher zum Leidwesen der werdenden Mutter, gerne in großen Bewegungen durch den Bauch.

Optimierung der kindlichen Positionen

Um Ihre Kinder in eine Lage zu bringen, in der Sie beide komfortabler im Bauch tragen können und die Babys eine optimale Haltung für die Geburt einnehmen, probieren Sie Folgendes:

- Sitzen Sie vornehmlich aufrecht, gerne auf einem Keilkissen, das dafür sorgt, dass Ihr Becken nach vorne kippt,
- vermeiden Sie lange Autofahrten, in denen das Becken ungünstig nach hinten gekippt ist,
- probieren Sie zum Sitzen einen Gymnastikball aus, auf dem Sie das Becken ab und an kreisen können, oder
- begeben Sie sich regelmäßig in den Vierfüßerstand: Die Kinder gleiten so mit dem Rücken der Schwerkraft folgend nach vorne und müssen zwangsläufig Kopf, Arme und Beine mitnehmen.

Wie Sie Ihren Körper auf die Geburt vorbereiten können

Ab der 32. Schwangerschaftswoche können Sie beginnen, täglich drei Tassen Himbeerblättertee zu trinken. Der Tee lockert die Muskulatur im kleinen Becken auf, wirkt entschlackend und entgiftet den Darm. Zusätzlich können Sie ein bis zwei Esslöffel geschrotete Leinsamen mit Joghurt oder Müsli essen. Leinsamen wirkt nicht nur stuhlregulierend, sondern regt Darm- und Scheidenschleimhaut zu einer vermehrten Schleimproduktion an. Ab der 34. Schwangerschaftswoche können Sie zusätzlich täglich Ihren Damm – die Haut- und Muskelpartie zwischen Scheidenausgang und Afterschließmuskel – massieren. Verwenden Sie dazu ein naturbelassenes oder ein spezielles Dammmassage-Öl. Die Anleitung finden Sie auf Seite 51.

Untersuchungen bei Ihrem Frauenarzt oder Ihrer Hebamme

Die Untersuchungen bei Ihrem Frauenarzt finden nun für alle Zwillingsschwangeren vierzehntägig statt. Die siebte (29.–30. Schwangerschaftswoche), achte (31.–32. Schwangerschaftswoche) und neunte Mutterschaftsvorsorge (33.–34. Schwangerschaftswoche) weisen neben den üblichen Routinekontrollen nur wenige Besonderheiten auf.

Sollte sich der Gebärmutterhals sprunghaft verkürzt haben, wie es bei vielen Zwillingsschwangeren zwischen der 29. und 32. Schwangerschaftswoche der Fall ist, wird die Länge des Gebärmutterhalses mit dem Ultraschall kontrolliert. Manche Ärzte vergleichen die Werte einer Messung unter Belastung – gemessen wird über einen vaginalen Ultraschall im Stehen – mit den Werten, die sich bei einer Messung im Liegen ergeben, und kontrollieren so eine eventuelle Trichterbildung, also eine Öffnung des Gebärmutterhalses von innen und oben.

Zusätzlich zu den üblichen Routinekontrollen steht nun die Bestimmung des Hepatitis-B-Titers an, eine Untersuchung, die nicht vor der 33. Schwangerschaftswoche erfolgen soll. Sind Sie erkrankt, werden Ihre Kinder sicherheitshalber nach der Geburt im Krankenhaus geimpft.

Geburtsplanung

Bis zur 34. Schwangerschaftswoche sollte ein Geburtsplanungsgespräch in dem Haus Ihrer Wahl stattgefunden haben. Stellen Sie sich in dem Krankenhaus vor, in dem Ihre Kinder zur Welt kommen sollen. Wir haben einen Fragebogen für Sie vorbereitet, den Sie nach eigenen Wünschen ergänzen und als Gesprächsgrundlage nutzen können.

Auswahl des Geburtsorts

Wir haben einige Fragen zusammengestellt, die Ihnen die Auswahl des Geburtsortes erleichtern soll. Besprechen Sie die einzelnen Punkte gerne mit Ihrem Partner oder einer vertrauten Person und entscheiden Sie aus dem Bauch heraus.

Fragen zum Geburtsort
- Möchte ich eine Hausgeburt, eine ambulante Geburt oder im Krankenhaus bleiben?
- Ist mir die gute Erreichbarkeit einer Kinderstation wichtig?
- Wie soll die Betreuung während der Schwangerschaft, während und nach der Geburt sein: Soll es eine Beleghebamme sein, die rundum betreut?
- In welchen Krankenhäusern gibt es Beleghebammen?
- Wie ist die personelle Besetzung mit Hebammen, Ärzten, Kinderärzten?

Haben Sie einen Ort ausgesucht, können Ihnen folgende Fragen eine gute Grundlage für ein Gespräch zur Geburtsplanung sein.

Fragen zum Geburtsablauf:
- Ist eine Voranmeldung möglich/nötig?
- Wie viel Bewegungsfreiheit während der Wehen ist möglich?
- Wie ist die Ausstattung im Geburtszimmer? (z. B. Zwillings-CTG)
- Falls ein Kaiserschnitt vorgenommen wird, darf der Partner dabei sein?
- Wie darf der Partner später bei der Versorgung des Neugeborenen helfen?
- Wie ist der Umgang mit schmerzlindernden Mitteln?
- Welche Angebote gibt es (Peridual-Anästhesie routinemäßig)?
- Wie hoch ist die Dammschnitt- und die Kaiserschnittrate?
- Gibt es Standards zur Geburt von Zwillingen (Geburtseinleitung, stationäre Aufnahme, Einstellung zum Kaiserschnitt)?

Fragen zu Themen nach der Geburt:
- Wie läuft routinemäßig die Versorgung der Neugeborenen ab (ungestörtes Kuscheln der Familie, Augentropfen, Absaugen)?
- Was passiert, wenn die Kinder zu früh geboren werden?
- Gibt es für ein Elternteil die Möglichkeit, im Eltern-Kind-Zimmer bei den Kindern zu bleiben, und wenn ja, wie ist die Grundversorgung (Schlafen/Bettwäsche, Essen, Duschen etc.) geregelt?
- Können die Kinder mit Muttermilch ernährt werden (nach einem Kaiserschnitt, bei Frühgeborenen)?
- Wo kann ich Milch abpumpen?
- Kann mich meine Hebamme in der Klinik besuchen?

Versorgung auf der Wochenstation:
- Gibt es Familienzimmer?
- Wie wird das Stillen von Zwillingen unterstützt?
- Wird in den ersten Tagen zugefüttert?
- Ist Rooming-in möglich?
- Bringen Schwestern die Babys zur Mutter, falls diese im Säuglingszimmer untergebracht sind?
- Welche Besuchszeiten gelten für Väter und Geschwisterkinder?

36.–40. Schwangerschaftswoche

Rein statistisch kommen zweieiige Zwillinge circa zwei Wochen, eineiige drei bis vier Wochen vor dem errechneten Termin auf die Welt. Ab der 37. Schwangerschaftswoche sind Ihre Kinder keine Frühgeborenen mehr. Wenn die Entwicklung Ihrer Kinder normal verlaufen ist, können Sie guten Gewissens in einer Geburtsklinik ohne angeschlossene Kinderklinik entbinden.

Die Entwicklung der Kinder

Zwillinge sind oft reifer als Einlinge, die mit dem gleichen Schwangerschaftsalter geboren werden. So gleicht sich von Natur aus die etwas kürzere Schwangerschaftsdauer aus.

Ihre Zwillinge nehmen in den letzten Wochen noch weiter an Gewicht zu, bis die beiden bei ihrer Geburt rund um den errechneten Termin jeweils etwa 2 600 Gramm wiegen, 49 Zentimeter lang sind und der Kopfumfang stolze 32 cm misst. Eineiige Zwillinge haben meist ein sehr ähnliches Gewicht. Zweieiige Zwillinge, vor allem, wenn sie unterschiedlichen Geschlechtes sind, können schon mal sehr verschieden groß und schwer sein. Der Gewichtsunterschied sollte allerdings nicht mehr als 25 Prozent betragen. Bei einer vaginalen Geburt kann es sonst häufiger zu Komplikationen kommen.

In jeder Schwangerschaftswoche, die Ihre Kinder dem errechneten Termin näher kommen, werden die bereits vorhandenen Reflexe besser ausgeprägt. Bei der Geburt besitzt ein reifes Neugeborenes bereits mehr als 70 Reflexe wie zum Beispiel den allerersten Atemzug, der durch den Kontakt mit Sauerstoff ausgelöst wird. Die meisten Reflexe dienen dem Selbstschutz des Neugeborenen und werden bei einem bestimmten Reiz instinktiv ausgeführt. Sobald Neugeborene lernen, ihre Muskeln zu kontrollieren, verlieren sich diese Reflexbewegungen allmählich.

Auch wenn Ihre Babys bis zur 30. Schwangerschaftswoche in der Regel bereits in ihrer Geburtsposition liegen, ist es durchaus möglich, dass das führende Kind sich auch zu einem späteren Zeitpunkt noch dreht. Das führende Kind ist durch das eingeschränkte Platzangebot zwar deutlich weniger in Bewegung als sein Geschwister, kann aber zum Beispiel durch die indische Brücke zu einer Positionsveränderung angeregt werden.

Körperliche Veränderungen der Mutter

Die letzten Wochen werden unter Umständen beschwerlich. Haben Sie nach dem Aufstehen geduscht und gefrühstückt, müssen Sie sich

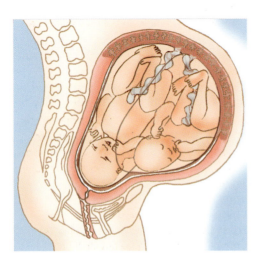

◀ Am Termin angekommen, schwimmt jedes Kind noch in etwa einem Liter Fruchtwasser.

DER SCHWANGERSCHAFTSKALENDER

> **WISSEN**
>
> ### Die indische Brücke
>
> Legen Sie sich langsam auf den Rücken. Legen Sie dann Ihre Beine ungefähr im rechten Winkel entspannt auf einem Sessel oder einem Stuhl mit Kissen ab und schieben Sie dicke Kissen unter Ihr Becken. Zum optimalen Hochlagern des Beckens geht die Übung noch besser mit dem Partner. Ihr Partner kniet mit einem Kissen unter seinem Becken auf dem Boden. Sie legen sich mit Ihrem Becken auf seine Oberschenkel, Ihre Beine liegen über seinen Schultern. Bleiben Sie in dieser Position für mindestens 10 Minuten einmal am Tag, am besten, wenn sich Ihre Kinder gut bewegen. Legen Sie sich dann für einige Minuten auf Ihre Lieblingsseite und kommen Sie langsam über alle viere in die aufrechte Position.

erst einmal von diesen Strapazen erholen und sich hinlegen. Sie werden immer mehr damit beschäftigt sein, Ihre Kinder „auszubrüten".

In den Wochen vor der Geburt produziert Ihr Körper weniger Progesteron, dafür deutlich mehr Hormone wie Prostaglandine, die den Muttermund weich machen, und Oxytocin, wodurch die Gebärmuttermuskeln kontrahieren und sozusagen für die Geburt üben. Sie können diese natürliche Geburtsvorbereitung Ihres Körpers unterstützen.

Geburtsvorbereitende Akupunktur

Ab der 37. Schwangerschaftswoche werden einmal wöchentlich bis zum errechneten Termin an beiden Beinen zuerst drei, dann vier Punkte mit Nadeln akupunktiert. Nach vorheriger Absprache mit dem Akupunkteur kann die Behandlung auch früher begonnen werden, wenn zum Beispiel die Geburt aus medizinischer Sicht früher eingeleitet werden muss. Die Akupunktur wirkt psychisch ausgleichend und schmerzlindernd. Eine Untersuchung der Universitätsfrauenklinik Mannheim ergab, dass die Akupunktur die Geburtsdauer innerhalb der Eröffnungszeit um zwei Stunden verkürzt, wenn eine Schwangere ihre ersten Kinder zur Welt bringt. Generell wird die Anwendung von Wehen- und Schmerzmittel deutlich verringert.

Dammmassage

Regelmäßige Massage macht das Gewebe weich und dehnungsfähig. Beginnen Sie ab der 34. Schwangerschaftswoche mit der Lockerung der sensiblen Dammregion und nehmen Sie sich drei bis viermal in der Woche fünf bis zehn Minuten Zeit dafür.

1. Tragen Sie das Öl entlang der äußeren Schamlippen und zwischen Vagina und Anus auf. Führen Sie die Daumenspitze in die Vagina ein und massieren Sie mit den Fingerspitzen kreisend den inneren und äußeren Dammbereich auf einem imaginären Ziffernblatt zwischen drei und neun Uhr.
2. Massieren Sie mit erhöhtem Druck etwa eine Minute lang in Pendelbewegungen.
3. Führen Sie den ganzen Daumen in die Vagina ein und dehnen Sie das Gewebe beim Ausatmen in Richtung Anus. Wiederholen Sie dies strahlenförmig.
4. Wölben Sie den Damm mit dem Daumen nach unten und außen. Wiederholen Sie auch diese Dehnung auf einem imaginären Ziffernblatt zwischen drei und neun Uhr. Sie spüren ein Ziehen und einen Dehnungswiderstand, was jedoch nicht schmerzhaft sein soll.

Heublumendampf-Sitzbad

Ebenfalls ab der 36. Schwangerschaftswoche können Sie alle zwei Tage ein Sitzbad über

36.–40. SSW

warmem Dampf machen. Dazu übergießen Sie eine Handvoll getrocknete Heublumen in einem Henkeltopf mit einem Liter kochendem Wasser. Anschließend hängen Sie das Gefäß über den Toilettenrand oder stellen es auf den Boden und setzen bzw. knien sich circa 10 Minuten darüber, nach vorheriger Temperaturkontrolle mit dem Unterarm – der Dampf soll angenehm warm sein. Wickeln Sie sich ein Handtuch um die Hüften, damit Ihnen nicht kalt wird und der warme Dampf den Beckenboden erreicht. Das Sitzbad entspannt und erweicht die Beckenbodenmuskulatur und den Damm. Durch die Entspannung tritt der vorangehende Teil des führenden Kindes gerne tiefer und kann so vermehrte Übungskontraktionen bewirken.

Warten auf den Geburtsbeginn

Viele Schwangere ziehen sich immer mehr zurück und reduzieren ihre Aktivitäten auf das Wesentliche, die Konzentration auf sich selbst, den eigenen Körper und die Kinder. Vielleicht möchten Sie noch einmal Ihren Bauch fotografieren lassen oder bewusst einen Abend nur mit Ihrem Partner verbringen. Oder Sie planen einen Nachmittag mit Freundinnen, ganz nach englisch-amerikanischem Vorbild. Laden Sie zu einem „babyshower" ein, bei dem es sozusagen Babysachen „regnet". Alles rund ums Kinderkriegen kommt auf den Tisch. Sie können eigene Babyfotos anschauen, Ihre Ausstattung präsentieren, lassen Ihre Wohnung in rosa und/oder hellblau dekorieren und freuen sich auf Ihre Zwillinge.

Die anstrengender werdenden letzten Wochen der Schwangerschaft lassen Sie vielleicht den Geburtsbeginn geradezu herbeisehnen. Viele Schwangere träumen wilde Geschichten von der Geburt und dem Leben mit Kindern und sind in respektvoller Erwartung der ersten Wehen. Lassen Sie sich nicht verrückt machen.

Geburtsgeschichten aller Couleur werden Ihnen angesichts Ihres sichtbaren Bauches gerne erzählt, selbst von Ihnen unbekannten Menschen. Mit den Geschichten verhält es sich meist wie beim „Stille-Post"-Spiel: Die Kinder werden immer größer, die Geburtszeiten immer länger und die in der Betreuung tätigen Hebammen immer energischer. Bleiben Sie bei sich und stellen Sie Ihre Ohren auf Durchzug. Wenn Ihnen Anrufe lästig werden, besprechen Sie Ihren Anrufbeantworter. Die wichtigsten Informationen lassen sich in kurzen Sätzen wie „Wir brüten noch" oder „Die Babys sind noch nicht da" treffend zusammenfassen.

Übungen zur Geburtsvorbereitung

Nutzen Sie die letzten Wochen, um die Position der Kinder positiv zu unterstützen, Ihr Becken beweglich zu halten und Ihren Rücken zu entlasten. Hilfreich ist bei folgenden Übungen eine sanfte, tiefe Bauchatmung. Die Bewegungen werden langsam ausgeführt, der Atem fließt durch die Nase ein und durch den leicht geöffneten Mund aus. Wiederholen Sie jede Übung fünf bis acht Mal:

1. Auf dem Gymnastikball sitzend, beide Füße stehen fest auf dem Boden, die Hände liegen auf den Knien. Zum Einatmen kommen Sie ins Hohlkreuz, die Knie werden leicht geöffnet, zum Ausatmen kippen Sie das Becken (Symphyse in Richtung Bauchnabel) und schließen die Knie, der Oberkörper bleibt gerade.
2. Im Stehen mit leicht gegrätschten Füßen, die Hände halten den Bauch oder eine Hand sichert die Position durch Festhalten an einem Stuhl. Zum Einatmen ziehen Sie die rechte Hüfte hoch – die Bewegung kommt aus der Hüfte, nicht aus dem Fuß, zum Ausatmen lassen Sie locker und bringen die Hüfte in die Ausgangsposition, mit dem nächsten Einatmen beginnen Sie mit der linken Hüfte wie oben beschrieben.

3. Die Kuh/Katze-Übung im Vierfüßerstand: die Knie hüftbreit, die Hände oder Fäuste schulterbreit aufstellen, den Rücken gerade lassen, Hinterhaupt in Richtung Wand, Steißbein in Richtung Fersen strecken. Zum Einatmen den Rücken rund machen, soweit der Bauch es zulässt, zum Ausatmen den Rücken ins Hohlkreuz sinken lassen.

Untersuchungen bei Ihrem Frauenarzt oder Ihrer Hebamme

In den letzten Wochen wird neben den üblichen Mutterschaftsvorsorgen wöchentlich ein CTG geschrieben. Die Versorgung der Zwillinge wird meist durch eine weitere Dopplersonografie kontrolliert.

Jede Plazenta arbeitet zum Ende der Schwangerschaft hin allmählich weniger. Dies ist ein völlig natürlicher Vorgang, der auch bei Einlingsschwangeren auftritt. Zwillinge, die von getrennten Plazenten versorgt werden, haben damit in der Regel keine Probleme. Sie können bei guter Versorgung ohne Weiteres bis zum errechneten Entbindungstermin getragen werden. Bei eineiigen Zwillingen, die von einer gemeinsamen Plazenta versorgt werden, ist die Gefahr einer Mangelversorgung größer. Daher wird in diesen Fällen meist empfohlen, sich zu Beginn der 38. Schwangerschaftswoche in der Geburtsklinik vorzustellen, um eine eventuelle Geburtseinleitung zu besprechen. Sie entscheiden nun mit Ihrem Frauenarzt und Ihrer Hebamme, ob die weiteren Kontrollen ambulant in der Praxis durchgeführt werden oder Sie diese Termine in der Geburtsklinik wahrnehmen.

Zehnte, elfte und zwölfte Mutterschaftsvorsorge (36.–40. Schwangerschaftswoche). Neben den üblichen Untersuchungen wird ein vaginaler Abstrich zum Chlamydientest und zur Feststellung von Darmbakterien (beta-hämolysierende Streptokokken) in der Scheide durchgeführt. In diesem Falle wird der werdenden Mutter während der Geburt zur Sicherheit ein Antibiotikum gegeben, damit die Streptokokken bei einer vaginalen Geburt nicht auf die Kinder übertragen werden.

Wenn sich bis zum errechneten Entbindungstermin noch keine Anzeichen für einen Geburtsbeginn gezeigt haben, besprechen Sie mit Ihrem Frauenarzt und Ihrer Hebamme die weitere Betreuung und eine eventuelle Geburtseinleitung. Ihr Frauenarzt wird Sie für die weitere Betreuung in die Geburtsklinik überweisen.

Vorboten der Geburt

Die nahende Geburt der Zwillinge und die damit verbundenen hormonellen Veränderungen zeigen sich in einem „Auf und Ab" Ihrer Stimmungslage. Eine gewisse Ruhelosigkeit wechselt zuweilen mit einer gut durchschlafenen Nacht. Sie können sich selbst kaum entscheiden, ob die Kinder lieber noch Wochen im Bauch bleiben sollen oder besser gestern schon geboren wären. Das ist normal.

Übungskontraktionen führen schon mal dazu, dass sich der sogenannte Schleimpfropf löst – eine Ansammlung zähen Scheidensekretes, das den Muttermund zusätzlich verschließt und die Kinder vor eventuell hochsteigenden Keimen schützt.

Falls eine Geburtseinleitung ansteht, das Warten schwerer fällt und Sie Ihren Babys ein wenig auf die Sprünge helfen wollen, besprechen Sie mit Ihrer Hebamme, welche Naturheilmittel hilfreich und wirkungsvoll sein können. Im Internet finden Sie sicherlich zahlreiche Rezepte zur Wehenanregung, die aber ohne fachliche Begleitung gerade bei Zwillingsschwangeren gefährlich sein können.

Besondere Aufmerksamkeit

Viele Zwillingsschwangerschaften verlaufen ganz problemlos. Trotzdem werden Ihr Arzt und Ihre Hebamme Sie besonders intensiv betreuen. Komplikationen betreffen durchaus auch Einlingsschwangerschaften, allerdings haben Zwillingsschwangere ein leicht erhöhtes Risiko, dass eine Besonderheit auftritt. Lediglich das seltene fetofetale Transfusionssyndrom findet sich ausschließlich bei eineiigen Zwillingsschwangerschaften.

Anzeichen einer möglichen Frühgeburt

Von einer Frühgeburt spricht man, wenn Neugeborene vor der vollendeten 37. Schwangerschaftswoche geboren werden. 13,9 Prozent aller Zwillinge werden bereits vor der vollendeten 33. Schwangerschaftswoche geboren und sind damit extreme Frühgeborene. Es wird natürlich nichts unversucht gelassen, den Aufenthalt der Babys in der komfortablen mütterlichen Höhle so lange wie möglich beizubehalten, auch wenn die Versorgungsmöglichkeiten für Frühgeborene heute weitaus besser sind als noch vor wenigen Jahren. Die Ursachen für eine Frühgeburt können eine Cervixinsuffizienz, vorzeitige Wehentätigkeit oder ein vorzeitiger Blasensprung sein.

Die Cervixinsuffizienz ist eine Gebärmutterhalsschwäche, die sich meist unbemerkt entwickelt. Dabei verkürzt sich der Gebärmutterhals der Schwangeren extrem und führt zu einer vorzeitigen Eröffnung des Muttermundes. Eine Neigung zu einer Cervixinsuffizienz kann angeboren sein oder durch eine Infektion in der Scheide ausgelöst werden.

Erkannt wird eine Verkürzung der Cervix in der Regel früh- und damit rechtzeitig. Bei jeder Vorsorgeuntersuchung werden Muttermund und Gebärmutterhals abgetastet und es wird ein Abstrich entnommen, um eine Scheideninfektion auszuschließen. Je nach Schwangerschaftsalter und Länge der Cervix kann strenge Bettruhe Entlastung bringen oder eine Cerclage, der Verschluss des Muttermundes mit einer Schlinge, sinnvoll sein.

Vorzeitige Wehen sind regelmäßige Kontraktionen der Gebärmutter, die vor Ende der 36. Schwangerschaftswoche auftreten, den Gebärmutterhals verkürzen und den Muttermund öffnen. Im Laufe der Schwangerschaft nimmt die Kontraktionsbereitschaft der Gebärmutter zu. Sie ist ein Muskel, der durch Bewegung wächst und sich durch „Üben" auf die Geburt vorbereitet. Die besonders große Dehnung durch das Austragen von Zwillingen erhöht diese Kontraktionsbereitschaft. Auch eine ausgiebige „Turnstunde" der ungeborenen Zwillinge, körperliche und seelische Überanstrengung oder Stress können zu vermehrten Kontraktionen und vorzeitiger Wehentätigkeit führen. Die häufigsten Ursachen sind allerdings eine Infektion der Scheide oder eine angeborene Schwäche der Cervix.

Sie haben wahrscheinlich vorzeitige Wehen, wenn Sie die folgenden Fragen mit „Ja" beantworten können:

BESONDERE AUFMERK

- Wird Ihr Bauch regelmäßig hart?
- Haben Sie periodenähnliche Schmerzen zusammen mit einem Ziehen im Unterbauch?
- Entwickeln sich mit den Kontraktionen auch Rückenschmerzen oder verstärken sich Rückenschmerzen mit regelmäßiger auftretenden Kontraktionen?

Um die 25. Schwangerschaftswoche herum sollten Sie nicht mehr als zwei schmerzhafte Kontraktionen in der Stunde spüren. Nach der 34. Schwangerschaftswoche dürfen es bis zu vier Kontraktionen pro Stunde sein. Bei häufigeren und schmerzhafteren Kontraktionen wenden Sie sich bitte an Ihre Hebamme oder Ihren Arzt.

Nur die bei jeder Vorsorgeuntersuchung obligatorische vaginale Untersuchung zeigt, ob der Gebärmutterhals sich verkürzt und der Muttermund sich geöffnet hat. Die wichtigste Therapie ist Entlastung durch Schonung bis hin zur strengen Bettruhe. Die Aufnahme ins Krankenhaus und die Gabe eines wehenhemmenden Medikaments können bei vorzeitiger Wehentätigkeit eine Frühgeburt verhindern. Daneben wird eine mögliche Infektion der Scheide therapiert sowie Magnesium zur weiteren Ruhigstellung der Gebärmutter gegeben. Vorsorglich wird die Reifung der Atemwege der Kinder durch eine sogenannte Lungenreifeprophylaxe unterstützt. Dazu wird der Mutter ein Glukocortikoid, ein Kortisonpräparat, intramuskulär gespritzt. Das künstliche Kortison löst die Freisetzung von Surfactant in den Lungen der ungeborenen Kinder aus. Dieses Surfactant sorgt für die richtige Oberflächenspannung der Lungenbläschen und ermöglicht so die Atmung. Begleitend können Sie die Empfehlungen auf Seite 45 zu „Beschwerden und Hilfsmittel 29.–35. SSW" anwenden.

Ein vorzeitiger Blasensprung ist passiert, wenn vor Beginn der Geburtswehen Fruchtwasser aufgrund eines Risses in der Fruchtblase, bei Zwillingen in der Regel der des führe Kindes, abgeht. In etwa acht Prozent der Fälle verschließt sich der Blasensprung spontan wieder und das Fruchtwasser bildet sich neu. Auslöser ist meist eine vaginale Infektion. Der vorzeitige Blasensprung ist häufig (30–40 Prozent) ein Grund für eine Frühgeburt.

Sie bemerken den vorzeitigen Blasensprung daran, dass tröpfchenweise oder schwallartig wasserhelle bis milchig-trübe Flüssigkeit abgeht. Im Gegensatz zu Urin riecht Fruchtwasser süßlich und meist schwimmen Vernixflocken (Käseschmiere) darin.

In jedem Fall sollten Sie sich Rat holen bei Ihrer Hebamme oder Ihrem Arzt. Mit einem pH-Indikatorpapier kann bei einer vaginalen Untersuchung getestet werden, ob es sich doch nur um einen unwillkürlichen Harnabgang handelt, der bei fortgeschrittener Schwangerschaft schon einmal auftritt. Liegt tatsächlich ein Blasensprung vor, wird zusätzlich das Blutbild der Schwangeren kontrolliert, um eine Infektion auszuschließen. Da der Weg zu den Kindern von da an „offen" ist, könnten Keime aus der Scheide hochsteigen und zu einer Infektion der Kinder führen.

Die Therapie richtet sich nach dem Schwangerschaftsalter. Das Ziel ist, die Geburt möglichst hinauszuzögern, damit die Ungeborenen im Bauch der Mutter noch reifen können. Tritt ein vorzeitiger Blasensprung zwischen der 24. und 34. Schwangerschaftswoche auf und besteht kein Verdacht einer Infektion, wird zunächst unter Bettruhe abgewartet. Alle sechs bis 24 Stunden erfolgen Blutkontrollen und die Herztöne der Babys werden überwacht. Die Schwangere erhält Antibiotika, wehenhemmende Medikamente sowie eine Lungenreifeprophylaxe. Nach der 34. Schwangerschaftswoche wird die Geburt nach zwölf bis 24 Stunden eingeleitet, meist unter prophylaktischer Antibiotikatherapie.

Sind die Kinder gut versorgt?

Die Versorgung der Kinder durch die Plazenta kann durch verschiedene Erkrankungen mehr oder minder stark beeinträchtigt werden. Die Ursachen können ein Schwangerschaftsdiabetes, eine Präeklampsie oder, bei einer bestimmten Form der eineiigen Zwillingsschwangerschaft, das seltene fetofetale Transfusionssyndrom sein.

Schwangerschaftsdiabetes ist eine Erkrankung des Zuckerstoffwechsels, die in der Schwangerschaft erstmals auftreten kann. Bei Zwillingsschwangerschaften besteht ein leicht erhöhtes Risiko. Die Auslöser sind vielfältig. Generell führen die Schwangerschaftshormone zu einem erhöhten Blutzuckerspiegel. Oft ist die Ernährung in der Schwangerschaft nicht optimal. Es kommt auch vor, dass eine bestehende Erkrankung in der Schwangerschaft entdeckt wird.

Da durch einen Diabetes die Insulinproduktion gestört ist, steigen die Blutzuckerwerte der Schwangeren an. Über die Plazenta werden die ungeborenen Kinder dadurch kohlenhydratreicher ernährt und bauen den Zucker als Fett in den eigenen Körper ein. Wird ein Schwangerschaftsdiabetes nicht therapiert, werden die Kinder dicker und größer. Gleichzeitig produzieren sie mehr Urin, wodurch die Fruchtwassermenge zunimmt. Dies sind Risikofaktoren für eine Frühgeburt. Auch die Durchblutung der Plazenta und damit die Versorgung der Kinder ist durch erhöhte Blutzuckerwerte beeinträchtigt. Das Risiko einer Gelbsucht bei den Neugeborenen ist durch die gestörte Plazentadurchblutung erhöht.

Zwischen der 24. und 27. Schwangerschaftswoche wird mittlerweile routinemäßig bei jeder Schwangeren ein oraler Glukosetoleranztest durchgeführt, bei dem sie auf nüchternen Magen eine Zuckerlösung trinkt. Der Blutzuckerwert wird vorher und nachher mehrfach kontrolliert. Diese Untersuchung wird leider nicht von jeder Krankenkasse übernommen.

In 85 Prozent der Erkrankungen genügt zur Therapie bereits eine vollwertige, gesunde Ernährung, in 15 Prozent der Fälle muss zusätzlich Insulin gegeben werden.

Die Präeklampsie oder EPH-Gestose ist eine mit Bluthochdruck verbundene Stoffwechselerkrankung. Sie kann in unterschiedlichen Schweregraden während der Schwangerschaft und bis zu 14 Tage nach der Geburt auftreten. Zwillingsschwangere neigen durch die Mehrbelastung des Stoffwechsels eher zu einer Gestose.

Charakteristisch sind Wassereinlagerungen (Ödeme) beginnend an Händen und Füßen, später am ganzen Körper, eine übermäßige Eiweißausscheidung im Urin und ein permanent ansteigender Blutdruck auf Werte deutlich über 140/90 mmHG. Vor allem die erhöhten Blutdruckwerte beeinträchtigen die Arbeit der Plazenten und sollten daher schnell therapiert werden. Die oben genannten Symptome werden bei jeder Vorsorgeuntersuchung routinemäßig kontrolliert. Eine Sonderform der Gestose ist das sogenannte HELLP-Syndrom. Es wird durch die Feststellung veränderter Blutwerte und vor allem durch auffällige Leberwerte nachgewiesen. Beschwerden im rechten Oberbauch können begleitend auftreten. Der Blutdruck wird mit Medikamenten in Balance gebracht. Der Eiweißverlust wird über die Ernährung ausgeglichen und die Ödeme können alternativ behandelt werden (siehe S. 45).

Das fetofetale Transfusionssyndrom (FFTS) ist eine sehr seltene Durchblutungs- und Ernäh-

BESONDERE AUFMERKSAMKEIT

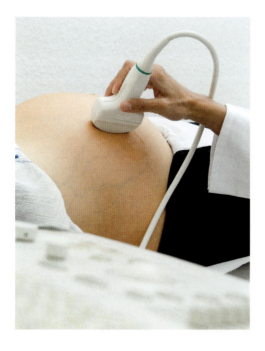

◀ Die Versorgung der Kinder kann mit dem Doppler-Ultraschall gut überwacht werden.

Durch die ungleiche Blutversorgung wächst der Empfängerzwilling deutlich schneller und entwickelt durch eine gesteigerte Urinausscheidung vermehrt Fruchtwasser. Der Spenderzwilling hingegen scheidet kaum Urin aus, was zur Verminderung seiner Fruchtwassermenge führt. Hierdurch kann es für beide Feten zu ausgeprägten Wachstums- und Kreislaufproblemen kommen.

Das übermäßig vermehrte Fruchtwasser des Empfängerzwillings kann sich für die Mutter bemerkbar machen durch einen schmerzhaften, gespannten Bauch, Rückenschmerzen oder Atemnot. Diese nicht seltenen Schwangerschaftsbeschwerden können bei einer bestehenden monochorialen-diamnialen Zwillingsschwangerschaft durchaus Anzeichen einer ernsten Komplikation sein.

Eineiige Zwillingsschwangerschaften werden zur Verhinderung des FFTS frühzeitig engmaschig kontrolliert. Ab der 16. Schwangerschaftswoche werden alle zwei Wochen Ultraschalluntersuchungen durchgeführt. Eine Größendifferenz der Kinder, unterschiedliche Fruchtwassermengen und Auffälligkeiten in den Blutflüssen der Nabelgefäße deuten dann gegebenenfalls auf ein FFTS hin.

Ein mögliches Behandlungsverfahren ist die Fruchtwasserentlastungspunktion beim Empfängerzwilling. Eine weitere Möglichkeit ist die Durchtrennung der Gefäßverbindungen durch Laser. Sobald die Schwangerschaft weit genug vorangeschritten ist, kann die Geburt vorzeitig eingeleitet werden, damit die Zwillinge dem FFTS nicht länger als nötig ausgesetzt sind.

rungsstörung. Sie tritt nur bei eineiigen Zwillingen auf, die sich zudem eine Plazenta teilen und in einer gemeinsamen mütterlichen Fruchthöhle liegen, aber getrennte kindliche Fruchtblasen haben (monochorial-diamniale Zwillinge). Das FFTS entsteht meist zwischen der 16. und 25. Schwangerschaftswoche.

Durch Gefäßverbindungen in der Plazenta kommt es bei nahezu allen eineiigen Zwillingen, die von einer gemeinsamen Plazenta versorgt werden, zu einem Blutaustausch. Solange dieser Austausch im Gleichgewicht bleibt, ist es für die Babys ungefährlich. Gelangt aber das Blut ausschließlich aus dem Kreislauf des einen Kindes (Spenderzwilling oder Donator) in den Kreislauf des anderen Kindes (Empfängerzwilling oder Akzeptor), entsteht durch dieses Ungleichgewicht das fetofetale Transfusionssyndrom. Dieses Ungleichgewicht entwickelt sich bei circa 15 Prozent der monochorial-diamnialen Zwillingsschwangerschaften, also bei einer von insgesamt 2 700 Schwangerschaften.

Besonderheiten

Besonderheiten rund um die Zwillingsschwangerschaft gibt es viele – Besonderheiten, die zu Komplikationen führen können, sind zum Glück selten. Wir haben für Sie diejenigen zusammengestellt, die häufiger auftreten.

Vaginale Blutungen können vielfältige, meist harmlose Gründe haben. Dennoch sollte eine Blutung immer von einem Frauenarzt kontrolliert werden, vor allem, wenn Unterleibsschmerzen auftreten. Die Blutung könnte ein Anzeichen einer drohenden Fehl- oder Frühgeburt sein. Blutungen in der Frühschwangerschaft kommen bei 20 bis 25 Prozent aller Schwangeren vor und können ausgelöst werden durch:

- Einnisten des oder der befruchteten Eier in der Gebärmutter. Eine Blutung tritt circa drei bis vier Wochen nach der letzten Periode auf.
- Kontaktblutung. Da das Gewebe schwangerschaftsbedingt sehr gut durchblutet ist, kann es beim Geschlechtsverkehr oder bei einer vaginalen Untersuchung durch kleinste Verletzungen am Muttermund zu einer leichten Blutung kommen.
- Scheideninfektion. Durch die veränderte Hormonsituation sind Schwangere anfälliger für gewebereizende Infektionen.
- Versprengte Zellen von Gebärmutterschleimhaut am äußeren Muttermund, die generell leicht bluten.

Nach der 20. Schwangerschaftswoche bzw. kurz vor der Geburt können Blutungen zudem folgende Ursachen haben:

- Placenta praevia Normalerweise nistet sich die Plazenta im oberen Teil der Gebärmutter ein und breitet sich dort aus. Eine Plazenta praevia hingegen nistet sich im unteren Teil der Gebärmutter ein und verdeckt so den Muttermund teilweise oder komplett. Eine vaginale Geburt ist dann nicht möglich. In vielen Fällen gibt die Plazenta im Verlauf der Schwangerschaft durch nach oben gerichtetes Wachstum den Muttermund wieder frei. Der Sitz der Plazenta wird bei den regulären Ultraschalluntersuchungen kontrolliert, sodass eine Plazenta praevia frühzeitig erkannt wird.
- Schleimpfropfabgang. Vor dem Muttermund sitzt als zusätzliche Barriere gegen Keime ein Schleimpfropf, der sich kurz vor der Geburt löst.
- Zeichenblutung. Wenn der Muttermund durch regelmäßige Wehen geöffnet wird.

Bei einer stärkeren vaginalen Blutung wird die Schwangere grundsätzlich stationär aufgenommen. Strenge Bettruhe und ein wehenhemmendes Medikament beruhigen die Gebärmutter und führen meist zum Blutungsstillstand. Falls erforderlich, werden die Kinder vor dem errechneten Termin per Kaiserschnitt geboren.

Eine Insertio velamentosa liegt vor, wenn die drei Gefäße der Nabelschnur nicht, wie normalerweise, gemeinsam an der Plazenta ansetzen, sondern getrennt durch die Eihäute zur Plazenta verlaufen. Diese Besonderheit kommt bei rund 16 Prozent aller Zwillingsschwangerschaften vor. Es besteht die Gefahr, dass die Gefäße der Nabelschnur bei einem vorzeitigen Blasensprung verletzt werden können und es so zu einer für die Kinder gefährlichen Blutung kommt. Obwohl das Risiko sehr gering ist, entscheiden sich viele Geburtshelfer in diesem Fall vorsorglich zu einem geplanten Kaiserschnitt. Erst durch die rasante Entwicklung der Ultraschalldiagnostik können solche Feinheiten bereits in der Schwangerschaft gesehen werden.

Gut vorbereitet

Die Vorfreude ist groß und vermutlich macht es Ihnen Spaß, in der Schwangerschaft schon einiges vorzubereiten und anzuschaffen. Gerade bei Zwillingsartikeln ist dies frühzeitig sinnvoll, da manche Artikel längere Lieferzeiten haben. Auch Ihre Betreuung während und nach der Schwangerschaft sollte schon frühzeitig ein Thema sein, damit Sie in Ihrer Schwangerschaft und im Wochenbett die bestmögliche Unterstützung bekommen.

Betreuung sichern

Was früher selbstverständlich war, ist heutzutage vom Gesetzgeber geregelt. Die Betreuung durch eine Hebamme während der Schwangerschaft, der Geburt und im Wochenbett steht Ihnen zu und wird über die Krankenkasse finanziert. Das Gleiche gilt für die Betreuung Ihrer Kinder durch den niedergelassenen Kinderarzt. Scheuen Sie sich nicht, diese Betreuung in Anspruch zu nehmen und frühzeitig Kontakt zu Hebamme und Kinderarzt aufzunehmen.

Eine Hebamme finden

In vielen Städten gibt es mittlerweile Hebammennetzwerke oder Hebammenzentren, in denen freiberufliche Hebammen organisiert sind und über die Sie unkompliziert eine Hebamme finden. Oder Sie fragen bei Ihrer nächsten Vorsorgeuntersuchung Ihren Frauenarzt (siehe auch Anhang).

Hebammen können die normale Schwangerenvorsorge übernehmen, helfen aber auch bei Besonderheiten und Beschwerden. Beispielsweise kann Ihre Hebamme Sie zu Hause besuchen und bei Rückenschmerzen oder einer bestehenden Beckenendlage des führenden Kindes Ihnen Übungen zeigen, die Ihre Beschwerden lindern bzw. das eine Kind zum Purzelbaum anzuregen.

Eine Vorsorge durch Ihren Frauenarzt schließt eine Hebammenbetreuung keinesfalls aus. Hebamme und Arzt können sich entweder nach Absprache in der Vorsorge abwechseln oder Sie nutzen die Begleitung einer Hebamme während der Schwangerschaft zusätzlich zur Erhaltung Ihres Wohlbefindens – Hebamme und Arzt ergänzen sich dabei in ihrer Arbeit.

Jede Hebamme hat das Handwerkszeug gelernt, um werdende Zwillingseltern gut und umfassend betreuen zu können. Mit einem persönlichen Vorgespräch finden Sie schnell heraus, ob die Chemie zwischen Ihnen stimmt und Sie gut zusammenarbeiten können.

Wichtig ist, dass Sie sich frühzeitig um eine Hebamme kümmern, gerade, wenn Ihre Kinder während der Ferienzeit oder um Feiertage herum geboren werden sollen. Außerdem bieten Hebammen unterschiedliche Betreuungsmodelle an. So könnten Sie zum Beispiel die Geburtsvorbereitung, die Schwangerschaftsbegleitung und die Nachsorge durch eine Hebam-

SCHWANGERSCHAFT

me abdecken oder die Betreuung durch mehrere Hebammen in Anspruch nehmen. Sollten Sie während Ihrer Schwangerschaft mit den Zwillingen früher „aus dem Verkehr" gezogen worden sein und Bettruhe einhalten müssen, könnte eine Hebamme über ein Rezept Ihres Frauenarztes eine private Geburtsvorbereitung bei Ihnen zu Hause anbieten. Mehr zu den verschiedenen Betreuungsmodellen finden Sie im Kapitel Geburt (siehe S. 79).

Hebammenbetreuung in Österreich, der Schweiz und in Liechtenstein

Die Betreuung durch eine Hebamme ist ähnlich geregelt wie in Deutschland. Lediglich der Umfang an Leistungen, die von den Krankenkassen übernommen werden, und die Regelungen zur Ausübung des Hebammenberufes unterscheiden sich. So können Hebammen in der Schweiz Hausbesuche nach dem 10. Wochenbetttag nur nach ärztlicher Anordnung abrechnen und Hebammen in Österreich dürfen keinen Mutterpass ausstellen.

Die Suche nach einem guten Kinderarzt

Informieren Sie sich vor der Geburt über Kinderärzte in Ihrer Umgebung. Treffen Sie eine Vorauswahl, schauen Sie, ob es eine Kinderarztpraxis in unmittelbarer Nähe gibt und ob das Angebot der Praxis mit Ihren Wünschen übereinstimmt. Mögliche Kriterien für die Auswahl sind:
- Erreichbarkeit (Parkplatz)
- alternative Heilmethoden oder reine Schulmedizin
- Hausbesuche
- Wartezeiten, Wartebereich für gesunde Neugeborene
- Empfehlungen anderer Eltern

Sie haben freie Arztwahl. Sollte sich nach der Geburt herausstellen, dass Sie mit Ihrer Entscheidung nicht glücklich sind, können Sie problemlos zum Quartalsende zu einem anderen Kinderarzt wechseln.

Zu Hause gut vorbereitet

Bald werden zwei Kinder mehr Ihre Wohnung bevölkern. Dazu benötigen Sie Zubehör, bei dem Sie mittlerweile die Qual der Wahl haben. Wir geben Ihnen ein paar Tipps, worauf Sie am besten beim Kauf achten. Lassen Sie sich bei der Auswahl aber auch von Ihrem Gefühl leiten. Nicht alles, was für eine Familie hilfreich und passend ist, muss auch für Sie eine sinnvolle Anschaffung sein.

Der Schlafplatz Ihrer Kinder

Klassisch: Betten – eins oder zwei?
Zwillinge schlafen in der Regel gut in einem Bett der Größe 70 x 140 cm. Ab einem Alter von ca. sechs Monaten allerdings werden Ihre Kinder besser in zwei Betten aufgehoben sein, daher sollten Sie gleich zwei Kinderbetten dieser Größe mit Matratzen und weiterem Zubehör anschaffen.

Bei der Auswahl achten Sie darauf, dass alle Einzelteile in Bezug auf Herstellung und Materialien gesundheitlich unbedenklich sind. Zur Vermeidung von Allergien, u. a. durch Hausstaubmilben und Schimmelpilze, reinigen Sie alles, bevor Ihre Neugeborenen das erste Mal darin schlafen. Dazu werden alle festen Teile gut abgewaschen und gelüftet. Alle weichen Materialien wie Matratzenbezüge, Bettwäsche, Schlafsäcke und auch Kuscheltiere werden gewaschen. Matratzen lassen Sie besonders gut ausdünsten und lüften diese regelmäßig.

WISSEN
Der plötzliche Kindstod (SIDS)

Der plötzliche und unerwartete Tod eines zuvor normal und gesund erscheinenden Säuglings (meist im ersten Lebensjahr) ist ein schreckliches Ereignis, dessen genaue Ursache trotz intensiver Forschung nach wie vor unbekannt ist. Bekannt sind allerdings einige Maßnahmen, die das Risiko des plötzlichen Kindstodes vermindern können. Da der plötzliche Kindstod im Schlaf auftritt, ist es wichtig, für eine sichere Schlafumgebung und gute Schlafhygiene zu sorgen. Ihre Kinder sollten

- immer in Rückenlage schlafen,
- im Schlafsack ohne zusätzliche Decke schlafen und
- richtig gebettet im Elternschlafzimmer sein.

Im ersten Lebensjahr sollte das Babybett im Elternschlafzimmer aufgestellt werden, denn die gleichmäßigen Atemgeräusche der Eltern haben einen positiven Einfluss auf die Atemregulation des Babys. Das Bettchen sollte dabei eher „spartanisch" ausgestattet sein, mit möglichst fester, luftdurchlässiger Matratze, die sich wenig eindrücken lässt, ohne Kopfkissen, Fellunterlagen oder weiche Umpolsterungen (Nestchen), ohne Kuscheltiere oder kleine Teile, die verschluckt werden oder die Atemwege verschließen könnten, ohne Wärmflasche oder Heizkissen.

Es sollte nicht zu warm sein. Die ideale Raumtemperatur beim Schlafen liegt bei 16 bis 18 Grad Celsius. Stellen Sie das Babybett nicht in die Sonne oder neben die Heizung. Ziehen Sie Ihrem Kind im Bett und überhaupt zu Hause keine Mützchen oder sonstige Kopfbedeckungen auf, denn Babys leiten überschüssige Wärme über den Kopf ab.

Als Bekleidung im Bett genügen Windel und Schlafanzug, auch wenn das Baby krank ist. Fassen Sie an Stirn oder Nacken, um festzustellen, ob Ihrem Baby zu warm oder zu kalt ist. Wenn das Baby schwitzt, ziehen Sie ihm etwas aus – auch wenn es schläft.

Achten Sie außerdem auf eine rauchfreie Umgebung, stillen Sie möglichst lange und gehen Sie bei Infekten lieber einmal zu oft zum Arzt. Als „3-R-Faustregel" zusammengefasst lassen sich die wichtigsten Regeln zur Vorbeugung wie folgt merken:

- Rückenlage – Rauchfrei – Richtig gebettet!

Baby-Wiegen

Eine Wiege bietet den Kindern nur kurz den Platz, den sie zum Schlafen benötigen. Daher lohnt sich eine Neuanschaffung eher nicht. In manchen Städten ist es möglich, Wiegen zu mieten. Möchten Sie die Kinder zunächst in eine Wiege legen, wäre dies eine gute und weniger kostspielige Alternative. In jedem Fall kann eine Wiege eine gute, wenn auch nur kurzfristige Möglichkeit sein, die Kinder tagsüber sicher hinzulegen.

Baby-Bay

Ein Baby-Bay (auch Babybalkon) wird mit einer speziellen Halterung an der Seite des Elternbetts befestigt. Es soll gerade in den ersten Monaten die nächtliche Versorgung von Babys erleichtern, da eine stillende Mutter ihre Kinder direkt neben sich hat.

Ein sogenanntes Baby-Bay Maxi kann sicherlich in den ersten drei Monaten auch für Zwillinge genutzt werden, allerdings nicht – wie von manchen Herstellern angegeben – bis zum Alter von 14 Monaten. Da passen die Kinder in Maße von 94 × 79 × 54 cm einfach nicht mehr hinein! Prüfen Sie vor allem, ob Sie diesen Platz im Elternschlafzimmer an den Seiten des Bettes haben. Zwei Baby-Bays, also eins für jede Elternseite, sind ein vergleichsweise großer Kostenfaktor, bei dem Sie selbst entscheiden müssen, ob die möglichen Vorteile Ihnen dies wert sind. Zum Füttern Ihrer Kinder müssen Zwillingseltern nachts – anders als Einlingseltern – sowieso meist aufstehen. Das Stillen zweier Kinder im Liegen ist eher schwierig und die Zubereitung von Flaschen erfordert ebenfalls mindestens einen Gang aus dem Bett heraus.

Wo wird gewickelt?

Das Angebot an Wickelplätzen ist umfassend – angefangen bei Wickelaufsätzen über Wickeltische auf Rollen bis hin zu stationären Wickelkommoden. In den ersten Lebensjahren Ihrer Kinder werden Sie viel wickeln, daher ist für uns die Wickelkommode die Ideallösung. Sie muss nicht bewegt, geschweige denn immer wieder neu aufgebaut werden und bietet vor allem ausreichend Stauraum, um frische Windeln, Bodys, Handtücher und Co. immer griffbereit zu haben.

Ein Wickeltisch sollte in Arbeitshöhe für Sie ausgerichtet sein, sodass die Wickelauflage in Ellenbogenhöhe liegt. Das ist die rückenschonendste Variante. Sinnvoll ist ein Wickeltisch, der viele Fächer hat, idealerweise auf jeder Seite mehrere. Das gibt Ihnen die Möglichkeit, für jeden Ihrer Zwillinge eine eigene Seite mit Utensilien festzulegen.

Unter dem Wickeltisch ist ein großer Schrank praktisch, in dem Sie Wechselkleidung verstauen können. Alternativ können Sie an jeder Seite Regale oder Abstellflächen schaffen, die für jedes Kind die notwendigen Utensilien wie Waschlappen oder Handtuch aufnehmen. Viel Stauraum neben, unter und über dem Wickelplatz ist hilfreich! Einen extra breiten Wickeltisch halten wir nicht für notwendig. In der Regel sind die Kinder früh sehr beweglich – sie können vom Wickeltisch fallen. Der wickelnde Elternteil hat aber trotzdem nur zwei Hände zur Verfügung, die beide für das Windelwechseln benötigt werden. Die Idee, die hinter extra breiten Wickelplätzen steckt, beide Kinder gleichzeitig auf der Kommode liegen zu haben, birgt also Unfallgefahren mit – falls ein Kind hinunterfällt – möglicherweise schlimmen Folgen. Wir empfehlen in unseren Kursen eher, ein Kind im Autokindersitz auf dem Boden angeschnallt sitzen zu haben, während das andere auf der Wickelkommode gewickelt wird.

Auf den Wickelplatz gehört eine abwaschbare Wickelauflage. Neben der Wickelkommode benötigen Sie unbedingt einen großen Windeleimer. Dies kann ein normaler Abfalleimer sein. Ein Gerät, mit dem die Windeln vakuumverpackt werden, ist nicht zwingend nötig. Praktisch ist es ebenfalls, einen Korb für getragene, schmutzige Kleidung der Kinder neben dem Wickelplatz zu platzieren.

Sinnvolle Zusatzausstattung

Damit das Wickeln so angenehm wie möglich gestaltet wird, sollte der Raum warm sein. Die Empfehlungen zur Raumtemperatur fangen bei 23 Grad an und gehen hoch bis zu 25 Grad. Wer auf Nummer sicher gehen und seinen Kindern etwas besonders Gutes tun möchte, bringt über dem Wickeltisch eine Wärmelampe an. Bitte achten Sie darauf, die Empfehlung hinsichtlich des Abstandes der Wärmelampe zum Wickeltisch einzuhalten.

Für das nächtliche Wickeln bietet eine dimmbare Lampe am Wickeltisch den Vorteil, dass das schläfrige Baby weiterdösen kann, ohne von der der Deckenbeleuchtung aufgeweckt zu werden.

Ein Mobile oder eine Spieluhr, die über dem Wickeltisch angebracht werden, lenkt Ihre Kinder vom lästigen An- und Ausziehen spielerisch und zumeist wirkungsvoll ab.

> **Unser Tipp**
>
> Falls Sie mit Wegwerfwindeln wickeln, benötigen Sie eine große Restmülltonne, um die Windeln Ihrer Zwillinge zu entsorgen. Wohnen Sie zur Miete, klären Sie dies mit Ihrem Vermieter ab. Sind Sie selbst Eigentümer eines Hauses, bestellen Sie zur Geburt der Kinder eine größere Tonne bei Ihrem Abfallentsorger.

Badevergnügen

Zum Baden der Zwillinge eignet sich eine schlichte Babybadewanne, die flexibel auf dem Küchentisch, der Wickelkommode oder dem Fußboden platziert werden kann, ganz nach den Möglichkeiten der Befüllung und praktischen Handhabung. Es genügt auch ein quer über die Wanne gelegtes Brett, auf dem die Babywanne sicher abgestellt wird. Natürlich können die Kinder anfangs auch im Waschbecken gebadet werden, mit einem Gästehandtuch ausgepolstert liegt es sich im Becken ganz weich. Der Wasserhahn muss zur Seite gedreht werden. Der Platz wird allerdings schnell zu eng.

Der Badeplatz sollte in jedem Fall für die Kinder warm genug sein und sich an einem beheizbaren, zugluftfreien Ort befinden. Für die Eltern sollte auf eine rückenfreundliche Arbeitshöhe geachtet werden. Wickel-Badewannen-Kombinationen sind eine platzsparende Alternative zur reinen Babybadewanne. Es gibt sie zum einen als Aufsatz für die normale Badewanne. In dem Fall befindet sich die Babywanne unter der wegklappbaren Wickelauflage oder kann auf Schienen darunter hervorgezogen werden. Zum anderen gibt es Wickel-Bade-Tische auf Rollen, die zusätzlich mit Schubladen und Fächern ausgestattet sind. Neben die Dusch- oder Badewanne gerollt, kann die Babywanne gut über den Duschschlauch mit Wasser befüllt werden. Zum Ablassen des Badewassers dient ein integrierter Abflussschlauch.

Badeeimer sind speziell für diesen Zweck hergestellte Eimer mit guter Standfestigkeit ohne scharfkantige Nähte an der Innenseite. Das Baby wird in der aufrechten Hocke ins warme Wasser gehalten und fühlt sich durch die Begrenzung, die der Eimer bietet, und die aufrechte Haltung im warmen Wasser geborgen. Unruhige Kinder, die sehr mit Blähungskoliken zu kämpfen haben, lassen sich im Badeeimer oft schnell beruhigen. Der Badeeimer braucht wenig Wasser, das Wasser kühlt nicht so schnell ab und er ist leicht zu verstellen. Allerdings kann das Baby nicht im klassischen Sinne gewaschen werden. Die Kinder werden einzeln ins Wasser gehockt und müssen mit zwei Händen gehalten werden. Der Eimer dient also mehr der Entspannung und Beruhigung als der Reinigung. Einen „Doppeleimer" für Zwillinge gibt es aus ganz praktischen Gründen nicht – Sie benötigen ja schon beide Hände, um ein Kind zu halten und zu baden.

Unterwegs mit Zwillingen

Viele Wege führen nach Rom – und wenn man mit Zwillingen unterwegs ist, gibt es auch viele Möglichkeiten, die beiden mitzunehmen. Nahezu unverzichtbar dazu ist – unserer Meinung nach – ein Zwillingskinderwagen und deshalb haben wir in aller Ausführlichkeit die wichtigsten Details dazu für Sie beschrieben. Sie haben eine wunderbare Auswahl an Farben, Formen und Sitzmöglichkeiten für Ihre Kinder.

Der Kinderwagen

Zur Grundausstattung bei Zwillingen gehört ein Kinderwagen. Ein Gefährt für die Zwillinge werden Sie mehrere Jahre benötigen, länger als Sie es bei Geschwisterkindern in Einlingswagen erlebt haben. Während ein Kind doch häufig an der Hand spazieren geht, sobald es läuft, gestaltet sich dies mit zwei gleichaltrigen Kindern wesentlich schwieriger. Sie haben zwei Kinder, die durchaus unterschiedliche Ideen darüber haben, wohin die Reise gehen soll, und dementsprechend häufig in zwei verschiedene Richtungen unterwegs sind. Dies ist anstrengend, teilweise gefährlich und zudem – da Eltern auch nur zwei Hände haben – mit einem weiteren Geschwisterkind nicht machbar. Daher werden Zwillinge sehr häufig auch dann noch in einem Wagen gefahren, wenn sie eigentlich schon laufen könnten. Zwillingswagen gibt es – grob unterschieden – als Modelle, in denen die Kinder hintereinander- oder nebeneinander sitzen. Beide Konzepte haben ihre Vor- und Nachteile. Schaut man sich auf den Straßen um, haben sich eher die „Nebeneinandermodelle" durchgesetzt.

Tipps zur Entscheidungsfindung
Welche Lösung die beste für Sie ist, können Sie anhand einiger Fragen überprüfen:

- Wo werde ich meistens mit dem Kinderwagen unterwegs sein?
- Wie breit sind diese Wege, Straßen, Türen, Aufzüge?
- Werde ich den Kinderwagen häufig im Auto transportieren?
- Wo stelle ich den Kinderwagen ab? Wie breit sind dort die Türen?

Beide Varianten gibt es in Anordnungen, die es ermöglichen, dass beide Kinder dem Schiebenden zugewandt sitzen oder ihren Blick in die Welt hinaus werfen.

Fast alle Zwillingskinderwagen sind umbaubar zu Sportwagen und die meisten Eltern unserer Geburtsvorbereitungskurse behalten das erste Modell, wenn die Kinder sitzen können. Die jetzt auf dem Markt befindlichen Joggermodelle sind alle ab Babyalter nutzbar, da sie heute ausreichend gefedert für junge Babys sind. Wenn Sie die Entscheidung „nebeneinander oder hintereinander" für sich getroffen haben, empfiehlt es sich, frühzeitig mit dem Aussuchen des Wagens zu beginnen. Zwillingswagen haben eine Lieferzeit von bis zu zwölf Wochen, in den Sommermonaten aufgrund von Betriebsschließungen ab und an noch etwas länger. Keine Sorge, fast alle Läden lagern Ihren Wagen ein, bis Sie ihn tatsächlich benötigen! Leider gibt es nur wenige Geschäf-

Vor- und Nachteile der Zwillingswagen-Modelle

	Kinder nebeneinander	Kinder hintereinander
Vorteile	Länge eines Einlingswagens, leichter zu schieben	genauso breit wie ein Einlingswagen, auf Straßen, in Supermärkten leichter zu handhaben
Nachteile	Breite manchmal hinderlich, unterwegs gut verstaubar im Kofferraum durch einfaches Zusammenklappen	stattliche Länge, die das Schieben mit zunehmendem Gewicht der Kinder anstrengend macht, passt oft nicht in Aufzüge, Bordsteinkanten schwer zu bewältigen, Streit der Kinder um Frontposition, müssen für den Kofferraum oft aufwendiger auseinandergebaut werden

Gut vorbereitet

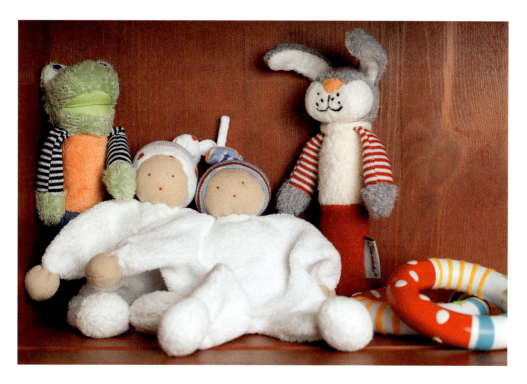

▲ Kuschelpuppen sollten bei 60° waschbar und für den Trockner geeignet sein.

te, die eine große Auswahl verschiedener Hersteller von Zwillingswagen vorrätig haben. Sie können eine Vorauswahl im Internet treffen und dann herausfinden, wo die von Ihnen in die engere Wahl genommenen Modelle in natura zu finden sind.

Eine Aufgabe für die Väter!

Bevor Sie sich zum Kauf entschließen, messen Sie die Wege und Türen, die Sie mit dem Kinderwagen täglich passieren müssen. Dies ist eine Aufgabe, die die werdenden Zwillingsväter gerne übernehmen! Ziehen Sie mit dem Zollstock los und messen Sie Keller- und Haustüren und alles, was auf dem täglichen Kinderwagenweg liegen kann. Fahren Sie den Wagen Probe, prüfen Sie die Griffhöhe, testen Sie, wie gut der Wagen sich im Kofferraum Ihres Autos verstauen lässt. Sie werden viel mit dem Kinderwagen unterwegs sein, daher sollten Sie wirklich überzeugt sein von dem Modell, das Sie letztendlich kaufen. Kennen Sie schon Zwillingsfamilien, fragen Sie doch einfach mal nach, ob Sie eine Probefahrt mit „echten Zwillingen" unternehmen dürfen. Unsere Kursteilnehmer haben dies in der Schwangerschaft sehr genossen, wenn es möglich war – die Zwillingseltern, die die Probefahrt ermöglichten, freuten sich über eine ruhige Stunde für sich!

Zusatzausstattung

Ihre Kinder brauchen eine ebene Liegefläche, bis sie sitzen können. Diese muss für die Mehrzahl der Zwillingskinderwagen als Zusatzausstattung gekauft werden. Sie benötigen diese Babywannen oder Softtragetaschen aber auch aus einem anderen Grund: Sie sind mit einem Griff ausgestattet, der es Ihnen ermöglicht, beide Kinder aus dem Kinderwagen hinaus gleichzeitig zu transportieren.

Was sind Babywannen? Babywannen sind hartschalige Aufsätze, die mit einer Arretierung am Kinderwagen befestigt werden. Für Zwillingswagen gibt es sie als Doppelwanne für beide Kinder oder als Einzelwanne, die Sie doppelt kaufen. Babywannen sind meist mit einer Matratze ausgestattet, die Kinder können darin laut Herstellerangaben bis zum Alter von rund sechs Monaten liegen. Es ist eine rein ebene Liegefläche, die nicht höhenverstellbar ist. Doppelwannen bieten den Kindern die Möglichkeit, aneinandergekuschelt zu liegen. Sie sind allerdings aufgrund ihrer Breite für eine Person alleine recht unhandlich zu tragen und zudem vergleichsweise schwer. Daher würden wir – wenn man eine Babywanne bevorzugt – immer den Kauf zweier Einzelwannen empfehlen.

Was sind Softtragetaschen? Softtragetaschen sind im Gegensatz zu Babywannen nicht hartschalig. Sie bieten durch einen Liegekeil eine Liegemöglichkeit für Babys. Aufgrund ihrer Flexibilität können sie zudem weiter genutzt werden, wenn man die Rückenlehne des Kinderwagens leicht erhöhen will. Dies ist mit Babywannen nicht möglich. Es gibt Softtragetaschen nur als Einzeltaschen, sodass Sie auf jeden Fall zwei für Ihren Kinderwagen kaufen müssen.

Regen-, Sonnen- und Insektenschutz. Regen- und Sonnenschutz sollten Sie auf jeden Fall als Zubehör kaufen. Ob ein Insektenschutz notwendig ist, hängt sicherlich davon ab, wo und wie Sie den Wagen nutzen. Sind Sie viel im Wald oder am Wasser unterwegs? Gibt es in Ihrer Gegend viele Insekten?

Zwillingswagen und Geschwisterkinder

Haben Sie schon ein älteres Kind, das noch nicht oder noch nicht ausdauernd zu Fuß ist? Dann kann es hilfreich sein, eine Transportmöglichkeit für dieses Kind anzuschaffen. Hier gibt es vielfältige Möglichkeiten.

Tragetuch und Kinderwagen. Sie können einen Zwilling im Tragetuch tragen und das Geschwisterkind mit in den Zwillingswagen setzen. Für diese Möglichkeit benötigen Sie auf jeden Fall einen Zwillingswagen mit getrennt verstellbaren Sitzen.

Rollbretter. Sie können das ältere Kind auf ein Rollbrett stellen, oft „Kiddyboard" genannt. Es wird am Kinderwagen so befestigt, dass das Kind während der Fahrt stehen kann. Bei diesen Produkten, die es von mehreren Firmen gibt, sollten Sie darauf achten, dass das Brett auch an Ihrem gewählten Zwillingswagenmodell befestigt werden kann. Schwierig wird das Anbringen, wenn Ihr Wagen mit einer sogenannten Stangenbremse ausgestattet ist. Oft ist auch eine mittlere Querverstrebung am Haltegriff des Kinderwagens hinderlich für das Geschwisterkind. Diese Probleme umgehen Sie bei Herstellern, die (nur) für ihre Zwillingswagen passende Rollbretter entwickelt haben.

Beiwagen „Buggypod". Ein Buggypod wird seitlich am Kinderwagen befestigt. Nach Herstellerangaben kann er auch an Zwillingswagen angebracht werden. Das Geschwisterkind sitzt angeschnallt darin und kann bei Bedarf problemlos aussteigen. Ihr Zwillingswagen wird dadurch natürlich breiter, nach Herstellerangaben um etwa 40 cm. Insofern eignet sich diese Transportmöglichkeit eher für ausgedehnte Spaziergänge auf breiten Wegen.

Geschwistersitz. Es gibt Geschwistersitze, die in der Softtasche des Kinderwagens befestigt werden. Das Geschwisterkind sitzt in diesem Fall angeschnallt auf dem Sitz und hält sich an der Stange des Kinderwagens fest. Für eine solche Lösung muss das Kind stabil sitzen können und sollte – unserer Meinung nach – auch eher ruhig sitzen. Uns wäre diese Alternative doch zu instabil, gerade für längere Strecken.

GUT VORBEREITET

Autokindersitze

Bis zu einer Größe von 150 cm und einem Alter von zwölf Jahren müssen Ihre Kinder durch einen Kindersitz bei der Fahrt im Auto gesichert werden. Der Sitz muss nach der ECE-Regelung 44 gebaut und mit dem korrekten Prüfsiegel versehen worden sein, zu Gewicht und Größe des Kindes passen, auf dem vorgesehenen Sitz montierbar und für das Auto zugelassen sein.

Im ersten Lebensjahr werden Sie mit zwei rückwärts gerichteten Autokindersitzen der Klasse 0+ auskommen, die bis zu einem Gewicht dreizehn Kilogramm genutzt werden können. Nur in ganz seltenen Fällen, in denen ein Kind mit dem Kopf über den Rand des Kindersitzes ragt, aber noch nicht sitzen kann und keine dreizehn Kilogramm wiegt, müssen Sie vorher auf den nächstgrößeren Sitz wechseln.

Diese Kindersitze dürfen Sie nur dann auf dem Beifahrersitz verwenden, wenn Ihr Auto entweder keinen Beifahrer-Airbag hat oder dieser abgeschaltet ist. Ebenso dürfen diese Sitze in manchen Vans nicht auf der hintersten Sitzreihe genutzt werden. Erkundigen Sie sich bei Ihrem Auto-Hersteller dahingehend. Autokindersitze werden regelmäßig getestet, sodass Sie den aktuellsten Stand immer im Internet überprüfen sollten.

Mehr als zwei Kinder im Auto. Haben Sie schon ältere Geschwisterkinder, sollten Sie unbedingt vor dem Kauf von Auto-Kindersitzen eine „Sitzprobe" auf der Rückbank machen. Nicht alle Auto-Kindersitzmodelle passen zu dritt nebeneinander und sind leicht anzubringen.

Zusatzausstattung

Es gibt vielfältiges Zubehör für Autokindersitze, das teilweise schon serienmäßig mit zur

▼ Am liebsten würde man die beiden Kleinen gar nicht aus den Händen lassen.

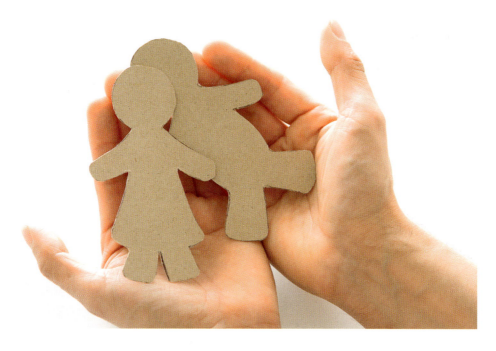

Ausstattung gehört. Ein Sonnenverdeck ist sicherlich ein praktisches Zubehör ebenso wie ein Fußsack für im Herbst oder Winter geborene Kinder.

In den letzten Jahren findet man immer häufiger sogenannte „Maxitaxis". Dies sind Kinderwagengestelle, auf die die Autokindersitze montiert werden können. Ruck-zuck fährt man weiter, ohne dass die Kinder umständlich aus dem Sitz gehoben und dabei vielleicht sogar geweckt werden müssen.

Allerdings gehören Babys nicht für längere Zeit in den Autokindersitz! Sie liegen darin immer in einer leicht gestauchten Haltung, was für Rücken und Hüften der Kinder nicht optimal ist. Für wirklich kurze Fahrten mag sich ein „Maxitaxi" eignen – aber dazu ist eigentlich der Anschaffungspreis zu hoch. Längere Ausflüge sollten eher mit einem Kinderwagen unternommen werden, in dem die Kinder in ihren Baby-Tragetaschen rückengerecht liegen und schlafen können.

Fahrradanhänger

Ab einem Alter von frühestens zwei Monaten können Kinder in einem Fahrradanhänger mit ausreichender Federung transportiert werden. Dazu benötigen Sie spezielle Babysitze, die Autokindersitze sind nicht nutzbar im Anhänger. Viele Fahrradanhänger sind mit entsprechendem Zubehör zu einem Buggy umrüstbar, der allerdings recht breit und damit nur auf entsprechend breiten Wegen nutzbar ist.

Auch für Zwillinge geeignet: Tragehilfen

Es gibt drei Arten von Tragehilfen: das Tragetuch, die Komforttrage und Tragesitze, auch Kraxen genannt. Egal, für welche Tragehilfe Sie sich entscheiden, achten Sie darauf, dass die Kinder eine gute Spreizhaltung einnehmen, sodass die Beine nicht gerade herunter hängen. Für die Ausreifung der Hüfte und die Unterstützung des kindlichen Rückens ist die richtige Beinhaltung in aufrechter Position besonders wichtig. Außerdem sollte der Kopf des Kindes ausreichend gestützt sein.

Achten Sie zu Ihrem Wohle darauf, dass die Tragehilfe gut auf Sie einstellbar ist und das Gewicht des Kindes/der Kinder gut auf Ihre Schultern und Hüfte verteilt wird. Die Mutter sollte frühestens zwei Wochen nach der Geburt eine Tragehilfe benutzen.

Tragetuch. Diese Tragehilfe ist aus einem Stoff gefertigt, der durch eine spezielle Webtechnik eine besondere Dehnbarkeit erhält. Dadurch passt sich das Tragetuch optimal dem Körper des Trägers und dem des Babys an.

Ab einer Tuchlänge von 4,20 m sind verschiedene Bindetechniken möglich. Je nach Körpergröße kann allerdings eine andere Länge sinnvoll sein. Hier helfen die Größentabellen der verschiedenen Tragetuchanbieter weiter. Eine Anleitung wird meist mitgeliefert.

Eine große Hilfe ist eine Trageberatung. Auch Hebammen können Handgriffe zum Tragen zeigen, vor allem, wie Zwillinge gemeinsam getragen werden können.

Komforttrage, Tragesack. Die unterschiedlichen Komforttragen sind aus festen Stoffen genähte Tragerucksäcke. Durch ein Schulter- und Hüftgurtsystem, wie das eines guten Trekkingrucksacks, verteilt sich das Gewicht des Kindes gut auf den Körper des Trägers.

Tragesäcke sind in der Regel einfach in der Handhabung. Kinder können sowohl vor dem Bauch als auch auf dem Rücken getragen werden. Sie sollten einen Tragesack unbedingt anprobieren, nicht jedes Modell passt jedem Elternteil. Die Kinder sollen für die meisten Tragesäcke ein Mindestgewicht erreicht haben, damit sie durch den Tragesack gut gestützt sind. Für Zwillinge gibt es ein Zwillingstragesack-Modell, den Weego-Twin, in dem beide Kinder gleichzeitig vor dem Bauch getragen werden können. Der Tragesack eignet sich besonders für Frühgeborene ab einem Gewicht von rund 1600 Gramm. Wie lange beide Kinder zeitgleich getragen werden, hängt stark von der körperlichen Konstitution des Trägers ab. Die anderen Modelle eignen sich für jeweils nur ein Kind.

Tragesitze, Kraxen. Tragehilfen mit festen Sitzen eignen sich für Kinder, die selbstständig sitzen können, also etwa ab dem zehnten Lebensmonat. Diese Tragevariante ist nur für das Tragen von einem Kind geeignet.

Zubehör für alle Tragevarianten
Um die Beine und Füße der Tragekinder vor Kälte zu schützen, sollten Sie unbedingt auf gut sitzende Socken oder Babyschuhe achten. Es gibt mittlerweile Beinlinge – aus Wolle gestrickte Babyleggings – für Tragekinder zu kaufen. Für den Träger gibt es spezielle Tragejacken, die einen einzippbaren Einsatz zur Verbreiterung besitzen, sodass das Kind unter der Jacke getragen werden kann.

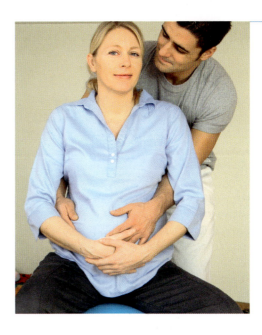

▲ Gut vorbereitet können Sie die Geburt Ihrer Kinder gelassen erwarten.

Formales rund um die Geburt

Bestellen Sie sich alle erforderlichen Antragsformulare zeitig vor der Geburt der Kinder. Sie können sie über die im Anhang genannten Adressen anfordern oder aus dem Netz herunterladen. Bereiten Sie alle Umschläge mit den erforderlichen Kopien vor, sodass Sie nach der Geburt der Kinder nur noch deren Namen und das Geburtsdatum eintragen müssen. Fügen Sie noch die Geburtsurkunden hinzu, die Sie nach der Anmeldung der Kinder beim Standesamt bekommen. Oft organisiert die Geburtsklinik diese Anmeldung für Sie. So können Sie sich nach der Geburt auf die Zwillinge konzentrieren und sind nicht übermäßig mit lästigen Formularen beschäftigt.

Vor der Geburt – Beschäftigung und Mutterschutz

Die Mutterschutzfrist beginnt in Deutschland sechs Wochen vor dem errechneten Geburtstermin und endet bei Mehrlingsgeburten zwölf Wochen nach der Geburt.

Werden die Kinder vor dem errechneten Termin geboren, verlängert sich die Schutzfrist nach der Geburt um den Zeitraum, der vor der Geburt nicht in Anspruch genommen werden konnte. Die Zeit des Mutterschutzes beträgt für Zwillingsmütter insgesamt immer 18 Wochen.

Beschäftigungsverbot. Im Mutterschutzgesetz verankert ist neben den allgemeinen, für alle Schwangeren geltenden Regelungen auch ein individuelles Beschäftigungsverbot. Danach dürfen Schwangere gar nicht oder nur stundenweise beschäftigt werden, soweit Leben oder Gesundheit von Mutter oder Kindern bei Fortdauer der Beschäftigung gefährdet ist. Das Beschäftigungsverbot ist finanziell günstiger für die Betroffenen als eine Krankschreibung, da sie auch nach sechs Wochen statt Krankengeld volle Lohnfortzahlungen bekommen. Zweifelsfälle, ob es sich um eine Krankheit oder eine Gefährdung handelt, ohne dass eine Krankheit vorliegt, sind nicht selten. Hier haben Ärzte einen Ermessensspielraum.

Krankschreibungen. Krankschreibungen pro Jahr dürfen aufaddiert werden, wenn sie aufgrund der gleichen „Krankheit" erfolgten. Waren Sie also zu Beginn der Schwangerschaft wegen starker Übelkeit aufgrund der Schwangerschaft für zwei Wochen krankgeschrieben, in der Mitte der Schwangerschaft wegen einer Cervixverkürzung eine Woche außer Gefecht und werden als Vorsichtsmaßnahme zur Verhinderung vorzeitiger Wehen am Ende der Schwangerschaft für vier Wochen krankgeschrieben, so haben Sie insgesamt sieben Wochen Krankschreibung aufgrund Ihrer Schwangerschaft – damit fällt die volle Lohnfortzahlung für die letzte Woche der Krankschreibung weg und Sie erhalten in dieser Zeit nur Krankengeld.

Die Regelungen in Österreich, der Schweiz und in Liechtenstein

Österreich: Die Mutterschutzfrist beginnt acht Wochen vor dem errechneten Geburtstermin und endet zwölf Wochen nach der Geburt. Werden die Kinder vor dem errechneten Termin geboren, verlängert sich die Schutzfrist nach der Geburt um den Zeitraum, der vor der Geburt nicht in Anspruch genommen werden konnte. Die Zeit des Mutterschutzes beträgt für Zwillingsmütter in Österreich insgesamt immer 20 Wochen.

Schweiz: Wöchnerinnen dürfen acht Wochen nach der Geburt nicht beschäftigt werden, es gibt keine generelle Regelung für die Zeit vor der Geburt und keine Sonderregelung für Zwillingsgeburten.

Liechtenstein: Es gibt 20 Wochen Mutterschaftsurlaub, von denen mindestens 16 Wochen nach der Geburt genommen werden müssen. Dies gilt unabhängig davon, wie viele Kinder man geboren hat.

Das Mutterschaftsgeld

Mutterschaftsgeld in Höhe des Nettogehaltes wird anteilig von den gesetzlichen Krankenkassen und dem Arbeitgeber während der Schutzfristen rund um die Geburt gezahlt. Die Krankenkasse benötigt zur Berechnung eine Bescheinigung des behandelnden Arztes oder der Hebamme über den voraussichtlichen Entbindungstermin, die nicht vor der 33. Schwangerschaftswoche ausgestellt werden soll. Für Freiberuflerinnen gilt die gleiche Regelung, wenn eine dementsprechende Krankenversicherung abgeschlossen wurde.

Arbeitnehmerinnen, die nicht selbst Mitglied einer gesetzlichen Krankenkasse sind (z. B. privat krankenversicherte oder in der gesetzlichen Krankenversicherung familienversicherte Frauen bzw. geringfügig Beschäftigte), können eine einmalige Zahlung in Höhe von höchstens 210 Euro beantragen. Falls kein Anspruch auf Mutterschaftsgeld besteht, wird das Elterngeld ab der Geburt der Kinder gezahlt.

Die Regelungen in Österreich, der Schweiz und in Liechtenstein

Österreich: Während der Mutterschutzzeiten wird ein Wochengeld in Höhe des durchschnittlichen Nettoverdienstes der letzten dreizehn Wochen durch den Sozialversicherungsträger ausgezahlt.

Schweiz: Während des Mutterschaftsurlaubs hat die Arbeitnehmerin Anspruch auf 80 Prozent des Lohnes in Form von Taggeldern. Allerdings gibt es kantonal sehr unterschiedliche Bestimmungen, da Familienpolitik in der Schweiz Kantonssache ist. Es gibt derzeit keine Regelungen für selbstständige oder nicht erwerbstätige Frauen.

Liechtenstein: Während des 20-wöchigen Mutterschaftsurlaubs hat die Arbeitnehmerin Anspruch auf mindestens 80 Prozent des Lohnes unter Einberechnung regelmäßiger Nebenbezüge. Für Selbstständige und Hausfrauen gibt es eine einmalige Mutterschaftszulage abhängig vom steuerpflichtigen Familieneinkommen.

Elternzeit und Elterngeld

Elternzeit

Die Elternzeit bei Mehrlingen ist prinzipiell nicht verlängert. Ein Anspruch auf Elternzeit besteht für jeden Elternteil zur Betreuung und Erziehung seines Kindes bis zur Vollendung von dessen drittem Lebensjahr. Eine Übertragung von bis zu zwölf Monaten Elternzeit auf den Zeitraum bis zum achten Geburtstag ist auch in diesen Fällen für jedes der Kinder mit Zustimmung des Arbeitgebers möglich. Die zwölf Monate können beliebig aus den 36 Monaten ausgewählt werden, es muss nicht das „dritte Jahr" sein. Das Arbeitsverhältnis bleibt bestehen und nach Ablauf der Elternzeit besteht ein Anspruch auf Rückkehr auf den ursprünglichen oder auf einen vergleichbaren Arbeitsplatz.

Elterngeld

Das Elterngeld beträgt ab 01.01.2011 für Eltern mit einem anzurechnenden Nettoeinkommen unter 1 240 Euro/Monat 67 Prozent, für Eltern mit einem anzurechnenden Nettoeinkommen von über 1 240 Euro/Monat 65 Prozent dieses Nettoeinkommens. Eltern mit einem Jahreseinkommen von über 250 000 bzw. 500 000 Euro, die keine Reichensteuer zahlen, erhalten kein Elterngeld mehr. Ab dem 01.01.2011 wird darüber hinaus das Elterngeld beim Arbeitslosengeld II (Hartz 4) und beim Kindergeldzuschlag als Einkommen angerechnet.

Für nicht erwerbstätige Elternteile beträgt das Elterngeld mindestens 300 Euro und erhöht sich bei Zwillingsgeburten monatlich um je 300 Euro für das zweite Kind.

Das Elterngeld wird an Vater und Mutter für maximal 14 Monate gezahlt, beide können den Zeitraum frei untereinander aufteilen. Ein Elternteil kann höchstens zwölf Monate allein nehmen, zwei weitere Monate sind als Option für den anderen Partner reserviert. Eine Ausnahme besteht bei Alleinerziehenden. Sie erhalten auch ohne die beiden „Partnermonate" 14 Monate lang Elterngeld, wenn sie im Jahr vor der Geburt erwerbstätig waren. Teilzeittätigkeit neben dem Elterngeld bis zu 30 Stunden in der Woche ist möglich. Eine beliebte Zeit für Zwillingsväter, Elternzeit zu nehmen, sind die ersten Lebensmonate der Kinder, in denen die Mutter im Mutterschutz ist und beide Elternteile sich mit den Kindern in den Alltag einfinden können.

Geschwisterbonus – mehr als zwei Kinder

Ist das erstgeborene Geschwisterkind bei der Geburt der Zwillinge noch keine drei Jahre alt, gibt es einen sogenannten „Geschwisterbonus". Dieser beträgt 10 Prozent des den Eltern regulär zustehenden Elterngeldes, mindestens jedoch 75 €. Der Bonus fällt weg, sobald das ältere Kind seinen dritten Geburtstag feiert. Das gilt auch, wenn die älteren Geschwisterkinder ebenfalls Zwillinge sind – es wird nur ein Bonus bis zum dritten Geburtstag gezahlt. Der Geschwisterbonus steht Eltern auch zu, wenn sie außer den Babys noch zwei weitere Kinder unter sechs Jahren haben oder ein behindertes Kind unter 14 Jahren.

Die Regelungen in Österreich, der Schweiz und in Liechtenstein

Österreich: Hier gibt es zwei Varianten des Kinderbetreuungsgeldes. Die Pauschalleistung erhalten Eltern, gestaffelt nach Bezugsdauer, unabhängig von einer vor der Geburt ausgeübten Erwerbstätigkeit. Das einkommensabhängige Kinderbetreuungsgeld ist ein Einkommensersatz für Eltern, die sich nur kurz aus dem Berufsleben zurückziehen wollen.

Schweiz: Keine Regelungen zur Elternzeit und zum Elterngeld.

Liechtenstein: Ein dreimonatiger unbezahlter Elternurlaub kann bis zur Vollendung des dritten Lebensjahres in Vollzeit, Teilzeit, in Teilen oder stundenweise genommen werden.

Kindergeld

Das Kindergeld wird entweder über den Arbeitgeber oder die Familienkasse des Arbeitsamtes ausbezahlt. Das Antragsformular kann über das Arbeitsamt angefordert werden. Zurzeit gelten folgende Kindergeldsätze: für das erste und zweite Kind jeweils 184 Euro, für das dritte Kind 190 Euro und für jedes weitere Kind 215 Euro.

Falls es bereits Kinder aus früheren Beziehungen gibt, können sie als sogenannte „Zählkinder" angegeben werden, auch wenn die Kinder nicht mit im Haushalt leben. Konkret bedeutet dies für Sie, dass zum Beispiel ein Kind aus erster Ehe des Partners, das bei seiner Mutter lebt, das sogenannte „Zählkind" ist und Ihre gemeinsamen Zwillinge für die Kindergeldkasse Kind 2 und 3 sind und Sie somit 6 Euro mehr Kindergeld pro Monat ausgezahlt bekommen.

Ein Kinderzuschlag von monatlich bis zu 140 Euro je Kind kann von Eltern beantragt werden, die mit ihrem Einkommen zwar den eigenen Bedarf decken können, nicht aber den ihrer Kinder. Zusätzlich zum Kinderzuschlag ist das Schulstarterpaket bzw. Schulbedarfspaket in Höhe von 100 Euro pro Schuljahr eingeführt worden. Diese zusätzlichen Leistungen werden von der örtlich zuständigen Familienkasse gezahlt.

Die Regelungen in Österreich, der Schweiz und in Liechtenstein

Österreich: Die sogenannte Familienbeihilfe beträgt nach der Geburt bis zum dritten Geburtstag monatlich 105,40 Euro pro Kind und erhöht sich bei zwei Kindern monatlich um 12,80 Euro. Es gibt einen Zuschlag für erheblich behinderte Kinder.

Schweiz: In allen Kantonen gibt es eine Kinderzulage von mindestens 200 Franken für Kinder bis 16 Jahre. Dieser Mindestsatz wird in vielen Kantonen übertroffen.

Liechtenstein: Für Zwillinge beträgt die monatliche Kinderzulage 330 CHF pro Kind.

Entbindungsgeld und Krankenversicherung

Eltern, die im öffentlichen Dienst beschäftigt sind, können ein einmaliges Entbindungsgeld über ihre jeweilige Personalabteilung beantragen. Dieses Geld wird in sehr unterschiedlicher Höhe, abhängig vom Arbeitgeber, ausbezahlt. Sind beide im öffentlichen Dienst tätig, so bekommt jeder Elternteil 50 Prozent des Entbindungsgeldes. Die Kinder sind in den ersten Tagen über die Krankenkasse der Mutter versichert. Erst ab der Versorgung durch einen niedergelassenen Kinderarzt oder der weiteren Betreuung durch eine Kinderklinik benötigen die Kinder eine eigene Krankenversicherung.

Zwillingsrabatte

Zahlreiche Hersteller und Anbieter von Babyartikeln bieten besondere Rabatte für Zwillingsfamilien oder senden Gutscheine zu. In den meisten Fällen reicht es aus, eine Kopie der Geburtsurkunden der Zwillinge mit einem Begleitschreiben einzureichen. Erkundigen Sie sich vorab bei den Firmen nach entsprechenden Angeboten, z. B. Jako-O (5 Prozent), Baby Walz (10 Prozent), Baby Butt (10 Prozent), Didymos 10 Prozent bei Abnahme von 2 Tüchern, Windelstar.de (10 Prozent), BIG Bobby Car (zwei rote Klassiker zum Preis von einem) und viele mehr.

Wie sollen sie heißen?

Neben all den Einkäufen und den zu regelnden Formalitäten steht vor der Geburt auch die Namenswahl an. Seit 1890 kann man verfolgen, welche Namen am häufigsten für Kinder verwendet wurden. Vor rund einhundert Jahren standen Gertrud und Walter an erster Stelle der beliebtesten Vornamen für Mädchen und Jungen. Seither werden jedes Jahr Hitlisten aktualisiert, die Ihnen als Eltern die Namenswahl sicherlich nicht erleichtern, aber reichlich Anregung bieten. Im Internet finden sich mittlerweile, u. a. bei „beliebte Vornamen.de", sogar Listen der in Deutschland an Zwillinge vergebenen Namen.

Rechtlich ist die Vergabe der Vornamen über das Personenstandgesetz geregelt. Demnach muss ein Kind innerhalb einer Woche durch die Geburtshelfer mit Geschlecht und Familiennamen beim zuständigen Standesamt gemeldet sein.

Die Wahl der Vornamen

Die Vornamen sollen innerhalb von vier Wochen nach der Geburt festgelegt sein und können nach der Eintragung nicht mehr ohne Weiteres geändert werden. Neben den üblichen Fragen zu Vornamen – was ist deren Bedeutung, wie klingen die Namen, passen die Vornamen zum Nachnamen – sollten die Vornamen von Zwillingen auch zueinander passen. Haben Sie zum Beispiel für einen Zwilling einen Doppelnamen ausgesucht, sollte der andere auch zwei Namen bekommen. Überlegen Sie miteinander, ob Ihre Kinder auch später als heranwachsende Jugendliche noch gut mit den von Ihnen ausgesuchten Namen leben können! „Max und Moritz" oder „Hanni und Nanni" passen zwar gut zueinander, könnten Jugendlichen aber schnell peinlich werden. Diskutieren Sie die Auswahl der Namen zuerst als Eltern miteinander. Das Einbeziehen der kompletten Familie und des Freundeskreises macht die Auswahl oft komplizierter.

Übrigens werden nicht alle Namen vom Standesamt akzeptiert. Der Vorname muss deutlich als solcher zu erkennen sein und das Geschlecht des Kindes zu erkennen geben. Bestehen Zweifel oder Unklarheiten über die Schreibweise oder Bedeutung des Namens oder ist durch den Vornamen das Wohl des Kindes in Gefahr, kann das Standesamt beim zuständigen Konsulat, bei der betreffenden Botschaft oder bei der Gesellschaft für deutsche Sprache in Wiesbaden Rat und Auskunft

SCHWANGERSCHAFT

einholen. In besonderen Fällen wird die Namensgebung per Gerichturteil entschieden, so durften Eltern ihre Tochter auch mit zweitem Vornamen nicht „Pfefferminze" nennen. Sind Sie diesbezüglich selber unsicher, können Sie sich an der Universität Leipzig ein Gutachten erstellen lassen, ob der von Ihnen gewählte Name von deutschen Standesämtern angenommen wird.

Einige der von uns betreuten Eltern haben zum Beispiel folgende Namen für ihre Zwillinge ausgesucht:
- Zwei Mädchen: Lotta und Frieda, Emma und Lara, Sarah Maria und Frieda Edeltraut, Lilian und Lucie, Hanna und Luise, Lara und Nina, Anna und Nora, Paula und Nina, Christina und Dorothee.
- Ein Pärchen: Maya und Moritz, Paula und Jan, Mathilde und Oskar, Maria und Roman, Leona und Nils, Lea und Felix, Carla und Mateo, Liliana und Jannis, Moritz und Lucie.
- Zwei Jungen: Samuel und Julius, Salem und Adel, Erik und Jan, Linus und Hendrik, Jan und Lars, Hendrik und Lennard, Benjamin und Niklas, Konrad und Kilian, Ben und Phil.

Die Wahl des Familiennamens

Seit 2005 müssen Sie sich wieder für einen gemeinsamen Familiennamen entscheiden, den fortan alle gemeinsamen Kinder tragen werden. Doppelnamen als Familiennamen sind nicht mehr gestattet, um sogenannte Familienbandwürmer zu vermeiden. Hat früher die Ehefrau immer den Namen des Mannes bei der Hochzeit angenommen und wurde dieser automatisch der Familienname, bieten die Neuregelungen mehr Wahlmöglichkeiten. Die Ehepartner entscheiden bei der Eheschließung, welchen Namen sie jeweils tragen wollen.

Dies ist bei Kindern nicht möglich! Alle Kinder einer Familie müssen einen gemeinsamen Familiennamen tragen, es geht nicht der Fall „alle Jungs den Namen von Papa, alle Mädels den von Mama". Sie entscheiden darüber, welcher der beiden Partnernamen der Familienname sein soll, auch wenn Sie nicht verheiratet sind, sondern in einer Lebensgemeinschaft leben. Mittlerweile ist es selbstverständlich geworden, dass viele Kinder anders als ein Elternteil heißen.

Was sagen die Geschwister?

Kinder sind während der Schwangerschaft der Mutter stolz darauf, Geschwister zu bekommen. Sie freuen sich, groß zu sein und jemanden zu haben, dem sie sagen können, wo es langgeht im Leben. Realer werden diese Vorstellungen natürlich nicht. Geht es zudem der Mutter in der Schwangerschaft so gut, dass sie das gewohnte Leben mit ihrem Kind weiterführt, wird ihm erst der Tag der Geburt so richtig klarmachen, was auf es zukommt. Ältere Geschwister fragen dann schon mal, wann die Babys wieder in die Klinik zurückgebracht werden. Und das ist ganz normal.

Während der Schwangerschaft

Sprechen Sie altersgemäß mit Ihrem Kind. „Die Babys werden noch sehr klein sein und können noch nicht alleine essen und trinken. Da muss ich ihnen helfen und es kann sein, dass ich dann manchmal weniger Zeit für dich habe." Geben Sie Ihrem Kind aber gleichzeitig etwas Konkretes an die Hand, das exklusiv für es ist. „Abends kann ich vor dem Einschlafen lange mit dir kuscheln" oder „Wir beide gehen auf jeden Fall weiter einmal pro Woche schwimmen." Achten Sie darauf, dass Sie das,

Gut vorbereitet

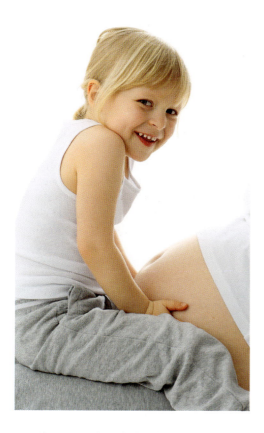

◀ Zwillinge als Geschwister zu bekommen, ist auch für die großen Kinder aufregend.

Betreuung einüben

Ideal wäre es, wenn Ihr Kind nicht erst nach der Geburt der Zwillinge in den Kindergarten käme oder zum ersten Mal eine Fremdbetreuung erlebte. Nutzen Sie die Zeit der Schwangerschaft, Ihr älteres Kind mit einem Babysitter oder einer anderen stundenweisen Fremdbetreuung vertraut zu machen. So können Sie zum Beispiel auch die Vorsorgeuntersuchungen alleine wahrnehmen.

Viele Eltern berichten, dass Sie Ihrem Kind eine Babypuppe mit Babybett und Puppenwagen gekauft haben, damit es selbst sein „Baby" versorgen kann. Kaufen Sie Ihrem Kind zwei Puppen und zwei Betten, damit es mit den Zwillingen vertraut wird.

Spielen Sie so mit Ihrem Kind „die neuen Babys sind da". Beziehen Sie Ihr großes Kind bei der Auswahl der Babyausstattung mit ein. So wird es ihm großen Spaß machen, aus seinen alten Spielsachen etwas für die Geschwister auszusuchen. Last but not least: Ihr Kind wird stolz sein und sich freuen, wenn Sie immer wieder betonen, wie süß es doch selbst als Baby war, wie stolz sie auf all seine Fortschritte waren und wie schnell doch die Zeit bis heute vergangen ist.

In vielen Familienbildungsstätten und Elternschulen werden Geschwisterkurse angeboten, in denen Kinder erfahren, was Babys in der ersten Zeit brauchen. Sie üben, Babys zu wickeln und zu füttern. Sie lernen, die Kleinen zu beruhigen und richtig hochzunehmen. Die Kinder schließen den Kurs in der Regel mit einem „große Schwester/großer Bruder"-Zertifikat ab und werden Ihnen stolz den erlernten Umgang mit den Babys zeigen und Sie nicht zuletzt vielleicht in Ihrem Babyhandling sogar noch verbessern.

was Sie versprechen, halten können – Kinder haben ein Elefantengedächtnis! Lieber weniger versprechen, aber dies auch einhalten. Genau deshalb sollten Sie auch nicht erzählen, welch tolle Spielkameraden die Babys sein werden. Bleiben Sie bei der Wahrheit. Die Babys müssen zunächst groß werden, dazu müssen sie anfangs hauptsächlich trinken und schlafen. „Die Babys können noch nicht so sprechen wie Du. Deshalb werden sie schnell schreien, wenn sie sich unwohl fühlen. Das ist ihre Sprache."

Überfordern Sie Ihr Kind nicht. Für ein Kleinkind sind die Vorsorgeuntersuchungen, die Sie bei Ihrem Frauenarzt oder Ihrer Hebamme machen, eher beängstigend als hilfreich. Einen Blick auf einen Ultraschallmonitor kann ein kleines Kind noch nicht verstehen.

Was man so braucht

Wir haben für Sie eine Einkaufsliste mit den Dingen zusammengestellt, die Sie auf jeden Fall brauchen werden. Ergänzen Sie die Liste nach eigenem Belieben. Auch wenn Sie viele Sachen geschenkt oder geliehen bekommen, macht es Freude, ein paar Stücke für die eigenen Kinder selber auszusuchen und zu kaufen.

Für die Kinder
Die „magere" Anzahl empfohlener Wäschestücke setzt voraus, dass Sie einen Wäschetrockner besitzen. Wenn Sie Babykleidung geschenkt bekommen, sortieren Sie die Sachen nach Größen in Kisten und markieren Sie alle Teile mit einem Wäschestift. Stellen Sie unbedingt eine Geschenkeliste für Verwandte und Freunde zusammen und lassen Sie sich fehlende Teile schenken. So vermeiden Sie, plötzlich fünf Spieluhren oder acht Mobiles zu Hause zu haben.

Für unterwegs
- Kinderwagen mit Zubehör (Softtaschen oder Babywannen, Regenverdeck, Fahrradschloss)
- zwei Autosicherheitssitze, nach Wunsch mit Fußsäcken
- zwei Tragehilfen – Sack oder Tuch
- eine Wickeltasche

Für zu Hause
- zwei Kinderbetten mit Matratze und vier Bettlaken, zwölf Spucktüchern oder Moltonwindeln
- Wickelkommode mit Umrandung, Wickelauflage, Windeleimer, Wärmelampe
- Badewanne mit Badethermometer
- Baby-Kleidung: bei einem geschätzten Gewicht von 2500 bis 3000 g alles in Größe 50 (passt ca. 12 Wochen, Einzelteile in kleineren Größen können später nachgekauft werden)
- min. 12 Bodys, Pullover, Strampler (Baumwolle)
- min. 6 Bodys, Pullover, Strampler (Wolle oder Wolle/ Seide)
- zwei Wintermützchen bzw. Sonnenhüte
- zwei warme Jacken
- mehrere Paar Socken, zwei Paar Babyschuhe
- evtl. zwei Schneeanzüge, gut in Kombination mit Fäust- und Fußlingen
- reichlich Spucktücher, auch Lätzchen oder Nickitücher
- zwei dünne Babydecken aus Baumwolle oder Wolle
- zwei bis vier Schlafsäcke

Zur Körperpflege
- eine Waschschüssel und eine Thermoskanne
- viele kleine Waschlappen (z. B. geviertelte Windeln) oder zusatzfreie Pflegetücher
- Wundschutzcreme, Babyöl (unparfümiertes Pflanzenöl), Badezusatz, Sonnencreme bzw. Fettcreme für den Winter
- Babybürste und Babynagelschere
- normale Wattestäbchen zur Nabelpflege
- digitales Fieberthermometer
- zwei Badehandtücher mit Kapuze
- zwei Kirschkernsäckchen
- mehrere Pakete Windeln in der entsprechenden Größe
- vorsorglich Bäuchleinöl oder Windsalbe

Bei Bedarf
- zwei Babyhängematten, -nestchen, Lullababy
- zwei Schnuller
- einen Badeeimer
- zwei Spieluhren
- zwei Mobiles

Gut vorbereitet

Die Geburtstasche für die Klinik
Am besten beginnen Sie in der 34. Schwangerschaftswoche zu packen. Wenn Ihnen Ihr Bauchgefühl sagt, dass Sie die Tasche früher bereitstellen sollen, vertrauen Sie darauf. Es wird Sie in jedem Fall beruhigen, schon eine Sache fertig vorbereitet zu haben.

Unterlagen
- Mutterpass, Versicherungskarte
- Familienstammbuch oder Geburtsurkunde der Mutter und Vaterschaftserklärung
- Telefonkarte und Kleingeld

Für die Geburt
- bequeme Kleidung
- Bademantel/Hausschuhe, warme Socken
- eigene Entspannungs-Musik
- Badezusatz/Duft-Öl/Massageöl

Vor allem für den Partner
- Kaffee/Tee in einer Thermoskanne
- Getränke und Essen für eine lange Nacht (Traubenzucker, Müsliriegel, Obst, Kekse, Brezel)

Für das Wochenbettzimmer
- eigenes Zwillingsstillkissen
- bequeme Kleidung mit knöpfbaren Oberteilen oder Stillshirts

- Zwischenmahlzeiten (Traubenzucker, Müsliriegel, Obst, Kekse, Brezel)
- Still-BH oder Bustier und Stilleinlagen
- eigene Handtücher

Für die Heimreise
- Kleidung für die Mutter (Umstandskleidung, die in der 24.–26. Schwangerschaftswoche passte)
- Doppelte Babysachen: für jedes Kind: Windel, Unterwäsche, Pullover, Strampler, Jäckchen, Mütze, Socken, Wolldecke/Fußsack, Autositze

Ruhig schon jetzt bedenken: Besorgungen für das Wochenbett
Jetzt geht es um die letzten Vorkehrungen und Besorgungen, mit denen Sie Ihr schon vorbereitetes Zuhause ergänzen können:
- Füllen Sie Ihre Vorratsschränke auf, Sie können Essen vorkochen und einfrieren – motivieren Sie Großeltern oder Freunde, Sie in der ersten Zeit mit Essen zu versorgen.
- Bereiten Sie alle wichtigen Unterlagen vor.
- Besprechen Sie mit Ihrer Hebamme, was Sie im Wochenbett benötigen, und ergänzen Sie die unten stehende Liste nach Ihren individuellen Bedürfnissen.

Einkaufsliste für das Wochenbett zu Hause
- Flockenwindeln (große Damenbinden) aus Zellstoff und Watte
- Milchbildungstee (Fenchel, Anis, Kümmel, Bockshornklee), Salbeitee zum Reduzieren der Milchmenge
- reichlich stilles Wasser
- Brustwarzenpflege (Heilwolle, Wollfettcreme)
- Quark oder Weißkohl für kühlende Brustumschläge während des Milcheinschusses
- nach Bedarf Sitzbad/Spülung oder Narbenpflegeöl
- Wattestäbchen zur Nabelpflege

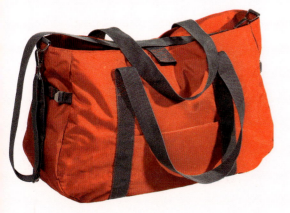

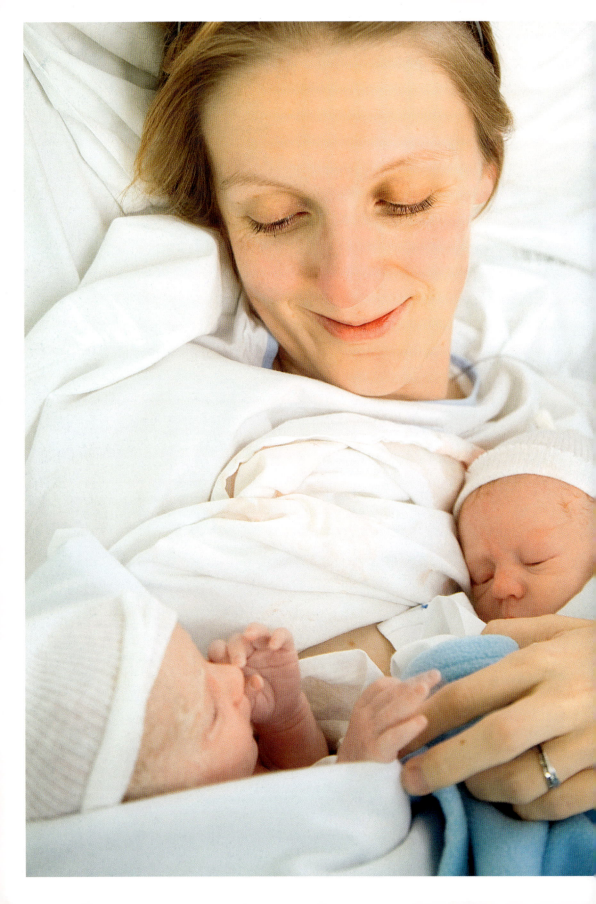

Die Geburt ...

„Jedem Anfang wohnt ein Zauber inne ..." wird Hermann Hesse gerne zitiert. Welcher Anfang wäre zauberhafter als der Beginn neuen Lebens? Freuen Sie sich auf den unglaublichen Moment, in dem Sie Ihren Kindern das erste Mal in die Augen blicken. Gebären ist anstrengend, aber die Natur hat Sie bestens ausgestattet, Ihre Kinder gut auf die Welt zu bringen.

Die Geburt ...

Rundum gut betreut

Für die Betreuung während der Schwangerschaft, der Geburt und des Wochenbettes bietet sich Ihnen eine wunderbare Auswahl an unterschiedlichen Möglichkeiten. Je früher Sie sich informieren und sich für ein Betreuungsmodell entscheiden, desto eher haben Sie die Wahl und profitieren frühzeitig von der kompetenten Begleitung.

Welche Betreuungsmöglichkeiten gibt es?

Die Betreuung von Zwillingseltern und deren Babys gehört zum normalen Alltag von Hebammen und Frauenärzten. Mit der wachsenden Anzahl von Zwillingsgeburten sind mittlerweile immer mehr Angebote speziell für werdende Zwillingseltern entstanden. Neben Geburtsvorbereitungskursen, wie wir sie anbieten, haben sich auch einige Geburtskliniken ganz auf die Betreuung von Mehrlingseltern spezialisiert. In jedem Fall bieten sich Ihnen zahlreiche Möglichkeiten bei der Betreuung und bei der Wahl des Geburtsortes, um selbstbestimmt Ihre Schwangerschaft und die Geburt Ihrer Kinder zu erleben.

Einen Frauenarzt finden Sie über die Gelben Seiten ihres Wohnortes oder über die Mütterberatungsstelle Ihrer Krankenkasse. Eine Hebamme können Sie über die Gelben Seiten, Ihre Krankenkasse oder über das Internet finden. In einigen Städten sind freiberufliche Hebammen über Hebammenzentren organisiert, eine für Sie kostenlose Informations- und Hebammen-Vermittlungsstelle. Adressen finden Sie im Anhang.

Die Leistungen der Krankenkassen

Zu den Leistungen der Krankenkassen gehören die im Mutterschutzgesetz verankerten Mutterschaftsvorsorge-Untersuchungen, die wir im Schwangerschaftskalender für Sie zusammengestellt haben.

Die Mutterschaftsvorsorge kann durch einen Frauenarzt oder eine Hebamme vorgenommen werden. Hebammen führen allerdings keinen Ultraschall durch. Wenn Sie sich für die ärztliche Vorsorge entscheiden, steht Ihnen die zusätzliche Betreuung durch eine Hebamme zu und umgekehrt. Viele werdende Eltern entscheiden sich für eine kombinierte Betreuung von Hebamme und Frauenarzt, die sich in ihrer Arbeit wunderbar ergänzen.

Zu den weiteren Leistungen der Krankenkassen gehören die Betreuung der Geburt und die Begleitung des Wochenbettes, unabhängig davon, welchen Geburtsort Sie für sich ausgesucht haben. Die Rufbereitschaftspauschale für Beleghebammen, die Sie freiberuflich zur Geburt begleiten, zahlen Krankenkassen hingegen in der Regel nicht. Ebenso werden bestimmte Blutuntersuchungen, zum Beispiel der orale Glukosetoleranztest, einige Medikamentenverordnungen und zusätzliche Ultraschalluntersuchungen ohne medizinische Indikation nicht übernommen.
Da Sie mit Zwillingen schwanger sind und aufgrund dessen per se zu den sogenannten „Risikoschwangeren" zählen, werden in der

Regel auch Leistungen von den Krankenkassen übernommen, die über die Standardversorgung hinausgehen, wie zum Beispiel eine Dopplersonografie.

Einige private Krankenversicherungen klammern bestimmte Leistungen aus ihrem Vertrag aus, zum Beispiel Hebammenbetreuung in der Schwangerschaft oder prophylaktische Maßnahmen wie Geburtsvorbereitung. Informieren Sie sich rechtzeitig darüber bei Ihrer Krankenkasse, um unangenehme Überraschungen zu vermeiden.

Hebammen und Ärzte rechnen ihre Leistungen nach einem im Gesetz verankerten Leistungskatalog ab. Für gesetzlich versicherte Frauen gelten andere Abrechnungssätze als für privat versicherte.

Die ärztliche Betreuung

Die ärztliche Betreuung und Vorsorge findet in der Frauenarztpraxis statt. Die Vorsorgeuntersuchungen beginnen mit der Feststellung der Schwangerschaft über eine Urin- und Blutuntersuchung und einen ersten vaginalen Ultraschall. Die üblichen Kontrollen von Blutdruck, Gewicht, Urin und Blut werden in der Regel durch die Arzthelferinnen vorgenommen.

Ihr Frauenarzt steht Ihnen im Gespräch für Fragen zur Verfügung, nimmt die vaginale Untersuchung samt Vaginalabstrich vor und kontrolliert Schwangerschaft und Herztöne der Zwillinge via Ultraschall. Für besondere Untersuchungen wie zum Beispiel einen Ultraschall in einem Perinatalzentrum wird Ihr Frauenarzt Sie überweisen. Ein Beschäftigungsverbot, eine Krankmeldung oder die Verordnung von Medikamenten oder einer Haushaltshilfe muss ebenfalls von Ihrem Frauenarzt veranlasst werden. Zur Geburt überweist Ihr Frauenarzt Sie in eine Geburtsklinik und übernimmt Ihre Betreuung sechs bis acht Wochen nach der Geburt wieder zur Abschlussuntersuchung des Wochenbettes.

Nur selten arbeiten Frauenärzte im Belegsystem, das heißt, ein niedergelassener Frauenarzt betreut Sie auch während der Geburt in der eigenen Belegklinik. In der Geburtsklinik arbeiten ärztliche Geburtshelfer im Schichtdienst in der Geburtsbegleitung im Team mit Hebammen, Anästhesisten und Kinder-/Krankenschwestern und -pflegern.

Die Hebammenbetreuung

Die Betreuung und Vorsorge durch eine Hebamme findet entweder in der Hebammenpraxis oder bei Ihnen zu Hause statt. Neben den üblichen Kontrollen in der Schwangerschaft wird der Bauch abgetastet. Anhand der Leopold'schen Handgriffe ertastet die Hebamme die Gebärmutter und die Lage der Kinder, sie nimmt die Maße des Bauchumfanges und der Symphysen-Fundus-Länge zur Beurteilung des kindlichen Wachstums. Die Herztöne der Kinder werden mit einem sogenannten Doptone oder einem Pinar-Hörrohr kontrolliert.

Neben diesen medizinischen Untersuchungen steht das Gespräch mit der Schwangeren im Vordergrund. Gerade in einer Zwillingsschwangerschaft ist es ein wichtiger Bestandteil der Hebammenbetreuung, den werdenden Eltern Zuversicht und Vertrauen in die eigene Schwangerschaft zu vermitteln, Spannungen zu reduzieren und Ängste aufzufangen. Dazu kommen ganz konkrete Hilfen in der Beratung, bei Schwangerschaftsbeschwerden und in der Geburtsvorbereitung.

Beleghebammen
Arbeiten Hebammen freiberuflich in der Geburtshilfe als sogenannte Beleghebammen, können sie Schwangere in ihrem Belegkran-

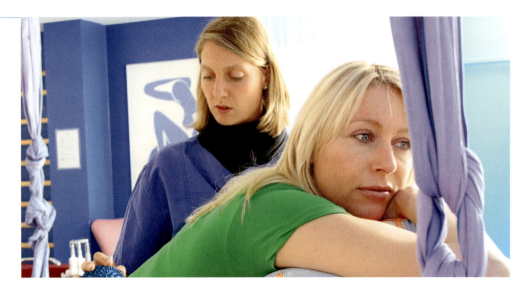

▲ Hebammen kennen viele Tipps, Ihnen die Geburt zu erleichtern.

kenhaus oder zu Hause bei der Geburt betreuen. Es besteht eine gesetzliche Pflicht, zur Geburt eine Hebamme hinzuzuziehen, sodass ein Arzt eine Geburt ohne Hebamme nicht betreuen darf, eine Hebamme ohne Arzt hingegen schon. Die Hebamme ist die Fachfrau für die Begleitung von Schwangerschaft, Geburt und Wochenbett. Bei Besonderheiten, wie zum Beispiel im Falle eines Schwangerschaftsdiabetes, ist sie gesetzlich verpflichtet, einen Arzt hinzuziehen. In der Rundumbetreuung durch eine Beleghebamme sind Sie von Beginn der Schwangerschaft an über die Geburt bis zum Ende des Wochenbettes von einer Hebamme oder einem Hebammenteam betreut.

Entscheiden Sie sich für eine Geburtsklinik ohne Beleghebamme, werden Sie während der Geburt von angestellten Hebammen, die im Schichtdienst arbeiten, versorgt. Während Ihres gesamten Krankenhausaufenthalts betreuen Sie Hebammen, Ärzte, Anästhesisten und Kranken- und Kinderkrankenschwestern und Kinderpfleger im Team. Wieder zu Hause, können Sie in der Nachsorge von einer freiberuflichen Hebamme betreut werden, mit der Sie im Vorhinein Kontakt aufnehmen sollten.

Auswahl des Geburtsortes

Für die Auswahl des Geburtsortes sind bei einer Zwillingsschwangerschaft folgende Punkte von Bedeutung:

Bekommen Sie eineiige oder zweieiige Zwillinge? Die Schwangerschaft mit zweieiigen Zwillingen kann normalerweise wie eine Einlingsschwangerschaft begleitet werden. Die Entscheidung über den Geburtsort hängt zum einen von Ihren eigenen Wünschen ab. Wo fühlen Sie sich gut aufgehoben? Zum anderen ist sie abhängig von den Betreuungsmöglichkeiten. Nicht in allen Städten und Regionen finden Sie zum Beispiel Hebammen, die die Hausgeburt von Zwillingen begleiten oder Ihnen als Beleghebamme in der Geburtsklinik Ihrer Wahl zur Verfügung stehen.

Die Schwangerschaft mit eineiigen Zwillingen, und deren Geburt kann von ganz anderen Besonderheiten begleitet werden. Für die Auswahl des Geburtsortes ist entscheidend, wie die Eihaut- und Plazentaverhältnisse sind. Monoamniot-monochoriale Zwillinge werden in der Regel in einer Geburtsklinik betreut, da die Entscheidung für einen Kaiserschnitt eher großzügig getroffen wird: Wachsen beide Kinder in einer gemeinsamen Fruchtblase auf, können die Kinder sich schon mal unterhakeln oder in die Nabelschnur des Geschwisters wickeln. Erwarten Sie monochorial-diamniale Zwillinge, sind der Schwangerschaftsverlauf und die regelrechte Entwicklung beider Kinder von Bedeutung.

Wie lange tragen Sie Ihre Kinder aus? Machen sich die Zwillinge vor der abgeschlossenen 36. Schwangerschaftswoche auf den Weg, sollten Sie in einem Krankenhaus mit angeschlossener Kinderklinik, einem Perinatalzentrum, entbinden. Denn Ihre Kinder brauchen dann in der Regel intensivmedizinische Betreuung. Tragen Sie die beiden über die 36. Schwangerschaftswoche hinaus, können Sie Ihre Kinder auch in einer Geburtsklinik ohne Kinderklinik oder in einem Geburtshaus oder zu Hause auf die Welt bringen.

Können die Kinder vaginal geboren werden oder wird ein Kaiserschnitt geplant? Die Entscheidungskriterien für die eine oder andere Entbindungsform lesen Sie im Kapitel „Die Geburt der Zwillinge" (siehe S. 88). Bei einer vaginalen Entbindung haben Sie alle Möglichkeiten: Hausgeburt, Geburtshaus oder Klinik. Sollen die Kinder durch einen Kaiserschnitt geboren werden, geht das nur in einer Geburtsklinik.

In einem kleinen Krankenhaus ohne angeschlossene Kinderklinik ist die Betreuung in der Regel etwas familiärer und die Chancen auf ein Familienzimmer, in dem Ihr Partner nach der Geburt für die Zeit des Klinikaufenthaltes mit Ihnen bleiben kann, sind deutlich größer. In jedem Fall sollten Sie das eine oder andere Haus kennenlernen, bevor Sie Ihre Wahl treffen. Nutzen Sie die von allen Kliniken angebotenen Elterninformationsabende, um sich einen Eindruck von der Atmosphäre und der „Gangart" eines Hauses zu verschaffen. Die Angebote sind unterschiedlich. Natürlich gibt es in der Geburtshilfe und der Begleitung von Zwillingsgeburten Standards, jedes Haus hat jedoch seinen eigenen „roten Faden", sodass zum Beispiel in einer Geburtsklinik Kinder aus Beckenendlage zu einer natürlichen vaginalen Geburt begleitet werden, in einer anderen Geburtsklinik dagegen ein Kaiserschnitt bevorzugt wird.

Unser Tipp

Suchen Sie sich zwei Geburtskliniken aus, eine mit und eine ohne angeschlossene Kinderklinik. Machen Sie Ihre Auswahl abhängig von der von Ihnen gewünschten Betreuung und Ihrem Wohlfühl-Faktor. Bedenken Sie auch, welche Betreuung für Sie notwendig sein wird in der von Ihnen zum Zeitpunkt der Geburt erreichten Schwangerschaftswoche. Haben Sie zwei Häuser ausgesucht und vorab kennengelernt, sind Ihnen die Gepflogenheiten beider Häuser schon vertraut und Sie gehen beruhigter in die Geburt.

Führen Sie auf jeden Fall ein sogenanntes Geburtsplanungsgespräch in den Kliniken, die Sie in die engere Auswahl genommen haben. Im Kapitel „Schwangerschaft" auf Seite 49 haben wir für Sie einen Fragenkatalog zusammengestellt. Durch Ihre individuellen Fragen und Wünsche ergänzt, bietet diese Zusammenstellung eine gute Gesprächsgrundlage. Die Krankenkassen bezahlen allerdings in der Regel nur ein Gespräch zur Geburtsplanung. Informieren Sie sich im Vorhinein bei Ihrer Krankenkasse über die Möglichkeiten zur Kostenübernahme. In jedem Fall benötigen Sie eine Überweisung Ihres Frauenarztes. Entscheiden Sie sich letztendlich mit Ihrem Partner aus dem Bauch heraus für einen Geburtsort. Sie sollten sich dort beide sicher und gut aufgehoben fühlen.

DIE GEBURT ...

Die Hausgeburt

Verläuft die Schwangerschaft unkompliziert und entwickeln sich Ihre Zwillinge ohne besondere Probleme, können Sie Ihre Kinder zu Hause auf die Welt bringen. Die eigenen Kinder in der vertrauten Umgebung auf die Welt zu bringen, in ruhiger, entspannter Atmosphäre, ist ein wunderbarer Beginn des Familienlebens.

Für eine Hausgeburt bedarf es einer guten Vorbereitung – Ihre Versorgung durch den Partner oder die Familie und/oder Freunde muss gesichert sein. Wichtig ist, dass Sie durch einen frühzeitigen Kontakt zur Hausgeburtshebamme eine Vertrauensbasis aufbauen. Für die Hebamme ist es wichtig, Sie während der Schwangerschaft kontinuierlich zu betreuen, um einen Überblick über die Schwangerschaft und einen guten Kontakt zu Ihnen zu bekommen. Viele Hebammen arbeiten in der Betreuung von Zwillingsgeburten zu zweit.

Sie sollten schon vor der Geburt Kontakt zu einem Kinderarzt aufnehmen, der zur kinderärztlichen Untersuchung drei bis zehn Tage nach der Geburt – nach Absprache – einen Hausbesuch machen kann.

Suchen Sie sich dennoch eine Geburtsklinik aus, für den Fall, dass die Hausgeburt abgebrochen werden muss oder Ihre Zwillinge zu früh auf die Welt kommen. Ihre Hebamme wird diese Besonderheiten im Vorfeld mit Ihnen besprechen.

Julia

» Die Hausgeburt: Ein wunderbarer Start in die Großfamilie

In den ersten Monaten meiner Zwillingsschwangerschaft fühlte ich mich bei meinem Frauenarzt oft mehr als „Risiko" denn als Schwangere mit „guter Hoffnung". Als bereits dreifache Mutter konnte ich das nicht akzeptieren. Daher machten wir uns auf die Suche nach einer für uns stimmigeren Betreuung durch eine erfahrene Hebamme. Gemeinsam mit unserer Hebamme entschieden wir uns dagegen, unsere Kinder in der 38. Schwangerschaftswoche „termingerecht mit einem Kaiserschnitt zu holen". Unsere Zwillinge sollten ihren Geburtstag selbst aussuchen dürfen. Vier Tage nach dem errechneten Termin war es dann so weit: Während ich die ersten Wehen verarbeitete, informierte ich meine Hebamme. Nachdem meine drei großen Kinder abgeholt waren, bekamen meine Wehen mehr Raum und nahmen schnell an Intensität zu. Wir bauten den „Birthpool" für die bevorstehende Wassergeburt auf und riefen unsere Hebamme zur Geburt. Kurz darauf platzte dann die erste Fruchtblase. Ich stieg ins Wasserbecken, fühlte mich sofort erleichtert und getragen. Mein Mann massierte in jeder Wehe mein Kreuzbein. Die Hebamme befühlte meinen Bauch mit den mir bereits vertrauten Hebammenhänden und untersuchte mich – ich hockte im Wasserbecken, konnte mich jederzeit frei bewegen. Sie ertastete eine Fußlage beim vorangehenden Zwilling. Nach drei unkomplizierten Geburten machte ich mir über die Lage der Zwillinge keine Sorgen. Die erfahrene Hebamme lotste meinen kleinen Sohn (3300 g, 55 cm) um 1.16 Uhr behutsam auf diese Welt. Seine Schwester (3600 g, 54 cm) folgte ihm dann 11 Minuten später in Schädellage. Endlich konnte ich meine beiden gesunden Kinder in den Armen halten, ein wunderbarer Start in die Großfamilie.«

Rundum gut betreut

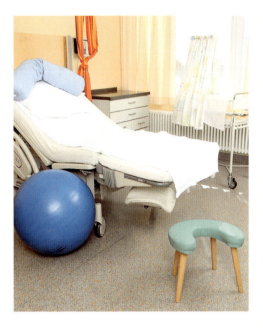

▲ Manche Kliniken verwenden noch Babybetten mit Himmel, wir raten davon ab.

Geburtshaus und Hebammenkreißsaal

Eine schöne Alternative zur Hausgeburt ist die Geburt in einem Geburtshaus oder einem Hebammenkreißsaal. Bei der Geburt werden Sie von einer Hebamme oder einem Hebammenteam betreut, das Sie schon vorher kennenlernen. Die Voraussetzungen sind die gleichen wie bei der Hausgeburt. Sie sollten unkompliziert und ohne eigene Grunderkrankungen mit Zwillingen schwanger sein. In der Geburtsbegleitung zu Hause oder im Geburtshaus arbeiten Hebammen zuweilen mit Frauen- und/oder Kinderärzten zusammen, die im Falle einer Besonderheit rufbereit sind und zur Geburt schnell dazukommen können.

Der Hebammenkreißsaal ist an einen normalen Kreißsaal in einer Geburtsklinik angeschlossen. Hier werden Sie während der Geburt nur von Hebammen begleitet, die aber Ärzte zur Geburt dazurufen können, wenn die Notwendigkeit besteht.

Geburtsklinik ohne angeschlossene Kinderklinik

Es gibt eine Vielzahl kleinerer Krankenhäuser, die eine sichere, familiäre und angenehme Geburtshilfe anbieten. Seien Sie sicher, die Betreuung von Zwillingsgeburten ist Hebammen- und Geburtshelfer-Handwerk! Wenn Sie die abgeschlossene 36. Schwangerschaftswoche hinter sich gelassen haben, können Sie Ihre Zwillinge in der Regel problemlos in einer Geburtsklinik ohne Kinderklinik gebären. Diese Häuser haben den Vorteil, dass sie oft mit Beleghebammen zusammenarbeiten. Zur Geburt bieten sie in der Regel den Service an, ein bereitstehendes Kinderärzteteam dazuzurufen. Einige Häuser verfügen über Zusatzqualifikationen, wie die Plakette für ein „babyfreundliches Krankenhaus" ausweist. Die Geburtenzahlen liegen oft unter 1000 Geburten im Jahr. Sie werden zwar als werdende Zwillingseltern – leider – nicht bevorzugt ein Familienzimmer bekommen, aber die Chance ist angesichts der geringeren Geburtenzahl der Häuser auf jeden Fall größer.

Perinatalzentrum – Geburtsklinik mit angeschlossener Kinderklinik

In einem Perinatalzentrum sind alle Betreuungsmöglichkeiten vereint. In Bonn zum Beispiel bietet das Perinatalzentrum der Universitätsfrauenklinik die Geburt im angeschlossenen Hebammenkreißsaal an, natürlich nach vorheriger ausführlicher Anamnese und Risikoabwägung.

Ansonsten erfüllt die angeschlossene Kinderklinik für viele werdende Eltern ein großes Bedürfnis nach Sicherheit. Werden die Kinder vaginal geboren, bleibt das Kinderärzteteam im Stand-by vor den Kreißsaalpforten. Die oft angeschlossenen Hebammenschulen bieten für die werdenden Eltern viel an Wohlfühlatmosphäre – sind die Schülerinnen doch in der Regel zusätzlich im Dienst und kümmern sich engagiert um die Schwangeren und deren Partner.

Katharina

»Gute Betreuung in der Klinik

Unsere Geburt begann in der 35. Schwangerschaftswoche nachts mit einem Blasensprung. Die diensthabende Ärztin im Uniklinikum Bonn fragte mich als Erstgebärende skeptisch, ob ich sicher sei, dass ich Wehen hätte. Es war schließlich fünf Wochen zu früh. Die Untersuchungen bestätigten allerdings schnell mein Gefühl.

Obwohl wir niemanden vom Team kannten, wurden die Geburt und der Klinikaufenthalt für uns zu einem sehr schönen Erlebnis. Beeindruckt hat uns, dass die Ärzte immer den Rat der Hebamme eingeholt und sich daran orientiert haben. So wurde dann auch der wegen eines Geburtsstillstands nötige Kaiserschnitt auf Empfehlung der Hebamme und in aller Ruhe durchgeführt. Wir wurden überall unterstützt, die Versorgung unserer Kinder selbst zu übernehmen. Das Abpumpen wurde so angeleitet, dass beide Kinder sehr schnell ausschließlich mit meiner Muttermilch, angereichert mit Frühchenpulver, gefüttert werden konnten. Ich habe anschließend sechs Monate komplikationslos voll gestillt.«

Das frühe Wochenbett: Zu Hause oder im Krankenhaus

Entscheiden Sie „aus dem Bauch" heraus und abhängig von der Schwangerschaftswoche, in der Ihre Kinder geboren sind, wo Sie die erste Zeit nach der Geburt am liebsten verbringen wollen. Werden Ihre Kinder reif, also ab der 37. Schwangerschaftswoche, vaginal geboren, spricht nichts gegen eine ambulante Entbindung. Das heißt, Sie verlassen die Geburtsklinik mit Ihren Kindern vier bis sechs Stunden nach der Geburt, wenn die Erstuntersuchung der Babys unauffällig ist und es Ihnen gut geht. Mit einer guten Begleitung und Unterstützung sind die ersten Tage zu Hause oft ruhiger als im Krankenhaus. Sie sind nicht von der Klinikroutine abhängig, können essen und vor allem schlafen, wenn es Ihnen möglich ist. Die Kinder erleben ihre ersten Tage mit mehr Ruhe in der häuslichen Atmosphäre und sind weniger reizüberflutet. Von Ihren älteren Kindern sind Sie nicht lange getrennt und können gleich gemeinsam ins Familienleben starten und sich aneinander gewöhnen. Die zweite Vorsorgeuntersuchung (U2) am dritten bis zehnten Tag kann Ihr Kinderarzt bei einem Hausbesuch vornehmen.

Möchten Sie gerne im Krankenhaus bleiben, so kann ein Gefühl von mehr Sicherheit für diese Entscheidung sprechen. Sie sind mit allen Mahlzeiten und einem angemessenen „Zimmerservice" versorgt. Sie haben Tag und Nacht Ansprechpartner bei Fragen und Unsicherheiten rund um die Versorgung Ihrer Kinder. Unter Umständen finden Sie mehr Ruhe mit den Neugeborenen, wenn Sie schon ältere Geschwisterkinder haben, die zu Hause versorgt sein wollen. Besprechen Sie sich vor der Geburt mit Ihrem Partner und finden Sie eine gemeinsame Entscheidung.

Entbindung bei Zwillingen

Ich bin als Ärztin in einer Klinik tätig, in der viele Zwillinge zur Welt kommen. Ich empfehle jeder Zwillingsschwangeren, sich eine Klinik zu suchen, in der das geburtshilfliche Team aus Hebammen, Ärzten und Krankenschwestern viel Erfahrung in der Betreuung der Mütter und der Kinder vor und nach der Geburt besitzt.

Zwillingsschwangerschaften sollten nicht über den errechneten Geburtstermin hinausgehen. Sind keine eigenen Wehen eingetreten, so wird ab der 39. Schwangerschaftswoche die Geburt eingeleitet, manchmal auch schon etwas eher (wenn die Mütter unter zunehmenden Schwangerschaftsbeschwerden leiden).

Ich rate im Normalfall zur natürlichen Entbindung. Medizinische Gründe, die gegen eine natürliche Geburt und für einen Kaiserschnitt sprechen, sind frühe Frühgeburten, eineiige Zwillinge ohne Trennwand, sogenannte monochoriale-monoamniale Zwillinge, große Gewichtsunterschiede zwischen den beiden Zwillingen sowie die Querlage und eingeschränkt auch die Beckenendlage des ersten führenden Zwillings. Ganz besonders wichtig ist die Einstellung der Frau zur Geburt. Ich denke daran, wie eine Zwillingsmutter in der 35. SSW mit Wehen in den Kreißsaal kam. Beide Kinder lagen in Beckenendlage. Man hätte ihr zu einem Kaiserschnitt geraten, insbesondere, da die Frau auch noch keine Kinder geboren hatte. Aber diese Frau war so voller Zuversicht und wünschte sich eine normale Entbindung, sodass wir beschlossen, dies zu versuchen. Die Frau hat problemlos zwei Kinder aus Beckenendlage zur Welt gebracht. Eine positive Einstellung und ein „gutes Gefühl" der werdenden Mütter sowie viel Ruhe, Geduld und Zeit machen vieles möglich.

Meistens kommt es nach der Geburt des ersten Zwillings zu einer Wehenpause, bis die Wehen wieder beginnen und der zweite Zwilling geboren wird. Dies kann zwischen 10 Minuten und mehr als einer halben Stunde dauern. Wichtig ist, hier die Ruhe zu bewahren, durch Ungeduld kann man möglicherweise das zweite Kind mehr als nötig stressen. Ich erinnere mich an eine Zwillingsgeburt, bei der das erste Kind 10 Minuten vor Mitternacht und das zweite erst um 00.30 Uhr geboren wurde. Je näher der Uhrzeiger auf Mitternacht vorrückte, umso banger wurden die Eltern. Ob man da nicht mal etwas nachhelfen könne, fragte der Ehemann. Die werdenden Eltern befürchteten, immer gefragt zu werden „Wie, Zwillinge, aber die sind doch an unterschiedlichen Tagen geboren?" Es herrschte aber eine völlige Wehenpause. Erst nach 24.00 Uhr begannen wieder die Wehen. Später sahen die Eltern die unterschiedlichen Geburtstage als etwas Besonderes an: Obwohl es Zwillinge waren, hatte jedes Kind einen eigenen Geburtstag.

In den Gesprächen vor der Geburt erlebe ich oft, dass Zwillingsmütter Angst vor der anstehenden Geburt haben. Immer wieder höre ich die Sorge: Es sind doch zwei Kinder! Aber hier kann ich beruhigen: Das zweite Kind kommt einfach nach ein paar Wehen hinterher und vor allem: Jede Frau wächst unter der Geburt über sich hinaus und vollbringt Großartiges.

Dr. Carla Oelgeschläger,
Oberärztin für Frauenheilkunde
und Geburtshilfe am Evangelischen Krankenhaus Oberhausen

DIE GEBURT ...

Die Geburt der Zwillinge

Endlich ist es so weit: Ihre Zwillinge werden geboren – nach langen Wochen des „Brütens" und Wartens, nach Wochen der Vorbereitung und des Grübelns über Einkaufslisten. Auch wenn Sie noch so aufgeregt sind, weil Sie nicht genau wissen können, was Sie unter der Geburt erwartet: Haben sich die Zwillinge erst einmal auf den Weg gemacht, geht es nur noch vorwärts und Sie werden gut begleitet Ihre Kinder auf die Welt bringen. Freuen Sie sich auf das Abenteuer Geburt im Doppelpack.

Zwillinge können sowohl vaginal als auch per Kaiserschnitt auf die Welt kommen. Eine Zwillingsgeburt verläuft in der Regel folgendermaßen: Zuerst wird der Zwilling geboren, der zum Zeitpunkt der Geburt in Führung liegt, danach der zweite Zwilling. Als Letztes kommt die Plazenta bzw. kommen die Plazenten heraus. Diese Reihenfolge gilt für vaginale wie auch für Kaiserschnittgeburten. Nach unseren Erfahrungen mit fast 350 Zwillingsfamilien, die seit 1999 unsere Kurse besucht haben, kommen circa 36 Prozent der Zwillinge vaginal, 64 Prozent per Kaiserschnitt zur Welt. Bundesweit ist das Verhältnis 50:50.

Der Geburtsbeginn

Jede Geburt ist einzigartig und besonders, und doch gibt es verschiedene untrügliche Anzeichen für den Beginn der Geburt. Manchmal gibt es auch Gründe, die das betreuende Team veranlassen, eine Geburt einzuleiten.

Wie kündigt sich die Geburt an?

Wenn Sie Ihre ersten Kinder bekommen, mag Sie der Gedanke an den Geburtsbeginn eher verunsichern. „Wie kündigt sich Geburt an?", „Wie fühlen sich beginnende Wehen an?", „Bemerke ich überhaupt, wenn ich Fruchtwasser verliere?" Solche und ähnliche Fragen kommen auf, die Sie ohne Geburtserfahrung natürlich nicht so einfach beantworten können. Auch Frauen, die schon Kinder geboren haben, werden zuweilen verunsichert sein, weil jede Geburt einzigartig ist und ein wenig anders verläuft. Wir haben Ihnen die häufigsten Anzeichen für eine beginnende Geburt dargestellt – und dennoch: Wenn Sie sich Sorgen machen oder die Situation nicht einschätzen können, fragen Sie Ihre Hebamme oder Ihren Frauenarzt oder melden Sie sich in der Geburtsklinik Ihrer Wahl.

Schleimpfropf. Nicht immer, aber meist löst sich der sogenannte Schleimpfropf, fließt ab und kündigt so die Geburt in naher Zukunft an. Er besteht aus dickem mit Blutfäden durchzogenem Cervixsekret, das den Muttermund zum Schutz vor Bakterien und Keimen verschließt.

Wehen. Ihre Geburt kann auch mit Geburtswehen beginnen. Sie bemerken Kontraktionen, die allmählich rhythmisch werden und sich in ihrer Intensität langsam steigern. Diese We-

> **WISSEN**
>
> **Wann müssen wir die Hebamme rufen oder in die Geburtsklinik fahren?**
> - Wenn Sie regelmäßige, vor allem rhythmische Kontraktionen spüren, die sich in ihrer Intensität und Häufigkeit steigern.
> - Wenn Sie Fruchtwasser verlieren oder sich nicht sicher sind, ob Sie Fruchtwasser verlieren.
> - Wenn Sie eine vaginale Blutung bemerken, die Sie verunsichert; Abgang von wenig blutigem, bräunlichem Vaginalsekret ist in den ersten zwei Tagen nach einer vaginalen Untersuchung normal.
> - Wenn Sie große Unruhe verspüren und Sie sich zu Hause alleine nicht sicher fühlen.
> - Wenn Sie sich um sich oder Ihre Kinder Sorgen machen und betreut und gut aufgehoben sein möchten.

hen „arbeiten" am Muttermund und können zu einer leichten sogenannten Zeichenblutung führen, wenn dieser sich langsam öffnet.

Blasensprung. Wenn die Fruchtblase reißt, verlieren Sie unkontrolliert klare Flüssigkeit entweder im Schwall oder tröpfchenweise. Im Gegensatz zu Urin ist Fruchtwasser eher wässrig-klar, riecht süßlich und Käseschmiere-Flocken schwimmen darin. Jede Fruchtblase ist am Termin noch mit circa einem Liter Fruchtwasser gefüllt. Bei Zwillingen reißt fast immer die Fruchtblase des führenden Kindes zuerst. Ist es in seltenen Fällen die Fruchtblase des zweiten Kindes, verlieren Sie tröpfchenweise Flüssigkeit. In beiden Fällen sollten Sie sich folgendermaßen verhalten: Liegt Ihr führendes Kind in Schädellage und mit dem Köpfchen tief im Becken, können Sie in der aufrechten Position bleiben. Befindet sich das führende Kind zum Zeitpunkt des Blasensprunges in Beckenend- oder Querlage, sollten Sie sich besser in Seitenlage hinlegen. Der schmale Po des Babys füllt den Beckeneingang nicht vollständig aus, sodass zum Beispiel die Nabelschnur vorfallen könnte.

Es ist ratsam, erst aufzustehen, wenn Sie vaginal untersucht worden sind. Nehmen Sie Ihr Telefon, bevor Sie sich hinlegen und benachrichtigen Sie Ihren Partner, Ihre Beleghebamme oder den Krankenwagen, der Sie in diesem Fall liegend in Ihre Geburtsklinik bringt. Sie sollten innerhalb der nächsten zwei Stunden im Kreißsaal sein, damit die Kinder überwacht werden können und Ihr Blut auf Entzündungszeichen untersucht wird. Steht eine vaginale Geburt an, wird Ihre Gebärmutter, falls Sie keine eigenen Wehen bekommen, mit einem wehenfördernden Mittel unterstützt. Sollen die Kinder mit einem Kaiserschnitt geboren werden, wird alles für die Schnittentbindung vorbereitet.

Die Einleitung der Geburt

Zweieiige Zwillinge können bei einer unkomplizierten Schwangerschaft und guter Versorgung bis zum errechneten Termin getragen werden, eineiige Zwillinge abhängig von den Eihautverhältnissen und der Anzahl der Plazenten bis in die 38. Schwangerschaftswoche. Eine Geburtseinleitung wird normalerweise in den folgenden Situationen angeboten und mit den werdenden Eltern besprochen:
- Erreichen des errechneten Entbindungstermins von zweieiigen Zwillingen
- Beginn der 38. Schwangerschaftswoche bei eineiigen Zwillingen
- vorzeitiger Blasensprung
- Erkrankungen der Mutter
- unterschiedliches Wachstum der Zwillinge von mehr als 25 Prozent
- zu geringes Wachstum der Kinder

Die Geburt ...

Ist die Entscheidung für die Einleitung der Geburt getroffen, werden Sie sich auf einen passenden Termin einigen, zu dem Sie in der Geburtsklinik aufgenommen werden. Der Tag der geplanten Einleitung wird nicht unbedingt der Geburtstag Ihrer Zwillinge sein. Ihre eigenen Wehen sollen zur Geburt der Kinder angeregt werden und das kann schon mal einen Tag dauern. Bleiben Sie geduldig, lassen Sie sich und den Kindern Zeit und stimmen Sie Ihre Familie und Ihren engsten Freundeskreis darauf ein, sich ebenso in Geduld zu üben, bis Sie oder Ihr Partner sich melden oder den Anrufbeantworter neu besprochen haben.

Nach den normalen Aufnahmeformalitäten und Untersuchungen, bekommen Sie die erste Gabe eines Wehenmittels. Sie müssen dazu weder nüchtern sein, noch müssen Sie während der Einleitung liegen. Die meisten Geburtskliniken geben Ihnen ein Medikament in Tablettenform zum Lutschen. Nach einer ausführlichen CTG-Kontrolle von meist

▼ Bei der Klinikaufnahme werden zunächst die Herztöne Ihrer Kinder kontrolliert.

einer Stunde können Sie spazieren gehen, sich in der Badewanne entspannen oder in Ihrem Zimmer ausruhen.

Die erste Gabe eines wehenfördernden Mittels bewirkt selten regelmäßige Wehen. Meist wird die Einnahme nach sechs Stunden wiederholt, wieder mit einer einstündigen CTG-Kontrolle. Manchmal sind mehrere Gaben erforderlich, bis sich regelmäßige Wehen einstellen. Viele Geburtskliniken beginnen mit einer Einleitung am Nachmittag oder frühen Abend, weil zu dieser Zeit die Gebärmutter empfänglicher für eine Wehenanregung ist. Konnten Ihre eigenen Wehen ausreichend „angeschubst" werden, verläuft die restliche Geburt genauso wie eine nicht eingeleitete Geburt.

Aufnahme in der Geburtsklinik

In dem Haus Ihrer Wahl angekommen, werden Sie von der Hebamme und/oder dem Arzt in Empfang genommen. Vielleicht treffen Sie auf schon bekannte Gesichter, die Sie bei vorhe-

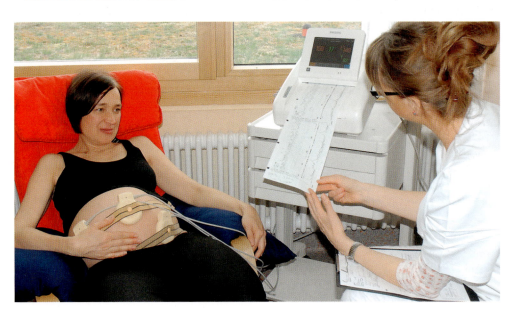

rigen Kontrollen, dem Geburtsplanungsgespräch oder in der Hebammensprechstunde kennengelernt haben.

Die Kinder werden mit CTGs und Ultraschall kontrolliert, Ihr Bauch wird abgetastet und der Muttermund wird untersucht. Ihnen wird Blut abgenommen, um unter anderem als wichtige Voruntersuchung für eine Periduralanästhesie die Gerinnungswerte zu testen.

Hat die Geburt bereits begonnen, weil sich regelmäßige Wehen eingestellt haben oder die Fruchtblase geöffnet ist, wird ein venöser Zugang am Unterarm oder Handrücken gelegt. So kann Ihnen, wenn nötig, jederzeit ein Medikament direkt ins Blut gegeben werden. Alle notwendigen Papiere werden ausgefüllt: die Anmeldung in der Klinik, die Versicherungsmodalitäten und das Geburtsprotokoll mit allen Besonderheiten der Schwangerschaft. Sollen Ihre Zwillinge vaginal geboren werden, begeben Sie sich in die Obhut der Hebamme, die Sie in Absprache mit dem diensthabenden Arzt während der Geburt begleitet. Die Hebamme wird mit Ihnen besprechen, was in der jetzigen Geburtssituation unterstützend und entspannend für Sie sein kann – ob ein Bad oder das aufrechte Sitzen auf dem Gymnastikball.

Werden Ihre Zwillinge wie geplant mit Kaiserschnitt auf die Welt kommen, wird ein Anästhesist Sie über die Betäubungsmöglichkeiten aufklären und mit Ihnen eine Wahl treffen. Normalerweise können Sie die Nacht vor der Geburt zu Hause verbringen, müssen allerdings ab einer vorgegebenen Uhrzeit nüchtern bleiben. Am Morgen der Geburt finden Sie sich dann zum Kaiserschnitt in der Klinik ein.

Die vaginale Geburt

Ihr Körper hat sich während der Schwangerschaft bestens auf die Geburt Ihrer Kinder vorbereitet. Muttermund und Scheide sind durch Schwangerschaftshormone weich und geschmeidig, die Gebärmutter ist durch Vorwehen gewachsen und gestärkt. Alles ist bereit und arbeitet mit dem Einsetzen der Geburtswehen gemeinsam für eine gute Geburt.

Die vaginale Geburt von Zwillingen dauert keinesfalls doppelt so lange wie die Geburt eines Einzelkindes und tut auch nicht doppelt so weh. Das Gegenteil ist der Fall. Nach unseren Erfahrungen werden Zwillinge sogar oft innerhalb kürzerer Zeit geboren. Das liegt zum einen daran, dass der Gebärmutterhals durch das Gewicht der Schwangerschaft oft verkürzt ist und der Muttermund weich und leicht geöffnet. Sie starten also mit einem sehr günstigen Muttermundsbefund in Ihre Geburt – für den Einlingsschwangere oft einige Stunden Wehenarbeit benötigen. Zum anderen sind Ihre Kinder im Vergleich nicht groß. Mit durchschnittlichen Körpermaßen von 2600 Gramm Gewicht, 48 cm Körperlänge und 32 cm Kopfumfang werden Sie eher zarte Babys auf die Welt bringen.

Wann können Zwillinge vaginal geboren werden?

Normalerweise unterstützen Geburtskliniken die vaginale Geburt von Zwillingen, wenn das führende Kind in Schädellage liegt. Das ist bei circa 80 Prozent aller Zwillingsschwangerschaften der Fall. Die Lage des zweiten Kindes spielt eine untergeordnete Rolle. Der oben liegende Zwilling hat oft noch bis zum errechneten Entbindungstermin ausreichend Platz, seine Lage zu verändern.

Machen sich Ihre Kinder zu früh auf den Weg, ist das nach einer unauffälligen Schwangerschaft und regelrechter Entwicklung der Kinder kein alleiniger Grund für einen geplanten Kaiserschnitt. Lassen Sie sich nicht verunsichern. Bleiben Sie im Gespräch mit Ihrer Hebamme und Ihrem Geburtshelfer. Mit Ihnen entscheiden Sie, wie Sie Ihre Kinder am besten auf die Welt bringen.

Die Phasen der vaginalen Geburt

Die Geburt von Zwillingen verläuft in sechs Phasen. Jede Phase ist wichtig und voller aufregender Entwicklungen:

- **Eröffnungsphase:** Durch regelmäßige Wehen verkürzt sich der Gebärmutterhals und der Muttermund öffnet sich von null bis auf annähernd zehn Zentimeter Durchmesser.
- **Übergangsphase:** Der Muttermund öffnet sich vollständig bis auf zehn Zentimeter, Geburtswehen schieben das führende Kind durch das mütterliche Becken, bis der vorangehende Teil, das Köpfchen oder der Po des ersten Zwillings auf den Beckenboden drückt und einen Pressdrang auslöst.
- **Geburtsphase des ersten Zwillings:** Durch aktives Mitschieben der Mutter wird das erste Kind durch das Becken und die Scheide geschoben und geboren.
- **Natürliche Wehenpause:** Die Mutter kann erst einmal durchatmen und ihr erstes Kind begrüßen, für das zweite Kind beginnt die Übergangsphase: Es passt sich den neuen Platzverhältnissen an und verändert eventuell seine Position, durch allmählich wieder beginnende Wehentätigkeit wird es in Richtung Beckeneingang geschoben und löst oft schon beim Eintritt ins mütterliche Becken einen Pressdrang aus.
- **Geburtsphase des zweiten Zwillings:** Das zweite Kind wird durch aktives Mitschieben der Mutter durch das Becken und die Scheide geschoben und geboren.
- **Plazentageburt:** Nach einer Wehenpause beginnt die Gebärmutter erneut, sich zusammenzuziehen, und die Plazenta oder die Plazenten werden geboren.

Die Gebärhaltungen

Die Geburt ist ein dynamischer Vorgang. Mutter und Kinder sind in steter Bewegung, was den Kindern ermöglicht, den Körper der Mutter zu verlassen. Äußere Bewegung fördert innere Bewegung. So können Sie in jeder Phase durch verschiedene Körperhaltungen und regelmäßiges Atmen Ihre Kinder auf dem Weg durch das Becken unterstützen. Seien Sie ruhig mutig im Ausprobieren verschiedener Positionen. Ihr Körper zeigt Ihnen, was ihm guttut.

Positionen in der Eröffnungsphase. In der Eröffnungsphase nehmen viele Frauen instinktiv eine aufrechte Position ein. In dieser sind sie flexibel und können in Bewegung bleiben – sie schaukeln und kreisen ihr Becken. Das lockert die Muskeln und bewirkt die Ausschüttung von Endorphinen, die Schmerzen lindern.

Gerade wenn zwei Kinder geboren werden, ist Bewegung wichtig, um die Gebärmutter gut zu unterstützen und die Kinder in aufrechter Haltung in die optimale Stellung zu bringen. Geht es den Kindern gut, können Sie zur Entspannung ein Vollbad nehmen. Das warme Wasser lockert die Muskeln und lässt Sie die Wehen leichter verarbeiten. Die Herztöne Ihrer Zwillinge können mit dem CTG in verschiedenen Positionen problemlos kontrolliert werden, ob auf einem Gymnastikball sitzend oder in der Badewanne.

Die Geburt der Zwillinge

Positionen in der Übergangsphase. Wird das Stehen anstrengend, können Sie gut ein Tragetuch nutzen und sich „hineinhängen". Das Greifen und Ziehen am Tuch erzeugt einen reflektorischen Zug auf die Beckenbodenmuskulatur und öffnet darüber das Becken und den Beckenboden. Die dabei angespannte Bauchmuskulatur bringt Ihre Kinder in die optimale Stellung, um den Muttermund vollständig zu weiten und sich durch das Becken zu schieben. Auch eine vornübergebeugte Position, in der Sie sich kniend in den Schoss des Partners stützen, ist angenehm. Der Partner kann Ihren Rücken massieren und – auf einem Ball sitzend – durch kleine kreisende Bewegungen Ihr Becken sanft lockern. Das CTG bleibt jetzt bis zur Geburt beider Kinder angeschlossen.

Positionen in der aktiven Geburtsphase. Ist der Muttermund vollständig geöffnet und das führende Kind im Beckenausgang angekommen, drückt es mit dem Kopf oder dem Po von innen auf Ihren Beckenboden und verursacht einen Pressdrang. Liegt es in Schädellage, wird den meisten Zwillingsschwangeren zur Geburt eine aufrechte, halb sitzende Haltung im Geburtsbett angeboten. In dieser Position kann Ihr Partner hinter Ihnen sitzen und Ihnen Halt geben. Sie können Ihre Hände in seine drücken oder sich an einem Tuch festhalten. Mit rundem Rücken und aufgestellten Füßen entwickeln Sie so ein gutes Gefühl für die Presswehen und mobilisieren stärkere Kräfte beim Schieben. Beide Kinder können in dieser Position mit dem CTG gut überwacht werden. Die Hebamme kann Blickkontakt zu Ihnen halten und Sie gut durch die Geburt begleiten und anleiten. Liegt das führende Kind in Beckenendlage, können auch andere Gebärhaltungen von Vorteil sein, wie zum Beispiel der Vierfüßerstand. Wichtig ist, dass beide Kinder gut überwacht werden können. Vertrauen Sie auf die Erfahrung Ihrer Geburtsbegleitung.

▼ Während der führende Zwilling sich auf den Weg durch das Becken macht, wartet der Zweite geduldig ab.

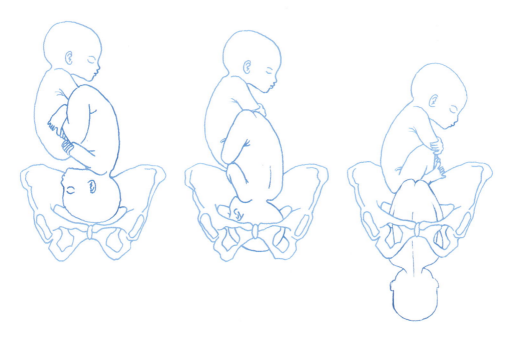

Die Geburt ...

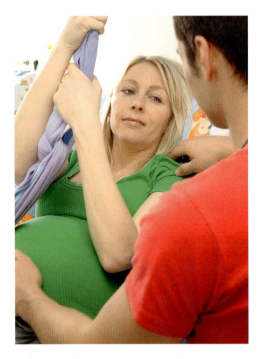

▲ Ihr Partner kann Sie beim Veratmen der Wehen unterstützen.

Die Kinder kommen auf die Welt
Auf dem Weg durch das Becken und die Scheide dehnt der erste Zwilling mit seinem Kopf oder Po das Gewebe der Mutter. Die dehnbare Haut im Scheidenausgang, der sogenannte Damm, gibt manchmal nach und reißt ein oder wird zur Erleichterung der Geburt eingeschnitten. Die Entscheidung für einen Dammschnitt wird individuell gefällt:
- Liegt das führende Kind mit dem Po zuerst, soll ein Dammschnitt die Geburt des Köpfchens erleichtern.
- Liegt der Kopf voran, entscheiden Hebamme und Arzt, ob ein Dammschnitt notwendig ist.

Ob Dammschnitt oder Riss, beide Verletzungen können unkompliziert versorgt und genäht werden und verheilen im Verlaufe des Wochenbettes.

Erst Nummer eins ... Nach einigen kräftigen Presswehen, in denen Sie nach eigenem Gefühl und Drang schieben, wird Ihr erstes Kind geboren – ein unbeschreibliches Gefühl aus Erleichterung und zart aufkeimender Freude. Sie können Ihr Kind auf Ihre Brust legen und begrüßen. Ihre Wehen machen jetzt eine Pause. Ihr zweites Kind wird in dieser Zeit weiter über das CTG überwacht.

Ihr erstes Kind bekommt schon jetzt ein Namensbändchen, damit gerade eineiige Zwillinge voneinander unterschieden werden können. Einige Minuten nach der Geburt kann die Nabelschnur durchtrennt werden – gerne auch vom frischgebackenen Vater. Die Nabelschnur wird ebenfalls gekennzeichnet, sodass nach der Geburt eine Zuordnung zu den Kindern möglich ist.

Währenddessen ist die Position Ihres noch ungeborenen Kindes bereits durch Abtasten oder Ultraschall kontrolliert worden. Es ist ganz normal, dass das zweite Kind auf die Geburt eines Geschwisters mit einem Herztonabfall reagiert. Für das Baby passiert etwas ganz Unglaubliches: Es ist plötzlich alleine und hat enorm viel Platz. Über die Unterstützung Ihrer Gebärmutter mit einem wehenfördernden Mittel kann die Wehenpause nach Geburt des ersten Kindes verkürzt werden – diese würde sonst möglicherweise einige Stunden andauern.

... dann Nummer zwei Die wiederbeginnenden Wehen sind erforderlich, damit die Gebärmutter das zweite Kind fest umschließen kann und so in Längslage zum Beckeneingang schiebt. Während der erstgeborene Zwilling bereits gut eingepackt im Kinderbett liegt, beginnt die Geburtsphase Ihres zweiten Kindes. Mit Anleitung der Hebamme und wiederkehrendem Pressdrang schieben Sie ihr zweites Kind auf die Welt. Die Geburt der Zwillinge ist geschafft – ein großer und glücklicher Moment für die Eltern.

Ist auch das zweite Baby abgenabelt und untersucht, können beide Kinder erst einmal eine Zeit lang bei Ihnen und Ihrem Partner liegen und ankommen. Nach einer weiteren Pause beginnen erneut Wehen, die zur Geburt der Plazenten führen. Die Ablösung kündigt sich mit einer kräftigen Lösungsblutung an. Sie spüren einen Pressdrang und werden die weichen Plazenten mit deutlich geringerer Anstrengung herausschieben. Hebamme und Arzt untersuchen die Plazenten auf Vollständigkeit auch der Eihäute und Nabelgefäße. Sollten die Plazenten nicht vollständig geboren sein, muss zeitnah zur Geburt eine Ausschabung gemacht werden, da sich die Gebärmutter sonst nicht zurückbilden kann.

Kinder und Plazenten sind geboren – jetzt gratulieren auch die Geburtshelfer. Dann wird die frischgebackene Mutter auf eventuelle Verletzungen untersucht, die versorgt und wenn nötig genäht werden.

Was hilft bei der Wehenarbeit?

Über Jahrhunderte hinweg haben Frauen eine Vielfalt von Techniken und Methoden entdeckt und genutzt, die Wehen erträglicher machen. Angefangen bei verschiedenen Gebärhaltungen bis zu Atemtechniken, die den Atem in Fluss halten, um die Kinder angemessen mit Sauerstoff zu versorgen und die Muskeln immer wieder zu entspannen.

Die richtige Atmung
Die richtige Atmung kann eine vaginale Geburt enorm erleichtern. Damit es nicht zu einer Hyperventilation kommt, ist es wichtig, gleichmäßig und tief zu atmen. Folgende Übung kann helfen: das „Atemschiffchen" nach Schlaffhorst und Andersen.

Benutzen Sie zum Üben ein weißes Blatt Papier und Wachsmalstifte und kleben Sie das Papier auf dem Tisch an allen vier Ecken fest. Zuerst malen Sie die Form einmal nach. Das „Segel" soll sich bei Rechtshändern etwas rechts, bei Linkshändern etwas links von der Mitte befinden. Dadurch kommen Sie leichter in einen ruhigen Rhythmus. Sie wiederholen das Malen der Form so lange, bis es Ihnen leicht und flüssig von der Hand geht. Dann malen Sie das „Schiffchen" mit der anderen Hand und beginnen dabei am gegenüberliegenden Blattrand, d. h., Sie malen es spiegelgleich, um beide Gehirnhälften zu aktivieren. Erst im zweiten Schritt wird auf den oberen Schwung mit „schschsch" oder einem weichen „ffffffff" ausgeatmet, kurz vor dem Bug lassen Sie die restliche Luft geräuschlos ausströmen, sodass die Ausatmung am „Bug" beendet ist. Nach einer natürlichen, gelösten Pause kommt die Einatmung unwillkürlich, mit dem Einströmen der Luft fahren Sie über den „Schiffsbauch" zurück zum Ausgangspunkt und so fort.

▶ Das Atemschiffchen ist eine leicht zu erlernende Methode, die Sie während der Geburt entspannt.

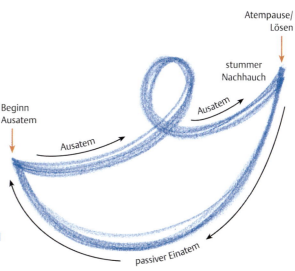

Um das „Atemschiffchen" während der Geburt wachrufen zu können, ist es hilfreich und wichtig, in der Schwangerschaft zu üben und als Erinnerungsstütze das Bild eines vorher gemalten „Schiffchens" mit in den Kreißsaal zu nehmen. Es kann dann im Geist gemalt werden.

Wege der Entspannung
Entspannungsübungen helfen in den Wehenpausen, Kraft zu schöpfen und alle Muskeln zu lockern, schaffen neue Energie und erleichtern die Arbeit der Wehen. Dazu können Sie auch ein warmes Bad nutzen. Im nicht zu heißen Wasser – Ihre Kinder schwimmen bereits in 37° C warmem – verlängern sich oftmals die Wehenpausen und ein sehr fester Muttermund beginnt, sich zu öffnen. Massagen an Rücken, Beinen und Füßen schaffen eine wohlige Entspannung und bei Kreuzschmerzen auch während der Wehen Linderung. Reichen diese Methoden nicht aus, wird die Hebamme Sie mit Naturheilverfahren wie Homöopathie und Akupunktur unterstützen.

Periduralanästhesie (PDA)
Kommen Ihre Kinder in der Geburtsklinik auf die Welt, stehen Ihnen noch weitere schulmedizinische Möglichkeiten zur Verfügung. Die üblichste Methode zur Schmerzlinderung und Entspannung ist die Periduralanästhesie. Diese wird zur vaginalen Zwillingsgeburt von vielen Geburtskliniken empfohlen, besonders dann, wenn ein Kind in Beckenendlage liegt. Dabei wird im Lendenwirbelbereich über eine Führungsschiene ein feiner Katheter in das Innere der Wirbelsäule vorgeschoben.

Die Führungsschiene wird entfernt und der lange Katheterschlauch auf dem Rücken fixiert. Über diesen können verschiedene Betäubungsmittel gegeben werden, die dem Anlass angemessen dosiert werden, zur Schmerzlinderung.

Bleiben Sie im Gespräch mit Ihren Geburtshelfern, geben Sie Rückmeldung über Ihre Wünsche und Erfahrungen, sodass die für Sie hilfreichste Möglichkeit gefunden werden kann.

Marihela

»Die Spontangeburt von Sarah Maria und Frieda Edeltraud

Ich war lange unentschlossen, wie meine Kinder auf die Welt kommen sollten. Nach der Spontangeburt meines ersten Kindes war mir klar, dass ich eine PDA haben wollte. Gleichzeitig tendierte ich zum Kaiserschnitt, um für das zweite Kind kein Risiko einzugehen. Nach einem kurzen Gespräch im Geburtsvorbereitungskurs stand der Entschluss fest, einfach das zu tun, was bei Geburt medizinisch vertretbar und sinnvoll ist. Ein Kind lag in Schädel-, das andere in Querlage. Mit einem Blasensprung in der 34. Schwangerschaftswoche ging alles ganz schnell. Die Geburt kam in Gang, ohne dass ich noch groß nachdenken konnte. Ich verließ mich auf meine Hebamme und gab mich dem Rhythmus der Wehen hin. Die Geburt verlief problemlos, vielleicht weil die Babys noch nicht so schwer waren. Ich hatte nur eine einzige Schrecksekunde, als mir klar wurde, dass ich zwischen dem ersten und zweiten Baby kaum Zeit zum Verschnaufen haben würde. Die Kommandos der Hebamme gingen direkt weiter. Mit einer einzigen Pressaktion war unser zweites Baby auch schon geboren, mit einem Abstand von nur neun Minuten! Die Geburt des zweiten Babys war viel leichter, denn es war ja alles „vorbereitet".«

Der Kaiserschnitt

Der Kaiserschnitt oder Sectio caesarea hat seinen Namen angeblich daher, dass der erste Mensch, der durch eine Schnittentbindung geboren wurde, abgeleitet aus dem lateinischen „caedere" = aufschneiden, den Namen „Caesar" bekam. Später entstand aus „Cäsar" der Begriff „Kaiser", sodass aus der „sectio caesarea" der „Kaiserschnitt" wurde.

Der Kaiserschnitt wird normalerweise in Teilanästhesie vorgenommen. Die Mutter kann bei Bewusstsein bleiben und die ersten Lebensminuten ihrer Kinder miterleben. Sie kann die Kinder somit von Anfang an stillen und die beiden schon nach wenigen Tagen selbst versorgen.

Wann werden Zwillinge mit Kaiserschnitt geboren?

Die Zwillingsgeburt durch Kaiserschnitt kann mehrere Gründe haben. Manchmal muss die begonnene vaginale Geburt abgebrochen werden, weil das führende Kind nicht ins Becken eintreten kann oder eines Ihrer Kinder über zu geringe Kraftreserven für die Wehenarbeit verfügt. Vielleicht haben Sie sich aber auch sozusagen „aus dem Bauch heraus", ohne einen medizinischen Grund, zu einem Kaiserschnitt entschlossen. Es gibt allerdings eindeutige medizinische Gründe, in denen schon im Vorfeld ein Kaiserschnitt empfohlen wird:

- Sie erwarten eineiige Zwillinge, die in einer gemeinsamen mütterlichen und kindlichen Fruchtblase liegen, die Kinder könnten sich bei einer vaginalen Geburt zu sehr behindern, zum Beispiel durch Nabelschnurkomplikationen.
- Der führende Zwilling liegt nicht in einer für die vaginale Geburt erforderlichen Längslage und kann so nicht ins mütterliche Becken eintreten, die Kinder liegen zum Beispiel beide in Querlage.
- Das führende Kind liegt in Beckenendlage und die von Ihnen ausgewählte Geburtsklinik hat keine Erfahrung in der Leitung von Beckenendlagengeburten.
- Placenta praevia: Eine oder beide Plazenten haben sich so tief in der Gebärmutter angesiedelt, dass sie den Muttermund von innen verschließen.
- Gewichtsdiskordanz der Zwillinge: Ein unterschiedliches, also diskordantes Wachstum kommt bei Zwillingen häufig vor. Man spricht erst dann von einer Diskordanz, wenn der Unterschied der mittels Ultraschall bestimmten Gewichte mehr als 25 Prozent beträgt. Das unterschiedliche Wachstum bedeutet nicht, dass es nach der Geburt einem Kind besser oder schlechter gehen wird oder die Kinder immer unterschiedlich groß sein werden.
- Eine Erkrankung der Mutter oder der Kinder.

Wie verläuft ein Kaiserschnitt?

Am Morgen der geplanten Geburt finden Sie sich bitte nüchtern in der Klinik ein. Nach den üblichen Untersuchungen wie CTG und Ultraschall werden Sie sich umziehen; ein Kliniknachthemd und Stützstrümpfe gehören dazu. Die Hebamme wird den Bereich des Kaiserschnittes rasieren, über einen venösen Zugang wird eine Infusion Ihren Kreislauf unterstützen und Sie werden ein Medikament zur Beruhigung des Magens einnehmen. Eine gute Unterstützung der Wundheilung bieten zwei vorab einzunehmende homöopathische Mittel, Aconitum napellus und Arnika. Fragen Sie Ihre Hebamme nach der richtigen Dosierung und dem passenden Zeitpunkt der Einnahme. Haben Sie sich zu einer Teilanästhesie ent-

WISSEN

Was wäre, ... wenn ein Notkaiserschnitt gemacht werden muss?

Es gibt Situationen in der Geburtshilfe, die nicht vorhersehbar sind, die aber ein schnelles Eingreifen und Handeln erfordern, um das Leben von Mutter und Kindern außer Gefahr zu bringen. Ein Notkaiserschnitt ist ein solches Eingreifen. Sie können sicher sein, dass jede Geburtsklinik über einen sogenannten „roten Knopf" verfügt: einmal gedrückt, versammelt sich innerhalb von zwei Minuten das komplette geburtshilfliche Team im Kreißsaal, um in weniger als zehn Minuten beide Kinder auf die Welt zu holen. Der Kinderarzt wird die Kinder sofort nach der Geburt untersuchen. In einer solchen Notfallsituation wird ein Kaiserschnitt selbstverständlich in Vollnarkose durchgeführt, da dies die schnellstmögliche Betäubung für die Mutter ist. Haben Sie bitte Verständnis dafür, dass der Partner nicht mit anwesend sein wird, sondern vor der Türe warten muss. Da ein Notkaiserschnitt zum Glück sehr selten erforderlich ist, ersparen wir Ihnen an dieser Stelle die seltenen Gründe, die einen solchen Eingriff notwendig machen. Begeben Sie sich vertrauensvoll in die Hände Ihrer Geburtshelfer mit der Sicherheit, dass sie nach bestem Wissen und Gewissen handeln, um Mutter und Kindern zu einem gesunden Start ins Leben zu verhelfen.

---

schlossen, wird in einem Vorbereitungsraum von einem Anästhesisten die Betäubung vorbereitet. Dann werden Sie auf dem Geburtsbett gelagert. Sie erleben ein merkwürdiges Gefühl, Sie können Ihre Beine nicht willentlich bewegen, da diese für den Kaiserschnitt gut betäubt sein müssen. Seien Sie unbesorgt, das Geburtshelferteam erklärt Ihnen in Ruhe jeden Schritt. Ihr Partner kann, ebenfalls in OP-Kleidung, an Ihrem Kopfende sitzen und Sie unterstützen. Ein Blasenkatheter wird gelegt, der Bauch wird mit einer Desinfektionslösung gewaschen und mit sterilen Tüchern abgedeckt.

Jetzt kann es losgehen. Sobald der Arzt mit dem Kaiserschnitt beginnt, wird es nur wenige Minuten dauern, bis Ihre Kinder auf der Welt sind. Mit einer Teilnarkose spüren Sie keinen Schmerz, aber die Manipulation durch die Geburtshelfer. Sicher hilft Ihnen das auf Seite 95 beschriebene Atemschiffchen über die Aufregung und Anstrengung hinweg.

Sobald die Gebärmutter eröffnet ist, wird das Fruchtwasser lautstark abgesaugt und Ihr erstes Kind wird geboren. Die Hebamme nimmt es in warmen Tüchern entgegen und bringt es zur Erstversorgung zu den Kinderärzten in den Nebenraum.

Im nächsten Moment wird Ihr zweites Kind geboren, eine zweite Person aus dem Team nimmt das Neugeborene entgegen und bringt es ebenfalls zur Erstversorgung. Der frischgebackene Vater wird dann zu den Kindern

▼ Bevor der Schnitt vernäht wird, können Sie erst einmal ihre Kinder begrüßen.

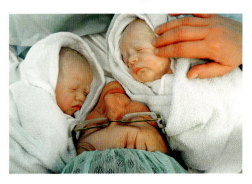

gerufen. Mit der Hebamme kommen die Kinder nun zu Ihnen und Sie können Ihre Zwillinge begrüßen. In der Zwischenzeit sind die Plazenten geboren, Ihre Gebärmutter wird vorsorglich ausgeschabt und der Bauch sorgfältig in mehreren Schichten zugenäht. Da es im Operationsraum eher kühl ist, wird die Hebamme mit Ihren Kindern, eventuell auch mit Ihrem Partner, in den Kreißsaal gehen und die beiden wiegen und messen. Ihre eigene Versorgung dauert circa eine Dreiviertelstunde. Dann werden Sie mit einem eher unspektakulären Pflaster auf dem Bauch im weichen Bett in den Kreißsaal verlegt, wo Ihre Kinder Sie erwarten.

Haben Sie sich zu einer Vollnarkose entschlossen, wird Ihr Partner Sie bis zum Operationsraum begleiten. Das Geburtshilfeteam wird Sie auf den Kaiserschnitt vorbereiten und schickt Sie per Vollnarkose in den Tiefschlaf, bis die Kinder geboren und Sie versorgt sind.

Andrea

»Für mich der richtige Weg: Der geplante Kaiserschnitt

Aus medizinischen Gründen stand frühzeitig fest, dass meine Zwillingsmädchen besser per Kaiserschnitt auf die Welt kommen würden. Das war völlig in Ordnung für mich. Die Geburt meines ersten Kindes war ein geplanter Kaiserschnitt und ich habe damit eine gute Erfahrung gemacht. Zudem merkte ich auch, dass ich mich mit einem Kaiserschnitt sicherer fühlen würde. Auf meinen Wunsch wurde die Geburt in Vollnarkose durchgeführt; ich wollte von der OP einfach nichts mitbekommen. Für mich war wichtig, dass die beiden von meinem Mann direkt liebevoll in Empfang genommen werden würden, und so war es dann auch. Obwohl ich die Mädchen erst später anlegen konnte, hat das Stillen von Anfang an problemlos geklappt und ich konnte beide die ersten sechs Monate voll stillen. Anders als oft behauptet wird, habe ich nie darunter gelitten, keine Spontangeburt erlebt zu haben. Meine Mädels sind wunderbar, wir verstehen uns gut, ich würde mich immer wieder so entscheiden.«

Die ersten Stunden nach der Geburt

Nach der Geburt beider Kinder und den ersten Untersuchungen sollten Sie die Zwillinge zum ersten Kennenlernen und Erholen nackt auf Ihre ebenfalls nackte Brust legen. Dieser Hautkontakt ist sehr wohltuend. Wenn Sie stillen möchten, ist jetzt ein guter Zeitpunkt, beide nacheinander mithilfe der Hebamme an die Brust zu legen. Genießen Sie auch das erste Familienbonding. Vater und Mutter können sich mit jeweils einem Zwilling auf der Brust hinlegen und sich damit vertraut machen, dass beide endlich da sind!

Neu geboren – die ersten Untersuchungen der Kinder

Sobald der erste Zwilling geboren ist und auf Ihrer Brust liegt, beurteilen Hebammen und Geburtshelfer anhand des Apgar-Tests mit erfahrenem Blick seine Anpassung an die neue Umgebung und kontrollieren seine Atmung und seinen Herzschlag. Nach dem Abnabeln wird eine kleine Menge Blut aus der Nabelschnur, die zur Plazenta führt, entnommen und untersucht:

Anhand der Blutwerte kann man die Sauerstoffversorgung des Babys während der gerade abgelaufenen Geburt beurteilen. Sind die Werte im Normbereich, benötigt das Neugeborene zur weiteren Anpassung keine Unterstützung. Sind diese Werte zu niedrig, braucht es unter Umständen für eine kurze Zeit mit Sauerstoff angereicherte Luft zum Atmen, bis seine Blutwerte ausgeglichen sind.

Ist die Mutter Rhesus-negativ, wird auch die Blutgruppe der neugeborenen Babys bestimmt. Ist einer der Zwillinge mit einem positiven Rhesusfaktor geboren, wird der frischgebackenen Mutter zeitnah zur Geburt ein künstlicher Antikörper gespritzt, damit Sie keinen eigenen Antikörper gegen Rhesus-positives Blut entwickelt. Bei einer weiteren Schwangerschaft könnten diese Antikörper gegen das Rhesus-positive Blut des Ungeborenen arbeiten und so zu einer Blutarmut des Babys führen.

Innerhalb der ersten Lebensstunde des ersten Zwillings wird der zweite Zwilling geboren, während der erste Zwilling gut eingepackt in einem Kinderbett oder in der Obhut des Kreißsaalteams neben der Mutter liegt. Die Hebammen und Geburtshelfer beurteilen bei dem zweiten Kind ebenfalls die Anpassung von Atmung und Kreislauf anhand des Apgar-Tests und untersuchen das Nabelschnurblut. Oft ist das zweite Kind leicht gestresster als das erste. Immerhin muss der zweite Zwilling nach den erlebten Geburtswehen seines Geschwisters auch seine eigenen Geburtswehen bewältigen.

Der Apgar-Test und die Bestimmung der Blutwerte gehören schon zur U1, der ersten Vorsorgeuntersuchung nach der Geburt. Die Ergebnisse werden in das gelbe Kinder-Untersuchungsheft eingetragen, das jedes Ihrer Kinder von nun an bis zum 14. Lebensjahr begleiten wird.

Zur ausführlichen Untersuchung werden Ihre Kinder behutsam unter einer Wärmelampe abgetastet. Die Hebamme oder der Kinderarzt kontrolliert beide von Kopf bis Fuß. Die Fontanellen, der Gaumen und die Wirbelsäule werden abgetastet, Herz und Lungen werden abgehört. Das Gewicht, die Körperlänge und der Kopfumfang werden gemessen und notiert. Nachdem die Hebamme den Nabelschnurrest versorgt hat, werden die Kinder nicht mehr wie früher gebadet, sondern gleich angezogen. Denn die Käseschmiereschicht, mit der sie auf die Welt kommen, schützt vor dem Auskühlen und ist eine wunderbare Hautpflege, die vorerst nicht abgewaschen werden muss. Das erste Bad genießen Ihre Kinder zu Hause, wenn der Nabelschnurrest abgefallen ist.

Beide Kinder bekommen zur Unterstützung der Blutgerinnung zwei Tropfen Vitamin K (Konakion) in den Mund geträufelt, wenn Sie es wünschen. Diese Prophylaxe wird bei den folgenden zwei Vorsorgeuntersuchungen wiederholt. Alternative Behandlungen besprechen Sie bitte im Vorhinein mit Ihrer Hebamme und Ihrem Kinderarzt. Augentropfen zur Verhinderung von Augeninfektionen werden meist nicht mehr gegeben. Eine Impfung muss nach der Geburt nur in sehr besonderen Fällen erfolgen, zum Beispiel bei einer frischen Hepatitisinfektion der Mutter.

Frisch entbunden – die erste Versorgung der Mutter

Wenn Sie Ihre Zwillinge vaginal geboren haben, können Sie die beiden nach dem ersten Durchatmen erst einmal kennenlernen und vielleicht schon das erste Mal stillen. Dann werden Sie untersucht. Vielleicht ist es während der Geburt zu Verletzungen gekommen, einem Dammschnitt oder einer Schürfung der Scheide. Falls Verletzungen verstärkt bluten, müssen diese rasch versorgt werden. Wäh-

> ## WISSEN
>
> ### Apgar-Test
>
> Der Apgar-Test ist ein in den 50er Jahren von der Ärztin Virginia Apgar entwickelter Beurteilungsscore für die Anpassungsfähigkeit von Neugeborenen nach der Geburt. Nach einer, drei, fünf und zehn Minuten werden fünf Kriterien beurteilt: Herzschlag, Atmung, Hautfarbe, Reflexe und Muskeltonus, die jeweils mit null bis zwei Punkten bewertet werden können. Zwei dieser Werte werden im U-Heft dokumentiert. Erreichen Ihre Neugeborenen mindestens acht Punkte, wissen Sie, dass es beiden gut geht und sie keine weitere Hilfestellung benötigen.

rend Sie über die Periduralanästhesie oder eine lokale Spritze betäubt sind, näht der Arzt die Verletzungen. Danach werden Sie gewaschen und angezogen. Sind Sie so weit versorgt und ins weiche Bett umgestiegen, können Sie sich mit Ihrem Geburtstagsessen stärken. Vor der Verlegung auf die Wöchnerinnenstation oder der Entlassung nach Hause wird Ihr Kreislauf überprüft und Sie sollten Ihre Harnblase problemlos entleert haben.

Wenn Sie Ihre Kinder durch einen Kaiserschnitt geboren haben, können Sie die beiden nach der ersten kinderärztlichen Untersuchung sehen. Die Babys werden Ihnen warm eingepackt gebracht. Da es im Operationsraum eher kühl ist, werden die Zwillinge nur eine begrenzte Zeit bei Ihnen bleiben können. Die Hebamme wird mit Ihren Kindern in einen anderen Raum gehen und die beiden versorgen. Besprechen Sie mit Ihrem Partner, ob Sie ihn gerne bei sich haben möchten oder ob es Ihnen besser geht, wenn Ihr Partner bei den Kindern bleibt. Er kann so das Messen, Wiegen und Anziehen der Kinder miterleben und sich die beiden für eine erste Kuschelrunde auf die nackte väterliche Brust legen, bis Sie selbst versorgt sind und Ihre Kinder entgegennehmen können. Ihre Betreuung im OP dauert nach der Geburt noch etwa eine Dreiviertelstunde.

Die ersten Tage im Krankenhaus

Sind Sie alle drei versorgt und untersucht, werden Sie circa zwei Stunden nach der Geburt gemeinsam auf die Wöchnerinnenstation verlegt und können mit dem „Rooming-in" beginnen. „Rooming-in" bedeutet, dass Sie mit Ihren Kindern auf einem Zimmer Tag und Nacht zusammenbleiben. Ihre Kinder können auch nach Absprache stundenweise im Neugeborenenzimmer in die Obhut von Kinderkrankenschwestern und -pflegern gegeben werden.

Belegen Sie ein Familienzimmer, kann Ihr Partner die ersten Tage mit Ihnen und den Kindern erleben. Das ist besonders nach einem Kaiserschnitt eine große Hilfe. Ihr Partner kann die Kinder im Zimmer versorgen und Ihnen beim Stillen und Füttern helfen. Bleiben Sie mit Ihren Kinder alleine im Krankenhaus, werden Ihre Zwillinge in den ersten Tagen nach einem Kaiserschnitt im Neugeborenenzimmer versorgt, bis Sie sich erholt haben.

Während der üblichen drei bis fünf Tage im Krankenhaus, unabhängig davon, wie Sie entbunden haben, werden täglich die Rückbildung der Gebärmutter und der Wochenfluss kontrolliert, genauso wie das Verheilen von Geburtsverletzungen. Sie bekommen Unterstützung in Sachen Körper- und Intimpflege und Anleitung zur Frühwochenbettgymnastik.

Bei der Versorgung Ihrer Zwillinge wird Ihnen das Team eine gute Unterstützung sein, Sie beim Wickeln und Anziehen anleiten und Ihnen beim Stillen und Füttern mit Rat und Tat zur Seite stehen. In den meisten Geburtskliniken werden Sie auf Wunsch von einer Stillberaterin betreut, die mit Ihnen zum Beispiel das gleichzeitige Anlegen der Zwillinge übt. Der Kinderarzt wird in den ersten Tagen den Guthrie-Test durchführen. Dazu werden anhand einer Blutentnahme bei Ihren Kindern Stoffwechselerkrankungen getestet. Das Hörvermögen Ihrer Kinder wird überprüft und die Reife der Hüfte durch eine Ultraschalluntersuchung kontrolliert. Ab dem dritten Tag erfolgt die zweite Vorsorgeuntersuchung U2, bei der eine Reihe neurologischer Reflexe überprüft werden.

Wenn Sie ambulant entbinden

Ist die Geburt Ihrer Kinder ohne Komplikationen verlaufen und geht es allen gut, können Sie drei bis sechs Stunden nach der Geburt nach Hause gehen. Eine wichtige Voraussetzung für die ambulante Geburt ist eine gute Vorbereitung. Sie brauchen:

Hebammenbetreuung: Sprechen Sie unbedingt vor der Geburt mit Ihrer Nachsorgehebamme über die ambulante Entbindung, sodass sie kurzfristig für Sie zur Verfügung steht. Klären Sie vorab mit Hebamme und Kinderarzt, wer den Guthrie-Test abnehmen wird. Dieser Stoffwechseltest muss innerhalb der 36.–72. Lebensstunde Ihrer Kinder durchgeführt werden. Die Hebamme benötigt hierzu eine schriftliche Anordnung des Kinderarztes oder der Geburtsklinik.

einen niedergelassenen Kinderarzt: Nehmen Sie schon vor der Geburt der Zwillinge Kontakt zu einem Kinderarzt auf und erfragen Sie, ob er bereit ist, zur U2 zwischen dem 3. und 10. Lebenstag Ihrer Kinder einen Hausbesuch zu machen.

Rundumversorgung zu Hause: Auch Ihre Versorgung muss gut vorbereitet sein. Mindestens während der ersten drei Wochen brauchen Sie rund um die Uhr Unterstützung und Begleitung. Mobilisieren Sie Familie, Freunde oder andere Hilfe, vor allem, wenn Ihr Partner keinen oder nicht ausreichend Urlaub nehmen kann. Lesen Sie dazu unser Kapitel „Gut vorbereitet ins Wochenbett" (siehe S. 114)

Ein guter Start für Frühgeborene

Kinder, die vor der vollendeten 37. Schwangerschaftswoche geboren werden, gelten als Frühgeburten. Viele Frühgeborene wachsen ohne weitere Gesundheits- oder Entwicklungsstörung heran. Generell lässt sich sagen, dass das Risiko für Störungen sinkt, je weiter die Kinder bei der Geburt entwickelt sind. Gerade für Geburten ab der 32. Schwangerschaftswoche gilt, dass die Entwicklung der Kinder in der überwiegenden Zahl der Fälle völlig normal verläuft. Auch bei einer Geburt in der 28. Schwangerschaftswoche geht man davon aus, dass neun von zehn Kindern ohne weitere Beeinträchtigungen heranwachsen. Auf der Grundlage von 235 erfassten Zwillingsfamilien haben wir Ihnen eine Übersicht über den Zeitpunkt der Geburt zusammengestellt (anhand der Einteilung der European Foundation for the care of newborn infants [EFCNI]).

Was können Eltern tun?

Wenn Ihre Kinder nicht nach Plan ins Leben starten, können Sie durch die Wahl der richtigen Geburtsklinik sowohl die Überlebenschancen als auch die Chancen auf eine optimale Entwicklung Ihrer Kinder erhöhen. Frühgeborene Babys sollten in einer ihren

Bedürfnissen entsprechenden Klinik versorgt werden. Machen sich Ihre Zwillinge vor der abgeschlossenen 36. Schwangerschaftswoche auf den Weg, ist die richtige Wahl ein Perinatalzentrum, also eine spezialisierte Einrichtung mit Neugeborenen-Intensivstation, in der Geburtshelfer und Kinderärzte räumlich miteinander verbunden in ständiger Bereitschaft für die Versorgung von Früh- und Neugeborenen stehen.

Ärzte, Schwestern und Eltern helfen gemeinsam

Sind Ihre Kinder zu früh geboren, werden Sie von Anfang an mithilfe der Ärzte, Schwestern und Pfleger der Kinderklinik Ihre Kinder mit versorgen. Schon in den ersten Tagen können Sie „Kängurueen" und sich Ihre zu früh geborenen Kinder zum Kuscheln auf die Brust legen. Anfangs wirken die Kabel und Schläuche sicher beängstigend, aber Sie werden sich mit der Unterstützung des Kinderklinikteams bald daran gewöhnen. Frühgeborene brauchen für die erste Zeit eine besondere Betreuung und Kontrolle, bis sie nachgereift sind und ohne Unterstützung zurechtkommen. Die Zeit im Elternbegleitbett oder regelmäßiger Klinikbesuche sollten Sie nutzen, um Ihr Mutter- und Elternsein zu Hause und für Ihr Umfeld sichtbar zu machen. Gönnen Sie sich den Einkauf von Babykleidung, verschicken Sie Fotos Ihrer süßen Sprösslinge und hängen Sie einen Storch an Ihre Türe, denn Sie sind ja auf der Welt, Ihre Kinder, nur noch am „falschen" Ort. Normalerweise können Sie Ihre Kinder mit nach Hause nehmen, wenn sie ihren errechneten Geburtstermin erreicht haben. Lassen Sie sich am besten die Telefonnummer der Säuglingsstation mitgeben, die Schwestern kennen die Kinder gut und helfen auch nach der Entlassung gerne weiter.

In manchen Städten bieten die Kinderkliniken einen Nachbetreuungsservice an: eine Kinderkrankenschwester kann, von der Krankenkasse finanziert, mehrere Hausbesuche machen und die zu früh geborenen Kinder so weiterbetreuen, zusätzlich zu der Nachsorgebetreuung durch eine Hebamme.

Zeitpunkt der Geburt

	SSW	Anzahl der Familien	Prozent
Extrem frühe Geburt	vor der 28. SSW	4	1,7
Sehr frühe Geburt	29.–31. SSW	9	3,8
Mäßig frühe Geburt	32.–33. SSW	11	4,7
Frühe Geburt	34.–36. SSW	59	25
Reif geboren	ab 37. SSW	152	64,8
Gesamtzahl Familien		235	100

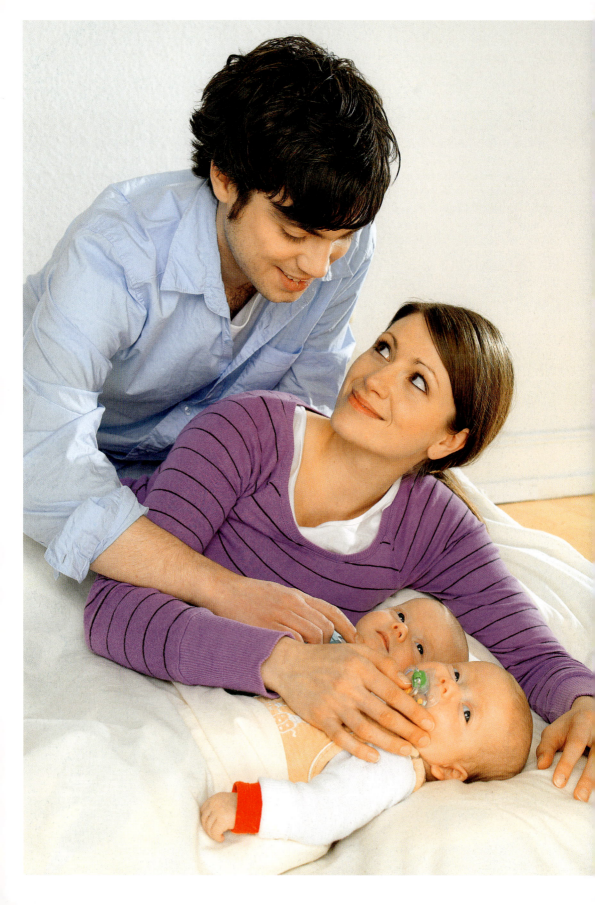

Das Wochenbett

„Wochenbett" – nehmen Sie diese uralte Bezeichnung nach den Anstrengungen der Geburt bitte wörtlich! Sie und Ihre Kinder brauchen Raum und Ruhe zum Ankommen im Leben als Familie. Staunen Sie über zwei wunderbare kleine Menschen und genießen Sie die neue Nähe. Schließlich sind Ihnen die beiden Neuankömmlinge schon seit vielen Monaten vertraut.

DAS WOCHENBETT

Die erste Zeit nach der Geburt

Die ersten Wochen nach der Geburt der Zwillinge sind eine Zeit der Umstellung, der körperlichen Veränderung und des sich Aneinandergewöhnens. Diese erste Zeit ist gerade so schön und intensiv, weil Sie Ihren Kindern körperlich so nahe sind. Sie werden sie als intensive „Kuschelzeit" in Erinnerung behalten, in der Sie Ihre Kinder mit allen Sinnen wahrnehmen.

Sie genießen ihren besonderen süßen Geruch, ihre besonders zarte Haut, ihre unübertreffliche Mimik und vieles mehr. Auch Ihre Kinder nehmen Sie mit allen Sinnen auf. Schon nach wenigen Tagen kann ein Neugeborenes seine Mutter ausschließlich am Geruch erkennen. Babys haben ein angeborenes Interesse am menschlichen Gesicht, können in einem Abstand von 25 cm scharf sehen und sich an das Gesehene erinnern, sogar Veränderungen erkennen. Nehmen Sie sich Zeit für dieses intensive Kennenlernen. Bald werden Sie sich fragen, wie es ohne die beiden war!

Wenn Sie eineiige Zwillinge geboren haben, werden Sie beide bald unterscheiden können und ihre individuellen Besonderheiten bemerken. „Bald" ist natürlich ein dehnbarer Begriff! Scheuen Sie sich nicht, die Kinder Namensbändchen tragen zu lassen, bis Sie beide sicher unterscheiden können. Ersetzen Sie die zu klein gewordenen Armbändchen einfach durch passende, wenn Sie mehr Zeit brauchen. Nicht nur die Sie betreuenden Hebammen, Schwestern und Ärzte, bestimmt auch Familie und Freunde werden dankbar für diese Hilfestellung sein.

Kuschelzeit und Schonzeit

Kuscheln Sie sich mit Ihren Kindern wortwörtlich ins Wochenbett, genießen Sie das „Bonding" und lernen Sie Ihre Kinder kennen! Intensives Kuscheln mit viel Hautkontakt beruhigt Ihre Kinder und wird die Anstrengungen der Geburt bei Ihnen und Ihren Kindern schnell wettmachen. Die Umstellung des kindlichen Stoffwechsels geht entspannter vor sich und Saugreflexe Ihrer Kinder werden angeregt. Sie erkennen bei beiden frühzeitig Anzeichen von Hunger und Unwohlsein.

Von alters her weiß man um die Besonderheiten dieser Zeit. So hießen die Frauen früher Kindbetterin oder Sechswöchnerin – die magischen vierzig Tage nach der Niederkunft waren und sind eine Schonzeit.

In vielen Kulturen wird das Wochenbett mit besonderen Ritualen begleitet. Die junge Mutter wird mit Massagen zur Rückbildung der Gebärmutter und besonderen Speisen zur Reinigung und Kräftigung versorgt. Viele Großmütter kennen noch die besonders kräftigenden Rezepte, die frischgebackene Mütter nach der Anstrengung von Schwangerschaft und Geburt stärken und den Milchfluss anregen. Einige bewährte Gerichte haben wir für Sie im Anhang gesammelt. Viel Freude beim Ausprobieren!

Stephanie
»Auszeit für sechs Wochen

Es war uns wichtig, dass die Babys in Ruhe „ankommen", deshalb sind wir mit ihnen die ersten Wochen nicht nach draußen gegangen. So konnten sie „zu sich finden" und sich dann Schritt für Schritt an ihr Bett, an das Schlafzimmer und an den Rest der Wohnung gewöhnen und hatten zudem viel Zeit, sich gegenseitig wahrzunehmen. Aus den geplanten drei sind dann schnell sechs Wochen geworden, denn das Ganze ließ sich besser organisieren als anfangs gedacht. Inzwischen haben wir einen ruhigen und einen quirligen acht Monate alten Zwilling, die aber beide sehr ausgeglichen und ausgesprochen „pflegeleicht" sind. Diese positive Erfahrung haben wir bereits mit unserer zehnjährigen Tochter gemacht, die bis heute von dieser ersten wichtigen Zeit profitiert.«

Väter im Wochenbett

Die frischgebackenen Väter befinden sich ebenfalls im Wochenbett. Sie erleben das Vaterwerden von Zwillingen genauso intensiv, sind genauso überwältigt wie ihre Partnerin. Und sie sind nahezu unabkömmlich. Der Vater wird gebraucht zur alltäglichen und nächtlichen Unterstützung der Mutter bei der Versorgung der Zwillinge. Die Organisation des Haushaltes, das Einkaufen von großen Mengen Nahrungsmitteln und Getränken für die stillende Mutter, die zu bewältigenden Außenkontakte fordern die Väter ganz ordentlich. Außerdem sollten sie jederzeit eine starke Schulter zur emotionalen Unterstützung ihrer Partnerin bieten.

Planen Sie als junge Eltern mit ein, dass auch der Vater, der nicht durch Stillhormone „gepuscht" ist, eine Portion Schlaf benötigt. Nehmen Sie jede Ihnen angebotene Hilfestellung an, die zur Entlastung beiträgt. Schließlich sollen auch die Väter die erste Zeit mit ihren Kindern genießen und Sie sollen gemeinsam Zeit haben, sich als Eltern wahrzunehmen.

Geschwister im Wochenbett

Geschwisterkinder sollten immer die ersten sein, die nach den Eltern den Familienzuwachs kennenlernen! Lassen Sie die Zwillinge als „Besucher" ein Gastgeschenk für das ältere Kind mitbringen. Fotografieren Sie die Kinder zusammen und bitten Sie jemanden, ein Familienbild von Ihnen allen gemeinsam zu machen.

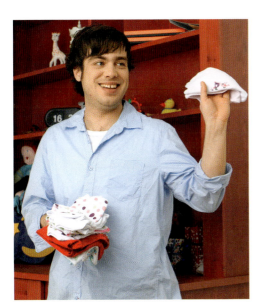

◂ Väter von Zwillingen sind schnell sicher in der Versorgung der Kinder.

Bitten sie weitere Besucher, auch für das ältere Kind ein kleines Geschenk mitzubringen. Bereiten Sie vielleicht sogar selbst einen Vorrat an kleinen Überraschungen vor, die Sie Ihren Besuchern gegebenenfalls aushändigen, da sicherlich nicht alle daran denken. Sorgen sie dafür, dass Besucher sich auch mit dem älteren Kind beschäftigen, loben sie deutlich dessen Vorzüge. Erlauben sie Ihrem älteren Kind, selbst Besucher einzuladen, die die Babys kennenlernen dürfen.

Jüngere Geschwisterkinder brauchen jetzt noch einmal besonders viel körperliche Nähe zur Mutter, wollen wie die Babys umsorgt und im Arm gehalten werden. Ältere Kinder können, wenn sie dies möchten, kleinere Aufgaben übernehmen, um den Eltern zu helfen. Das erfüllt sie oft mit Stolz und Freude. Falls Geburtsanzeigen verschickt werden, könnten zum Beispiel von den älteren Geschwistern gemalte Motive oder ein von ihnen geschossenes Foto verwendet werden. So können Sie Ihr großes Kind einbinden.

Wickeln und Füttern im Doppelpack

Auch wenn Sie Ihre Zwillinge jeweils durchschnittlich sechs bis acht Mal am Tag füttern und den beiden genauso oft die Windeln wechseln – Sie bekommen schnell Routine in diesen Dingen. Geben Sie sich drei bis vier Wochen Zeit, in denen Sie Unterstützung organisieren. Mithilfe Ihrer Hebamme werden Sie bald einen Rhythmus finden. Die Hormone nach der Geburt helfen den Müttern, mit kürzeren Schlafphasen zurechtzukommen. Und letztendlich stehen Sie ja für die süßesten Zwillinge der Welt auf!

Die Phasen des Wochenbettes der Mutter

Das Wochenbett geht, unabhängig davon, ob Sie Einlinge oder Zwillinge geboren haben, immer in den gleichen Phasen vor sich und dauert acht Wochen. Sie können es nicht beschleunigen und sollten diese Zeit als besondere wahrnehmen.

Nach der Geburt der Zwillinge beginnt das Frühwochenbett, es dauert vom 1. bis zum 10. Tag. Neben der ersten, intensiven Phase des Einander-Kennenlernens steht die Rückbildung der Gebärmutter und das Abheilen von Geburtswunden im Vordergrund. Die Milchbildung kommt in Gang oder das Abstillen wird bewältigt, wenn die Babys mit der Flasche gefüttert werden.

Das Spätwochenbett schließt sich vom 11.Tag bis zum Ende der 8.Woche an. In dieser Phase stellt sich der Hormonhaushalt der Mutter um und Eltern und Kinder gewöhnen sich an ein Leben miteinander.

Körperliche Veränderungen

Nach den zuweilen beschwerlichen letzten Wochen der Schwangerschaft kommt Ihnen Ihr Bauch jetzt sicher recht klein vor. Nach der Geburt der Zwillinge wird er auf eine Größe wie etwa zu Zeiten der 24. Schwangerschaftswoche zusammengeschrumpft sein. Sie haben Ihren Körper wieder für sich, sind deutlich beweglicher und können sich schon bald nicht mehr vorstellen, wie beide Kinder in Ihrem Bauch Platz gefunden haben!

Auch wenn Sie die letzten Wochen liegend verbringen mussten, machen Sie sich nicht zu viele Sorgen um Ihre körperliche Fitness.

> ## WISSEN
> ### Anleitung zur Bauchmassage für die Mutter
>
> Diese Massage kann von einer vertrauten Person vorgenommen werden, sie unterstützt die Rückbildung der Gebärmutter, die Darmtätigkeit und sorgt für ein gutes „Bauchgefühl":
>
> 1. „Sonne und Mond": Die linke Hand kreist im Uhrzeigersinn um den Bauchnabel, die rechte Hand führt unterhalb des Bauchnabels Halbkreise aus.
> 2. „Teig kneten": Sie verschieben mit beiden Händen die Bauchdecke gegeneinander von den Seiten zur Mitte.
> 3. „Bauchwelle": Sie schieben mit beiden Händen das weiche Gewebe von der Taille zum Bauchnabel und lassen über dem Bauchnabel die Bauchdecke abrupt los, sie wiederholen diese Bewegung von der anderen Seite.
> 4. „Sonnenstrahlen": Sie ziehen mit Ihren Fingern Strahlen vom Bauchnabel nach außen und von außen zum Bauchnabel.
> 5. „Das Karo": Beide Hände liegen am Rippenbogen, streichen nun zur Taille, von dort nach hinten zum Rücken, wo sich die Fingerspitzen unter der Wirbelsäule treffen; von dort aus ziehen Sie kräftig über die Hüftknochen in Richtung Symphyse.

Die Entlastung, den Bauch nicht mehr tragen zu müssen, setzt einige Energie frei. Nutzen Sie dennoch das Frühwochenbett, um sich auszuruhen. Immerhin handelt es sich um Ihr „Wochenbett" und nicht den „Tagesstuhl"! Die Versorgung Ihrer Zwillinge wird viele Stunden in Anspruch nehmen, nutzen Sie also die verbleibende Zeit zum Liegen.

Die Rückbildung der Gebärmutter

Die Rückbildung der Gebärmutter geht nach der großen Dehnung durch zwei Kinder etwas langsamer vor sich als nach einer Einlingsschwangerschaft. Sind Ihre Kinder durch einen Kaiserschnitt auf die Welt gekommen oder haben Sie schon Geschwisterkinder geboren, darf sich die Gebärmutter erst recht mehr Zeit lassen.

Nach der Geburt ist die Gebärmutter etwa zwei Zentimeter oberhalb des Bauchnabels zu tasten. In den nächsten Tagen sinkt sie ca. einen Zentimeter pro Tag und hat sich nach gut vierzehn Tagen ganz ins kleine Becken zurückgezogen. Durch Nachwehen, kräftige Kontraktionen der Gebärmutter, werden vor allem die Blutgefäße an den Plazentahaftstellen komprimiert. Reste von Eihäuten, Fruchtwasser und Gebärmutterschleimhaut fließen als sogenannter Wochenfluss ab.

Der Wochenfluss

Der Wochenfluss fließt zwei bis drei Wochen blutig stark. Er wird allmählich schwächer und wandelt sich in einen erst bräunlichen, dann gelblichen Ausfluss, der nach vier bis sechs Wochen versiegt. Da sich zwei Plazenten oder eine größere gemeinsame Plazenta gelöst haben, kann die Blutung in den ersten Tagen verstärkt sein. Nach einem Kaiserschnitt ist der Wochenfluss weniger stark, da ein Teil der Gebärmutterschleimhaut operativ entfernt wird.

Das Stillen der Zwillinge ist eine gute Möglichkeit, die Rückbildung der Gebärmutter zu fördern. Durch das Saugen an der Brust wird die Ausschüttung des Wehenhormons Oxytocin ausgelöst, welches Nachwehen fördert. Wenn Sie Ihre Zwillinge mit der Flasche füttern, bedingt das nicht zwangsläufig eine verzögerte Rückbildung. Sie können täglich Rückbildungstee (siehe Anhang) trinken und mit leichter Gymnastik Ihre Gebärmutter unterstützen.

Hilfe bei Rückbildungsstörungen

Wenn sich die Gebärmutter nur zögerlich zurückbildet, kann die auf Seite 109 beschriebene Bauchmassage helfen. Neben Rückbildungstee und Gymnastik können Sie sich regelmäßig bäuchlings auf ein gerolltes Kissen legen. Sehr wirkungsvoll sind warme Fußbäder mit Senfmehl. Geben Sie zwei Esslöffel auf 5–10 Liter Wasser.

Nehmen Sie sich Zeit für Ihre Pflege

Achten Sie auf eine gute Körperhygiene, auch wenn die Versorgung Ihrer Zwillinge Ihnen zuweilen wenig Zeit lässt.

- Wechseln Sie nach jedem Toilettengang die Vorlagen. Am besten eignen sich Vorlagen aus Zellstoff und Watte ohne hautreizende Parfüme und Kunstfaserschichten.
- Achten Sie auf weichen Stuhlgang. Reichlich Flüssigkeit und eine Portion Leinsamen mit Joghurt zum Frühstück erleichtern die Verdauung und lindern eventuelle Beschwerden.

Bei einer Dammverletzung
- Vermeiden Sie in den ersten Tagen langes Sitzen, um die Dammnaht zu entlasten. Auch das oft empfohlene Sitzen auf einem Schwimmring ist der Wundheilung nicht zuträglich. Verletzungen im Dammbereich verheilen in der Regel sehr gut und sind schon nach wenigen Wochen nicht mehr zu spüren.
- Spülen Sie den Dammbereich nach jedem Toilettengang mit Wasser unter Zusatz einer Wochenbettspülung ab. Dazu geben Sie auf einen Liter Wasser ein Portionstöpfchen Kaffeesahne und drei Tropfen ätherisches Lavendelöl. Das wirkt desinfizierend, unterstützt die Regeneration der Scheidenflora und riecht angenehm. Spülen Sie schon während des Wasserlassens, lässt sich ein Brennen mildern oder vermeiden.

Nach einem Kaiserschnitt
- Legen Sie sich zur Entlastung der Bauchnaht regelmäßig ausgestreckt und entspannt hin.
- Stehen Sie – wie in der Schwangerschaft – über die Seite langsam auf, bleiben Sie ruhig einen Moment auf der Bettkante sitzen, bevor Sie mit dem Ausatmen aufstehen. Zur Unterstützung können Sie den Bauch mit leichtem Druck mit Ihren Händen halten.
- Benutzen sie nach dem Toilettengang zur Reinigung die Wochenbettspülung. Der angenehm duftende Zusatz unterstützt die Regeneration der Scheidenflora.
- Nach vierzehn Tagen können Sie die Kaiserschnittnarbe mit einem Öl nach Anleitung massieren. Die Massage fördert die Wundheilung und beugt Verklebungen der einzelnen Hautschichten vor. Das anfängliche Taubheitsgefühl verschwindet in der Regel nach frühestens drei Wochen, manchmal hält es aber auch bis zum ersten Geburtstag der Kinder an.

Der Beckenboden

Ob nach einer spontanen Geburt oder einem Kaiserschnitt – Ihre Beckenbodenmuskulatur ist vor allem durch das Austragen der Zwillinge in Anspruch genommen worden und durch die weichmachenden Schwangerschaftshormone geschwächt. Viele Zwillingsschwangere bemerken deswegen schon vor der Geburt eine leichte Stressinkontinenz – sie verlieren bei Anstrengung durch Husten, Niesen oder Lachen ein wenig Urin. Das ist rund um die Geburt ganz normal.

Spezielle Übungen und ein aufmerksames Verhalten im Alltag tragen zur Stärkung Ihrer Beckenbodenmuskulatur bei:
- Gehen Sie regelmäßig zur Toilette und entleeren Sie Blase und Darm, damit Sie die Muskeln in der sensiblen ersten Zeit nach der Geburt nicht überfordern.

WISSEN

Narbenmassage

Etwa zwei Wochen nach dem Kaiserschnitt, wenn alle Fäden und Schläuche entfernt sind, können Sie mit der Narbenmassage beginnen. Sie beschleunigen den Heilungsprozess Ihrer Narbe und halten diese geschmeidig, wenn Sie mehrmals täglich eine Massage durchführen. Es ist wichtig, die Narbe immer beidseits zu behandeln. Somit wird Geschwülsten und Verhärtungen vorgebeugt.

Ablauf der Narbenmassage

Ab dem 14. Tag
Fixieren des Gewebes mit einer Hand
-- Narbe
↑↑ ↑↑ ↑↑ ↑↑ ↑↑ ↑↑ ↑↑ ↑↑ ↑↑ ↑↑
Leichter Druck bis zur Narbe, mit der anderen Hand (nicht über die Narbe drüber)

Ab dem 21. Tag
Fixieren des Gewebes mit einer Hand
-- Narbe
↓↓ ↓↓ ↓↓ ↓↓ ↓↓ ↓↓ ↓↓ ↓↓ ↓↓ ↓↓
Leichter Druck von der Narbe weg, mit der anderen Hand

Ab dem 28. Tag
Fixieren des Gewebes mit einer Hand
-- Narbe

Leichter Druck bis zur Narbe, anschließend leichter Zug von der Narbe

Ab dem 35. Tag
Fixieren des Gewebes mit einer Hand
-- Narbe
→ → → → → → →
Leichter Zug entlang der Narbe, ohne jedoch die Narbe zu berühren

Ab dem 42. Tag
Ein gegenseitiges Verschieben der Haut, ober- und unterhalb der Narbe
← ← ← ← ← ← ←
-- Narbe
→ → → → → → →

Ab dem 49. Tag
Als letzten Schritt das Abheben der Narbe (indem man sie mit zwei Fingern abhebt)
↓↓ ↓↓ ↓↓ ↓↓ ↓↓ ↓↓ ↓↓ ↓↓ ↓↓ ↓↓
-- Narbe
↑↑ ↑↑ ↑↑ ↑↑ ↑↑ ↑↑ ↑↑ ↑↑ ↑↑ ↑↑

- Vermeiden Sie das Heben und Tragen von mehr als fünf Kilogramm. Noch sind das Gewebe, die Muskeln, Bänder und Knochenverbindungen durch die Schwangerschaftshormone weich und nur wenig belastbar. Wenn Geschwisterkinder auf den Arm möchten, setzen Sie sich besser hin und lassen die Kinder zu sich klettern. Sie vermeiden so eine Senkung von Beckenbodenmuskulatur und Scheideninnenwänden.
- Vermeiden Sie das Anspannen der geraden Bauchmuskulatur: zu viel Druck auf den Beckenboden kann eine Senkung begünstigen.
- Legen Sie sich weiterhin über die Seite hin und stehen Sie ebenfalls so auf.
- Versuchen Sie, täglich einige leichte Beckenbodenübungen im Alltag zu integrieren, um Ihre Muskeln zu stärken und einer Inkontinenz entgegen zu wirken.

Leichte Übungen für das frühe Wochenbett

Sobald Sie sich von der Geburt erholt haben, Verletzungen allmählich verheilen und Ihnen keine Beschwerden bereiten und das Stillen ein wenig Routine bekommen hat, können Sie mit sanfter Wochenbettgymnastik beginnen. Diese erste Gymnastik wird Ihren Kreislauf anregen, den Stoffwechsel aktivieren und Sie Ihren Beckenboden langsam wieder spüren lassen. Wochenbettgymnastik unterstützt die Rückbildungsvorgänge des Körpers und kräftigt Ihre Muskulatur.

Im Stehen: Beckenboden-aktive Haltung. Stellen Sie beide Beine hüftbreit auf, die Füße stehen parallel, lassen Sie die Schultern locker nach hinten unten sinken, das Hinterhaupt ist zur Decke gestreckt, schieben Sie Ihr Steißbein in Richtung Boden, Nacken und Brustwirbelsäule sind aufgerichtet, atmen Sie mehrmals tief ein und aus.

In Rückenlage mit ausgestreckten Beinen: Um den Kreislauf zu stabilisieren, lassen Sie beide Füße aus dem Fußgelenk heraus kreisen, nach fünf bis zehn Kreisen die Richtung wechseln. Die Beine liegen dabei auf der Unterlage.

Bei den nun folgenden Übungen achten Sie auf Ihre Atmung: Beim Einatmen lassen Sie locker, beim Ausatmen spannen Sie die angegebenen Muskeln an, wiederholen Sie jede Übung drei bis fünf Mal:
- Aktivierung der Bauchmuskeln: Ziehen Sie beim Ausatmen Ihren Bauchnabel kräftig nach innen.
- Aktivierung der Beckenbodens: Spannen Sie nur die Muskeln um Harnröhre und Scheide beim Ausatmen an und lassen Sie wieder locker.
- Beckenkippe: Ziehen Sie beim Ausatmen das Schambein in Richtung Bauchnabel, dabei kippen Sie das Becken und ziehen den Bauchnabel nach innen.

In Rückenlage mit aufgestellten Beinen: Die Beckenschaukel – nach einem Kaiserschnitt frühestens nach einer Woche üben!

Stellen Sie Füße und Knie eng aneinander, breiten Sie Ihre Arme aus und legen Sie sie T-förmig ausgestreckt auf dem Boden ab, damit Sie erstens für Ihre Beine genug Platz haben und zweitens Ihre Schultern während der Übung besser auf der Unterlage liegen bleiben. Zum Ausatmen lassen Sie beide Knie langsam auf eine Seite der Unterlage sinken, die Schultern bleiben am Boden. Drehen Sie den Kopf zu der den Beinen zugewandten Seite. Mit dem nächsten Einatmen stellen Sie die Knie wieder auf, drehen Sie den Kopf zur Mitte und wiederholen Sie die Übung in der anderen Richtung.

Die Entwicklung der Kinder in den ersten Tagen

Ihre Kinder durchleben während des Wochenbettes eine Zeit des Ankommens und der Neuorientierung. In dieser Zeit stellt sich der Stoffwechsel um. Sie lernen selbstständiges Atmen, Essen und Verdauen. Sie machen sich mit ihrer neuen Umgebung bekannt und sind nach den ersten sechs Wochen auch keine Neugeborenen mehr, sondern Säuglinge.

Auf und ab beim Gewicht

In den folgenden Tagen werden die Zwillinge erst einmal an Gewicht abnehmen. Zwischen acht und fünfzehn Prozent sind, laut WHO, normal und tolerierbar, wenn sich beide ansonsten gut entwickeln. Die Gewichtsabnahme entsteht zu einem durch den erhöhten

Die erste Zeit nach der Geburt

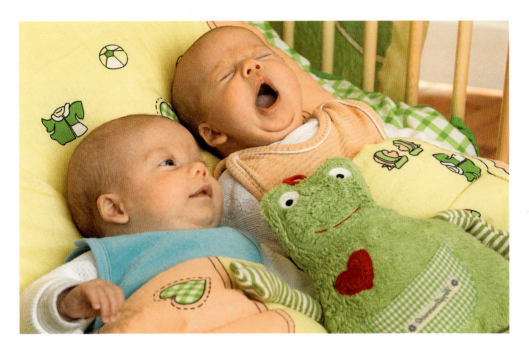

▲ Es ist immer wieder eine Freude zu sehen, wie gerne Zwillinge mit Körperkontakt nebeneinander liegen.

Kalorienverbrauch. Die beiden benötigen viel Energie für die Umstellung ihres Stoffwechsels und die Balance ihres Wärmehaushaltes. Zudem scheiden die Kinder große Mengen Mekonium aus, den ersten Kindsstuhl, der zu Recht „Kindspech" genannt wird. Der kindliche Darm ist damit gefüllt und entleert sich, um den Verdauungstrakt langsam auf das Verarbeiten von Milchnahrung vorzubereiten. Anfangs können die Kinder deshalb nur kleine Mengen aufnehmen, die sich allmählich steigern. Zum anderen produzieren Sie anfangs dementsprechend erst einmal kleinere Mengen Muttermilch, bis der Milcheinschuss nach circa drei Tagen die Bildung größerer Mengen vorbereitet. Eine Gewichtsabnahme ist also völlig normal. Sie müssen weder Zuckerlösung noch Tee zufüttern und Säuglingsersatznahrung ohnehin nur nach Absprache mit der Neugeborenenstation und Ihrer Hebamme.

Bis zum Ende der zweiten bis dritten Lebenswoche sollen die Kinder ihr Geburtsgewicht wieder erreicht haben. Sie nehmen dann mindestens 150 Gramm pro Woche zu.

Umstellung des Stoffwechsels der Kinder

Da Zwillinge leichtgewichtiger sind und häufig früher auf die Welt kommen als Einlinge, kann für sie die Umstellung des Stoffwechsels schwieriger sein. Durch die leichte Unreife der Organe und die geringeren Kraftreserven kommt eine behandlungsbedürftige Neugeborenengelbsucht häufiger vor. Dieser sogenannte Neugeborenenikterus entsteht einerseits durch die Umstellung der roten Blutkörperchen. Das stark sauerstoffbindende, fetale Hämoglobin wird nach der Geburt nicht mehr benötigt, abgebaut und durch adultes Hämoglobin ersetzt. Dabei fällt das Abbauprodukt Bilirubin, ein gelber Blutfarbstoff, an. Andererseits ist an diesem Prozess die Leber beteiligt, die oftmals noch nicht vollständig ausgereift ist. Kann das Bilirubin nicht schnell genug verarbeitet und ausgeschieden werden, wird der Farbstoff in der Haut gespeichert und färbt zuerst Gesicht und Augen, bei ansteigender Konzentration zunehmend den restlichen Körper. Ein verstärkter Ikterus wird mit einer Lichttherapie behandelt. Durch Bestrahlen mit blauem Licht – der Phototherapie – kann das Bilirubin aufgespalten und leichter ausgeschieden werden.

Um Ihre Kinder in der Umstellungsphase zu unterstützen, können Sie Folgendes tun:
- Stillen und füttern Sie beide nach Bedarf, sodass sie ausreichend Flüssigkeit und Nahrung zu sich nehmen – ab dem zweiten Lebenstag sollten die Babys wenigstens sechs Mal in 24 Stunden trinken.
- Achten Sie auf ausreichende Wärme, das verringert den Kalorienverbrauch. Unterwäsche aus einem Wolle/Seide-Mischgewebe sorgt für einen guten Temperaturausgleich – die Babys sollten jedoch nicht schwitzen!
- Stellen Sie Ihre Kinder, so oft es geht, im Kinderwagen ans geschlossene Fenster, das Tageslicht kann den Stoffwechsel gut unterstützen. Werden die Kinder gelb, fragen Sie Ihre Hebamme oder Ihren Kinderarzt nach alternativen Möglichkeiten. Eine Teemischung und eine Empfehlung für ein naturheilkundliches Mittel finden Sie im Anhang.
- Gönnen Sie Ihren Zwillingen Ruhe.
- Lassen Sie beide, wie sie es aus Ihrem Bauch gewohnt sind, zusammen in einem Bett schlafen und bieten Sie ihnen viel Körperkontakt.

Die Kindervorsorge, das gelbe Untersuchungsheft

Schon bald nach der Geburt werden die Zwillinge das erste Mal untersucht. Bei dieser ersten Vorsorgeuntersuchung werden neben den Körpermaßen die Reflexe kontrolliert, die für die Babys lebenswichtig sind.

Die weiteren Untersuchungen U2 bis U9 erfolgen in regelmäßigen Abständen: die U2 nach drei bis zehn Tagen meist noch in der Geburtsklinik, ab der U3 nach vier bis fünf Wochen bei Ihrem niedergelassenen Kinderarzt. Bis zur Jugenduntersuchung J1 zwischen dem 12. und 14. Lebensjahr begleitet Ihre Kinder ein gelbes Untersuchungsheft, in das alle Ergebnisse eingetragen werden. Ein schon in der Geburtsklinik gedruckter Aufkleber für jedes Kinderheft, der alle Untersuchungs- und Impfdaten enthält, wird Sie an die wichtigen Termine erinnern.

Jedes Kind hat sein eigenes Tempo

Lassen Sie sich nicht verunsichern, wenn eines Ihrer Kinder nicht genauso schnell zunimmt wie das andere. Es ist völlig normal, dass sich zwei Kinder unterschiedlich entwickeln, unterschiedlich friedlich oder aktiv sind, in ihrem eigenen Tempo wachsen und gedeihen. Lassen Sie jedem Kind Zeit für seine individuelle Entwicklung. Meist macht der eine Zwilling gute Fortschritte auf der Gewichtsskala, während der andere vielleicht schon einen Tag/Nacht-Rhythmus gefunden hat.

Gut vorbereitet ins Wochenbett

Schon während der Schwangerschaft können Sie einiges für die Zeit nach der Geburt vorbereiten. Sorgen Sie selbst dafür, dass Ihre Wochenbettzeit gut geschützt und liebevoll begleitet wird und Sie mit viel Ruhe in Ihr neues Familienleben starten.

DIE ERSTE ZEIT NACH DER GEBURT

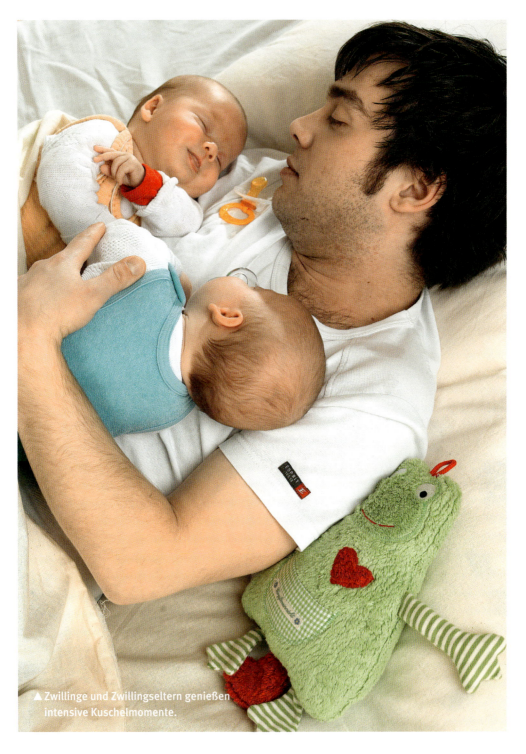

▲ Zwillinge und Zwillingseltern genießen intensive Kuschelmomente.

> ## WISSEN
> ### Was wäre, ... wenn ein Kind noch im Krankenhaus bleibt?
>
> Manchmal ist es nötig, dass ein Kind noch im Krankenhaus bleibt, während das andere schon nach Hause darf. Möglicherweise können Sie die betreuende Klinik davon überzeugen, dass Ihre Zwillinge besser gemeinsam entlassen werden, wenn es auch dem zweiten Kind gut geht – zur Unterstützung des schwächeren Kindes und zu Ihrer Entlastung. Ist dies nicht möglich, machen Sie das Beste daraus, es handelt sich um einen meist überschaubaren Zeitraum. Besuche im Krankenhaus sind nur ohne Baby gestattet. Organisieren Sie Betreuung für Ihr gesundes Kind, damit Sie in Ruhe bei dem kranken Kind sein können. Vielleicht spazieren Freunde mit dem gesunden Kind im Kinderwagen durch den Klinikpark, während Sie im Krankenhaus sind. Oder die Großeltern versorgen ein Kind und den Haushalt, damit Sie flexibel in die Klinik fahren können. Überlegen Sie mit Ihrem Partner, wie ein Besuchsplan für das eine Kind und ein Betreuungsplan für das andere aussehen kann – mit Babysitter, Haushaltshilfe, Familie und Freunden. Sicher fühlt sich diese Zeit irgendwie nach „verkehrter Welt" an. Doch je mehr Sie organisiert sind, desto besser können Sie sich auf den Ausnahmezustand einlassen, besondere Zeit mit jedem Kind verbringen und Pausen für sich selber einplanen.

Gesetzliche Regelung

Der Gesetzgeber schützt Mütter in dieser besonderen Zeit. Nach einer Zwillingsgeburt sind Sie in den ersten zwölf Wochen im Mutterschutz. Das bedeutet, Sie dürfen bei Lohnfortzahlung in dieser Zeit nicht arbeiten. Nach einer Einlingsgeburt dauert der Mutterschutz hingegen nur acht Wochen.

Bei Frühgeburten, wenn Ihre Kinder vor der abgeschlossenen 37. Schwangerschaftswoche geboren werden, verlängert sich die Mutterschutzzeit von zwölf Wochen um den Zeitraum, der vor der Geburt nicht genommen werden konnte.

Ihre Hebamme kommt zu Ihnen

Ihre Nachsorgehebamme haben Sie idealerweise in der Schwangerschaft kennengelernt. Sie wird Sie und Ihre Kinder mit zunächst täglichen, dann regelmäßigen Hausbesuchen bis zum Ende des Wochenbettes sechs bis acht Wochen (u. U. auch länger) nach der Geburt begleiten. Die Hebamme kontrolliert die Rückbildung der Gebärmutter, beobachtet und unterstützt das Verheilen von Verletzungen. Sie wird Ihnen leichte, angemessene Wochenbettgymnastik zeigen, die Ihre Beckenboden-Muskulatur stärkt. Wenn Sie stillen möchten, werden Sie beim Anlegen der Kinder und der Brustpflege unterstützt. Wenn Sie sich für die Flaschenfütterung entschieden haben, wird die Hebamme das Abstillen begleiten und Ihnen Tipps zur Herstellen der Nahrung geben. Die Hebamme ist für alle Belange rund ums Wochenbett Ihre Ansprechpartnerin.

Auch die Zwillinge werden regelmäßig von der Hebamme untersucht. Sie kontrolliert das Abheilen des Bauchnabels und misst das Gewicht. Sie unterstützt Sie in der Babypflege und beim ersten Baden und wird Ihnen hilfreiche Tipps zum Umgang mit Ihren Zwillingen geben – vom gleichzeitigen Füttern bis zur Organisation des ersten Ausflugs mit beiden Kindern.

Organisieren Sie sich Hilfen

Mit einem ärztlichen Attest können Sie über die Krankenkasse eine Haushaltshilfe beantragen. Neben dem Antragsformular der Krankenkasse benötigen Sie eine Arbeitsbescheinigung Ihres Partners, da er in dieser Zeit keinen Urlaub haben darf.

Ihr Frauenarzt kann Ihnen eine Haushaltshilfe werktags für maximal acht Stunden täglich für die ersten sechs Tage verschreiben, in besonderen Situationen auch länger. Der medizinische Dienst der Krankenkasse prüft die Notwendigkeit und wird den Stundenumfang und die Dauer der Hilfeleistung festlegen. Eine Haushaltshilfe finden Sie über karikative Einrichtungen in Ihrer Nähe, wie zum Beispiel die Caritas. Adressen erfahren Sie von Ihrer Krankenkasse und sicher auch von Ihrer Hebamme. Eine über die Krankenkasse finanzierte Haushaltshilfe muss keine Fachkraft sein. Eine gute Bekannte oder Freundin kann benannt werden, ein verwandtschaftliches Verhältnis muss allerdings ausgeschlossen sein.

In vielen Städten gibt es mittlerweile gemeinnützige Organisationen, die Unterstützung für junge Familien anbieten. Die Caritas hat in einigen Städten das Modell der Familienhelferin ins Leben gerufen. Frauen können sich dort ehrenamtlich engagieren und nach einer Schulung als Helferin über eine längere Zeit Familien begleiten. Eine weitere Möglichkeit der Unterstützung sind Praktikanten von Familienpflegeschulen. Auszubildende absolvieren im Rahmen Ihrer Ausbildung ein mehrwöchiges Praktikum in einer Familie mit Kindern.

Überregional bietet die Initiative „Wellcome" eine ähnliche Unterstützung an. Neben ehrenamtlichen Helferinnen, die gegen einen geringen Obulus mehrmals in der Woche zur praktischen Hilfe nach Hause kommen, bietet „Wellcome" auch Beratung und finanzielle Unterstützung in Notlagen. Planen Sie gemeinsam mit Ihrem Partner eine großzügige Elternzeit. In den ersten drei bis vier Wochen sollten Sie zu Hause Unterstützung haben. Gibt es schon Geschwisterkinder, empfiehlt sich vor allem während der Kernzeiten, wenn alle Kinder gleichzeitig versorgt werden müssen, ein längerer Zeitraum. So sollte zum Beispiel der berufstätige Partner Geschwisterkinder morgens auf dem Weg zur Arbeit in den Kindergarten oder zur Schule mitnehmen und zum „Ins-Bett-bringen" wieder zu Hause sein. Organisieren Sie schon vor der Geburt entweder Familienmitglieder, Freunde oder Fremdhilfe. Erziehen Sie Ihre Zwillinge allein, besprechen Sie mit Ihrem Frauenarzt und Ihrer Hebamme die Möglichkeit, eine Haushaltshilfe oder eine Familienpflege zu beantragen, die über Ihre Krankenkasse mitfinanziert werden kann.

Ihre Schonzeit

Gönnen Sie sich Ruhe. Wenn Besuch wie Großeltern, Familie, enge Freunde und Paten gar nicht warten kann, hat es sich als sehr günstig erwiesen, den Besuch portioniert am ersten und zweiten Tag nach der Geburt einzuladen, ob ins Krankenhaus oder nach Hause. Sie selber sind dann durch Glückshormone, die nach der Geburt ausgeschüttet werden, in aufmerksame, freudige Stimmung versetzt. Ihre Kinder werden in der Regel noch viel schlafen. Ihr Besuch wird ausgesprochen zurückhaltend sein, Ihre Frischlinge noch nicht von Arm zu Arm geben wollen und vor allem schnell wieder gehen.

Wenn Sie schon ältere Geschwisterkinder haben, ist Ihr Besuchspensum durch Ihre eigene Familie allerdings schon gut ausgefüllt. Die älteren Geschwister brauchen Zeit und Aufmerksamkeit, sich in ihre neue Rolle einzufinden, gerade wenn die Kleinen im Doppelpack

Das Wochenbett

geboren sind. Zu Hause ist der liebste Besuch im Wochenbett ohnehin der, der schnell wieder weg ist, Geschenke und Glückwünsche da lässt und Sie mit einer warmen Mahlzeit oder Kuchen versorgt. Am besten übernimmt Ihr Partner die Organisation der Besuche. Ihnen fällt es unter Umständen im Wochenbett schwerer, „Nein" zu sagen, auch wenn Ihnen gar nicht nach Besuch zumute ist. Wenn die Zwillinge zu früh geboren sind und noch einige Zeit in der Kinderklinik versorgt werden müssen, versuchen Sie, Ihr Wochenbett einzuhalten und sich genügend Ruhephasen zu gönnen.

Felicitas

»Mein Wochenbett

Heute weiß ich, dass ich gut daran tue, das Wochenbett als besondere Zeit der Ruhe mit den Kindern ernst zu nehmen. Ich erinnere mich an furchtbar anstrengende Tage nach der Geburt unserer ersten Tochter, in denen tagsüber an Ausruhen oder gar Schlaf nicht zu denken war. Freunde, Nachbarn und Verwandte gaben sich „die Klinke in die Hand", um unsere Prinzessin zu begrüßen. Ich war völlig fertig und unsere Tochter total reizüberflutet. Diesmal haben wir es besser gemacht. Mein Mann hat gleich Elternzeit genommen, meine Mutter kümmert sich um Wäsche und Essen. So hatten wir in den ersten Tagen Zeit nur für uns. Besucher kommen immer noch auf eine Warteliste und bringen den Kuchen mit.«

Veränderte Gefühlswelt

Die Zeit nach der Geburt ist geprägt von einem Auf und Ab der Gefühle, die Ihnen, wenn Sie das erste Mal Eltern werden, völlig neu sein werden. Mutterglück – Vaterstolz, die Freude über gleich zwei so entzückende Babys, die fix und fertig auf die Welt kommen, gehört genauso dazu wie die ganze Tragweite der Verantwortung für zwei schutzlose Babys, die völlig auf Sie angewiesen sind.

Es gibt Tage, da müssen Sie als Eltern die beiden immerzu anschauen und werden ganz gerührt sein von ihrem Anblick. Sie erleben einen ausgeprägten Beschützerinstinkt und werden sie wie ein Löwe verteidigen, und sei es nur, weil Ihr Partner die Gesichter der Babys mit dem falschen Waschlappen säubern möchte.

Und zeitgleich entdecken Sie gegenseitig ganz neue Seiten an Ihrem Partner. Der frischgebackene Vater, der ganz selbstverständlich die Kinder wickelt, die junge Mutter, die, entgegen allen ihren Vorsätzen, beide Kinder am liebsten im Elternbett schlafen lässt. Und Sie beide werden sich fragen: Schaffen wir das, jeder für sich und beide zusammen? Die Erinnerungen an die eigene Kindheit, die Beziehung zu den eigenen Eltern spielt natürlich eine Rolle – und da sollen nicht mal die Tränen fließen?! Seien Sie gewiss, das ist normal. Und dieser Zustand geht leider und zum Glück vorüber.

Babyblues

25–70 Prozent aller Frauen erleben nach der Geburt ihrer Kinder heftige Stimmungsschwankungen. Manche Frauen fühlen sich nach der Geburt der Zwillinge regelrecht „leer" und vermissen die Bewegungen ihrer Kinder. Sie sind enttäuscht, weil sich nicht gleich nach der Geburt das viel beschriebene Glücksgefühl einstellt, wo doch gleich zwei Babys geboren sind. Und gleichzeitig fühlen sich viele Mütter mit der Versorgung beider Kinder überfordert.

Ein durch die Hormonumstellung bedingtes Stimmungstief – der Babyblues – ist ein ganz normaler Zustand im frühen Wochenbett, typischerweise rund um den dritten bis fünften Wochenbetttag, manchmal auch bis zum Ende der ersten Woche. Zu groß ist die Umstellung auf das Muttersein, gerade wenn die ersten Kinder geboren wurden. Der beginnende Milcheinschuss oder das Abstillen, die körperlichen Veränderungen und die Versorgung der Zwillinge fordern viel Aufmerksamkeit und Energie.

Das alles zusammen fühlt sich schon mal „zum Heulen" an und das darf es auch. Seien Sie nicht über sich selbst erschrocken, wenn die Tränen fließen – manchmal auch grundlos. Verstehen Sie diesen Zustand als eine Art Anpassungsreaktion auf eine großartige Veränderung in Ihrem Leben. Lassen Sie sich Zeit, in Ihrer neuen Rolle anzukommen – und neue Gefühle entstehen zu lassen.

Das Wochenbett

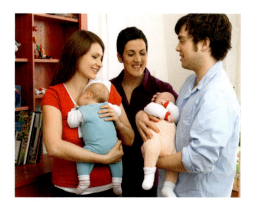

◀ Gemeinsam sind Sie stark und meistern mit vielen helfenden Händen die erste Zeit.

Vielleicht haben Sie sich Ihre Kinder ganz anders vorgestellt – und jetzt hat das eine die Nase der Großmutter und das andere noch nicht einmal Haare. Das ist nicht weiter schlimm. Die beiden werden sich täglich verändern und wachsen. Und damit wächst auch Ihre Beziehung zu ihnen. Gegen das „Loch im Bauch" hilft am besten der enge Kontakt zu Ihren Kindern. Gegen das Gefühl der Überforderung helfen Entlastung und liebevolle Begleitung! Ein Gespräch mit der Hebamme, Ruhephasen und liebevolle Unterstützung durch den Partner oder vertraute Personen werden Ihnen helfen, sich den anstehenden Aufgaben gewachsen zu fühlen.

Postpartale Depression

Wenn der Babyblues nicht weggehen will und die Stimmungslage schlecht bleibt, wenn weiterhin Tränen fließen und Sie sich überfordert fühlen, wenn die Gedanken an die Geburt Sie nicht loslassen, Sie nicht mehr in den Schlaf finden, keinen Appetit mehr haben und sich an Ihren Kindern nicht erfreuen können, dann kann eine postpartale Depression entstanden sein. Dieser Zustand kommt schleichend. Etwa 10–15 Prozent aller Frauen und sogar 10 Prozent aller Männer, die Eltern werden, leiden im ersten Lebensjahr der Kinder an depres-

▼ Nutzen Sie die regelmäßigen Besuche Ihrer Hebamme auch, um über Gefühle zu sprechen.

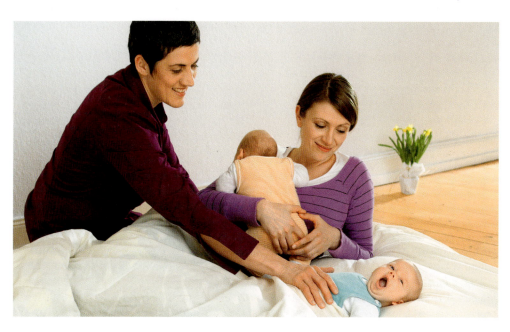

siven Verstimmungen. Holen Sie sich Hilfe, sprechen Sie mit Ihrem Partner darüber und vereinbaren Sie einen weiteren Termin mit Ihrer Hebamme, Ihrem Frauenarzt oder Ihrem Hausarzt – Sie sind nicht allein! Oft reicht das Gespräch mit der Hebamme oder dem Arzt, um Klarheit zu bekommen und einen Hilfeplan aufzustellen. Je früher eine Depression behandelt wird, desto schneller kann Hilfe organisiert werden und desto schneller kann diese Erkrankung heilen. Nur selten ist eine medikamentöse Behandlung, die bei den Müttern das Abstillen erfordert, vonnöten. Rechtzeitige Hilfe durch einen Therapeuten und vor allem Entlastung sind besonders wichtig und effektiv.

Wenn Sie wissen, dass Familienmitglieder oder Sie selbst schon ein Mal an einer Depression erkrankt sind, sprechen Sie im Vorhinein mit Ihrer Hebamme oder Ihrem Arzt darüber. Hilfreiche Adressen finden Sie im Anhang.

Auch wenn man vermuten könnte, dass gerade Zwillingseltern wegen der „doppelten" Belastung besonders häufig an depressiven Verstimmungen leiden müssten, können wir das aus unserer Erfahrung in der Betreuung von Zwillingsfamilien nicht bestätigen. Vielmehr erleben wir, dass Zwillingsfamilien meist schon im Voraus gut organisiert sind. Die werdenden Väter gestalten den Alltag engagiert mit und die Mütter stellen sich in der Regel für erst einmal eine bestimmte Zeit ausschließlich auf das Mutterdasein ein.

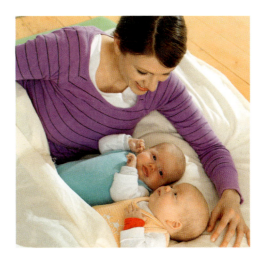

▲ Bewusste Kuschelzeiten mit beiden Kindern tun allen gut.

Bonding – Bindung entsteht

Den Beginn einer intensiven Eltern-Kind-Beziehung, das erste gegenseitige Kennenlernen, nennt man „Bonding". Dieser Prozess beginnt schon in der Schwangerschaft. Die ungeborenen Kinder nehmen Bewegungen und Streicheleinheiten der Mutter genauso wahr, wie sie die Bewegungen und Berührungen ihres Geschwisters registrieren. Ungeborene Babys können ab der 20. Woche hören und lernen so die Geräusche ihres Lebensumfeldes kennen. Die Stimme der Eltern und Geschwister, häufig gespielte Melodien, alltägliche Geräusche werden ihnen vertraut. Sie selbst spüren die Bewegungen Ihrer Kinder, spüren, welche Position und welche Musik ihnen angenehm ist oder missfällt. Unter Umständen bemerken Sie einen unterschiedlichen Bewegungsdrang Ihrer Zwillinge, unterschiedliche Reaktionen auf Ihre Stimme und die Ihres Partners, sodass Sie beide als eigenständige Wesen erleben und Reaktionen zuordnen können.

Nach der Geburt sind Neugeborene ebenfalls aktiv am Bindungsprozess beteiligt. Sie haben

WISSEN

Was wäre, ... wenn Sie keine Kuschelzeit direkt nach der Geburt haben?

Falls Sie nicht direkt nach der Geburt mit Ihren Kindern kuscheln können, wird die Beziehung zu Ihren Kindern keinen Schaden nehmen. Je nach Verlauf der Geburt, Anpassungsfähigkeit Ihrer Kinder und eventueller Frühgeburt, kann eine intensivmedizinische Betreuung Vorrang haben. Sind Ihre Kinder durch einen Kaiserschnitt zur Welt gekommen, kann Ihr Partner den ersten engen Kontakt zu den Kindern herstellen. Das Bonding können Sie jederzeit nachholen, wenn es Ihnen und Ihren Kindern möglich ist!

Nehmen Sie sich bewusst Zeit und Ruhe, mit jedem Kind einzeln – mit so viel Hautkontakt wie möglich – zu kuscheln. Manchmal gelingt das Bonding mit den Zwillingen besser an zwei unterschiedlichen Tagen, sodass Sie es in Ihren Alltag gut einplanen und mit jedem Kind genießen können. Kuscheln Sie, so oft es Ihnen ein Bedürfnis ist. Sie können, wenn Ihre Kinder zu früh geboren sind, nicht erlebte Schwangerschaftswochen auf diese Weise nachholen, sozusagen nachbrüten.

---

von Natur aus ein Bedürfnis nach Wohlbefinden, Sicherheit und emotionaler Beruhigung. Eine Vielzahl von Reflexen befähigt sie, Kontakt zu ihren Eltern aufzunehmen. Nach den ersten Minuten des Ankommens werden sie über eine längere Zeit in einem besonders wachen und aufmerksamen Zustand sein. Alles ist auf Wahrnehmung ausgerichtet. Mit weit geöffneten Augen suchen sie geradezu den ersten Blickkontakt. Dieses erste In-die-Augen-Schauen ist ein intensiver Moment, der Sie tief berühren wird. Erfreulicherweise gehört es mittlerweile zum Standard, gesunde Neugeborene nach der Geburt auf den Bauch der Mutter zu legen und ihnen dieses erste Kennenlernen mit Ruhe und Zeit zu ermöglichen.

Sabine

»Eine neue Seite an mir

Vor der Geburt meiner Zwillinge war ich Werbeleiterin in einem großen Industriekonzern – mit allen dazugehörigen Eigenschaften. Ich hatte die Vorstellung, Kindererziehung sei lediglich ein Akt der Organisation. Und dann saß ich da, beide Babys im Arm, überwältigt von Glück und Liebe und überrumpelt von der Realität. Ich hatte nicht mehr das Sagen, musste mich permanent neuen Situationen anpassen, mit dem ständigen Lärmpegel fertig werden. Alles änderte sich durch das Bewusstwerden meiner Verantwortung für meine Kinder. Die gesunde Ernährung der Kleinen wurde wichtig für mich und ich beschäftigte mich mit Bio- und Ökokost. Erziehungsfragen mussten gelöst werden und ich besuchte etliche Seminare und Vorträge zu diesen Themen. Aus Club- und Abenteuerreisen wurden Besuche auf dem Bauernhof. Ruhe, Entspannung und Gemütlichkeit für unsere kleine Familie wurden wichtig und ich fing mit Yoga an. Nach der Geburt meines dritten Kindes entwickelten sich dann aus diesen neuen „Hobbys und Einsichten" auch berufliche Veränderungen. Mittlerweile arbeite ich als Yogalehrerin, teile meine Zeit völlig frei ein und kann mich so den Bedürfnissen meiner drei Kinder wunderbar widmen. «

Zwei hungrige Wesen

Bei der Vorstellung, zwei Kinder zu ernähren, kommt einem schon mal die Befürchtung in den Sinn, dass die „Kinder einem die Haare vom Kopf fressen". Lassen Sie sich nicht verunsichern – Sie können sowohl Muttermilch in ausreichend großen Mengen produzieren als auch Säuglingsersatznahrung einkaufen.

Wie Sie Ihre Kinder ernähren, ist allein Ihre persönliche Entscheidung. Natürlich ist Muttermilch die beste Nahrung für Ihre Kinder und Flaschennahrung eben eine Alternative. Lassen Sie sich aber nicht unter Druck setzen. Sie stehen nicht vor der grundsätzlichen Entscheidung „Stillen oder nicht", sondern es gibt Kombinationen, die Sie ganz nach Ihren Bedürfnissen wählen können. Wichtig ist, dass Sie von Ihrem Umfeld unterstützt werden und für die erste Zeit nach der Geburt eine Hebamme gefunden haben, die Sie in Ihren Wünschen bestärkt und Ihnen Starthilfe gibt.

Es ist ein Irrglaube, Zwillinge könnten unmöglich voll gestillt werden. Es ist ebenso ein Irrglaube, mit der Flasche gefütterte Kinder entwickelten zwingend Allergien, seien übergewichtig und auch noch dümmer als ihre gestillten Altersgenossen. Wir finden es schade, wenn sich Frauen, die gerne stillen möchten, verunsichern lassen und für die vermeintlich einfachere Variante entscheiden. Ebenso schade ist es, wenn Frauen, die sich gegen das Stillen entscheiden oder aus medizinischen Gründen entscheiden müssen, ein schlechtes Gewissen haben.

Auf den folgenden Seiten haben wir für Sie beide Ernährungsformen vorgestellt. Die möglichen Positionen, in denen Sie Ihre Zwillinge füttern können, sind für beide Varianten gemeinsam dargestellt. Allem voran unsere allgemeinen Tipps, die für das Stillen genauso gelten wie für das Flaschegeben.

Tipps für einen guten Start ins „Milchgeschäft"

Neugeborene brauchen von Geburt an Milchnahrung, sie benötigen weder Tee noch Glukoselösung. Milchnahrung sorgt für eine Besiedelung des Darms mit Milchsäurebakterien, die eine gesunde Darmflora aufbauen. Da der Verdauungstrakt seine Tätigkeit erst nach der Geburt aufnimmt und ein Fassungsvermögen von nur wenigen Millilitern hat, trinken Babys in den ersten zwei bis drei Wochen mindestens sieben, manchmal auch zehn Mahlzeiten in 24 Stunden. Der Magen muss sich für größere Portionen dehnen, denn Neugeborene müssen ja wachsen. Wenn Sie stillen, ist die Menge von Natur aus geregelt. Wenn Sie die Flasche geben, achten Sie auf die empfohlene Milchmenge, die täglich etwas größer wird.

Nach Bedarf oder im festen Rhythmus?

Füttern Sie die Babys im Wochenbett, wenn sie Hunger haben. Die Babys signalisieren

> **WISSEN**
>
> **Richten Sie sich gemütlich ein:**
>
> „Der Fütterplatz":
> - Sofa oder Sessel mit Zwillingsstillkissen, einem normalen Stillkissen und Fußbänkchen für eine bequeme Position
> - Fütterprotokoll, Stift und Uhr für den Überblick
> - reichlich Spucktücher und Lätzchen für die Babys
> - Getränke und eine Zwischenmahlzeit für die Mutter
>
> **Besonderes fürs Stillen und Abpumpen:**
> - Stillkleidung: Still-BH, knöpfbare Oberteile oder ausgewählte Still-T-Shirts, eventuell einen Nierenwärmer für kühle Nächte
> - Stilleinlagen aus Stoff, Silikon oder Einweg-Stilleinlagen
> - Wollfett zur Brustpflege
> - Milchpumpe mit doppeltem Pumpbesteck, (wird von der Krankenkasse übernommen, wenn Sie zwei Rezepte bekommen: eins für die Milchpumpe und ein zweites für das doppelte Pumpbesteck)
> - Milchbildungstee oder Malzkaffee
>
> **Besonderes für die Flaschenfütterung:**
> - eine ausreichende Menge an Flaschen (Biphenol A (BPA)-frei) und Saugern bereitstellen, eine Tagesration sind 16 Flaschen und 16 Sauger
> - abgepumpte Muttermilch oder Milchpulver (Pre-Anfangsnahrung)
> - Fläschchenwärmer; Achtung, nicht alle sind für alle Flaschengrößen geeignet
> - neue, sauberere Thermoskanne
> - Vaporisator mit Zeitschaltuhr oder Mikrowellensterilisator

durch Schmatzen, Saugen an ihren Händen und Suchbewegungen mit dem Kopf, dass sie gerne trinken möchten. Schreien ist schon das verschärfte Hungerzeichen.

Bei Zwillingen wird sich ein Baby immer zuerst melden. Versorgen Sie es und wecken Sie dann das zweite Baby, damit die beiden an eine gemeinsame Mahlzeit gewöhnt werden. Oft wird das zweite Kind kurze Zeit später ohnehin von alleine wach. Setzen Sie sich zum Füttern bequem hin. Die Mahlzeit – inklusive Wickeln – nimmt in den ersten zwei bis drei Wochen, bis Sie eine gewisse Routine bekommen haben, eineinhalb bis zwei Stunden in Anspruch. Je nach Trinkverhalten der Kinder und Anzahl helfender Hände werden Sie weniger Zeit benötigen.

Füttern Sie Ihre Zwillinge anfangs nacheinander, also ein Kind nach dem anderen. So lernen Sie schnell das individuelle Trinkverhalten beider Kinder kennen und können das Füttern üben. Die Kinder sind mit guten Reflexen ausgestattet, die ihnen das Trinken erleichtern. Sie wenden den Kopf zur Seite, sobald Sie Ihnen über die Wange streichen, sie öffnen den Mund, sobald Sie die Lippen berühren, sie beginnen zu saugen, sobald Sie ihnen die Brust, die Flasche oder den Finger anbieten.

Sie werden schnell sicher werden im Umgang mit Ihren Babys und können, je nach Trinkverhalten der Kinder, die beiden gleichzeitig, füttern. Wechseln Sie beim gleichzeitigen Füttern die Position der Kinder, damit sie keine Seitenvorliebe entwickeln und eine dadurch begünstigte Kopfasymmetrie. Wenn Sie die Babys stillen, legen Sie zu Anfang jedes Kind pro Mahlzeit zwei Mal an „seiner Seite" an. Wechseln Sie die Seiten erst bei der nächsten Mahlzeit.

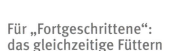

Führen Sie ein Versorgungsprotokoll, um den Überblick zu behalten. Nicht nur bei eineiigen Zwillingen können Sie sich nach einigen Tagen nicht mehr daran erinnern, ob Max 50 ml getrunken hat und Moritz es war, der keinen Stuhlgang hatte. Das ist nicht weiter schlimm – schreiben Sie es einfach auf. So können Sie nachlesen, an welcher Brust das erste Kind dieses Mal angelegt werden soll und angefangene Flaschen gut an den anderen Zwilling verfüttern. Bewährt hat sich die Einteilung in folgende Rubriken: Datum, Uhrzeit, Kind eins, Kind zwei, linke/rechte Brust bei Stillkindern, Trinkmenge bei Flaschenkindern, Stuhlgang, Besonderheiten wie Gewichtskontrollen oder Medikamente.

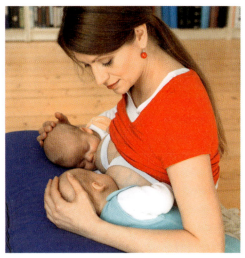

▲ Gleichzeitiges Stillen erleichtert es, die Bedürfnisse beider sofort zu befriedigen.

Für „Fortgeschrittene": das gleichzeitige Füttern

Entscheiden Sie nach Gefühl, ob Sie Ihre Zwillinge lieber gleichzeitig oder nacheinander füttern wollen. Das gleichzeitige Füttern spart Zeit und Nerven. Wenn die Kinder im selben Moment aufwachen und Hunger haben, können Sie beide zeitgleich zufrieden stellen. Das Füttern nacheinander ist gemütlicher und nicht so anstrengend. Sie können dem jeweiligen Kind Ihre volle Aufmerksamkeit widmen, wenn sein Geschwister mitmacht. Die meisten Mütter machen beides je nach Tageszeit und Terminen. Soll es schnell gehen, wird gleichzeitig gefüttert, müssen keine Termine wahrgenommen werden und melden sich die Kinder nacheinander, werden sie einzeln versorgt.

Geschwister und Füttern

Gibt es schon ältere Kinder in der Familie, beziehen Sie diese ruhig mit ein. Selbst Kleinkinder können sich beim Stillen dazusetzen, um ihre Puppe oder ihr Kuscheltier zu stillen oder die Flasche halten. Ist das Mit-Füttern nicht mehr so interessant, können Sie eine extra Spielkiste, die nur während der Fütterzeit der Zwillinge hervorgeholt wird, zum Spielen anbieten.

Zwillinge stillen

Lassen Sie sich nicht beirren. Zwillinge voll zu stillen, unabhängig davon, wie Sie Ihre Kinder auf die Welt gebracht haben, geht genauso gut wie das Stillen eines Einlings. Wichtig ist eine gute Information und Vorbereitung. Sorgen Sie für eine emotionale Unterstützung – beziehen Sie Ihren Partner, Ihre Familie mit ein. Organisieren Sie praktische Unterstützung, also Hilfe

Das Wochenbett

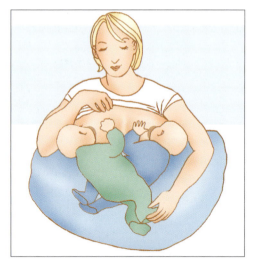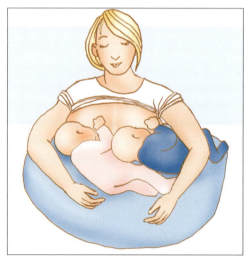

▲ Zwillinge können in verschiedenen Positionen gleichzeitig gestillt werden: beide im Wiegegriff (links) oder einer im Wiege-, der zweite im Rückengriff (rechts).

im Haushalt. Und bedenken Sie, letztendlich lernt man Stillen nur durch Stillen.

Die Vorbereitung

Am besten informieren Sie sich schon vor der Geburt über das Stillen. In vielen Geburtskliniken oder Geburtsvorbereitungskursen werden Informationsabende, manchmal sogar zur Ernährung von Zwillingen, angeboten. Gerade, wenn Sie Ihre ersten Kinder bekommen oder in Ihrem Bekannten- und Familienkreis keiner über Stillerfahrung verfügt, lohnt sich die Teilnahme. Sprechen Sie mit Ihrer Hebamme über das Stillen. Bei Besonderheiten, wie Hohl- oder Schlupfwarzen, können Sie Ihren Kindern mit einer guten Vorbereitung das Anlegen erleichtern. Fragen Sie Ihre Hebamme danach, sie kann Ihnen sicher weiterhelfen.

Eine besondere Behandlung der Brust zur Vorbereitung ist nicht notwendig. Die Schwangerschaftshormone sorgen für eine natürliche Entwicklung. Das Brustdrüsengewebe wächst, der Warzenhof und die Brustwarze werden dunkler, Montgomerydrüsen, die die Brustwarzen mit einer pflegenden, leicht fettenden Substanz versorgen, entwickeln sich.

Waschen Sie die Brüste nur mit klarem Wasser und tragen Sie einen gut sitzenden Schwangerschafts-BH. Luft- und Sonnenbäder härten empfindliche Haut ab. Sind die Brustwarzen trocken und empfindlich, können Sie sparsam Wollfettcreme auftragen.

Die Vorteile des Stillens

Das ausschließliche Stillen wird von der Weltgesundheitsorganisation WHO während der ersten sechs bis acht Lebensmonate empfohlen. Nach dieser Zeit wird allmählich Beikost eingeführt. Begleitend, so die WHO, ist es empfehlenswert, bis zum zweiten Lebensjahr weiter zu stillen. Stillen hat viele Vorteile:
- Das Allergierisiko wird vermindert, wenn vier Monate ausschließlich Muttermilch gefüttert wird.

- Muttermilch fördert die Abwehrkräfte der Kinder gegen Durchfälle, Atemwegserkrankungen, Harnwegsinfekte und Mittelohrentzündungen.
- Durch die besondere Zusammensetzung der Muttermilch, u. a. durch den Eiweißstoff PSTI, wird der kindliche Darm vor Darmerkrankungen geschützt.
- Die Entwicklung von Frühgeborenen wird einerseits durch die besondere Zusammensetzung der Muttermilch unterstützt und andererseits durch den intensiven Körperkontakt gefördert. Mütter von Frühgeborenen produzieren eine sogenannte Preterm-Milch, die den besonderen Bedürfnissen angepasst ist; besonders wichtig für Frühgeborene ist das Eiweiß PSTI zum Schutz des noch unreifen Darms.
- Stillen fördert die Rückbildung der Gebärmutter nach der Geburt und senkt das Brustkrebsrisiko der Mutter.
- Es spart Geld – bis zu 120 € pro Kind pro Monat.
- Stillen erleichtert den Alltag. Sie haben überall und jederzeit sofort die richtig temperierte Nahrung zur Verfügung.

Der Milcheinschuss

Schon während der Schwangerschaft wird die erste Milch gebildet, das Kolostrum. Es ist reich an Immunglobulinen, wirkt dadurch abführend und regt die Darmtätigkeit an. Die gelborange Farbe entsteht durch den hohen Karotingehalt. Es enthält außerdem das Eiweiß PSTI, das sich wie ein Schutzfilm über die Darmschleimhaut legt und den kindlichen Darm vor aggressiven Substanzen schützt. Dadurch ist das Kolostrum besonders für frühgeborene Babys eine wichtige Nahrung.

Drei bis fünf Tage nach der Geburt sorgen Hormonschübe für eine gesteigerte Durchblutung und Ansammlung von Gewebeflüssigkeit in der Brust, um die Bildung der sogenannten Übergangsmilch vorzubereiten. Die Brüste werden heiß, sind gespannt und prall. Da die Nachfrage das Angebot bestimmt, reguliert sich die Milchmenge durch das anfängliche Anlegen nach Bedarf. Das Rooming-in mit den Zwillingen eignet sich deshalb bestens, um einen gemeinsamen Rhythmus ohne schmerzhaften Milcheinschuss zu finden.

Im Gegensatz zu Einlingsmüttern werden Sie keinen so beeindruckenden Milcheinschuss haben, da Ihre beiden Kinder das zu Anfang überschießende Angebot an Milch gut wegtrinken werden. Ein zweiter Hormonschub nach zehn bis vierzehn Tagen sorgt für die Bildung der reifen Frauenmilch.

Das korrekte Anlegen

Um wunden Brustwarzen vorzubeugen, ist die richtige Anlegeposition der Kinder beim Stillen entscheidend. Setzen Sie sich bequem hin, stützen Sie Ihren Rücken mit einem Kissen, stellen Sie die Füße auf einen Hocker und platzieren Sie das Stillkissen.

Für das gleichzeitige Stillen der Zwillinge ist folgende Kissenkombination optimal. Sie legen ein „normales" Lagerungskissen von hinten um Ihren Körper, sodass die Kissenenden neben Ihren Beinen liegen und Sie sich gut anlehnen können. Dann legen Sie ein Zwillingsstillkissen auf Ihren Schoß. Auf diese Weise liegen die Babys in Brusthöhe und Sie müssen die beiden nicht halten. Bezugsadressen für spezielle Zwillingsstillkissen finden Sie im Anhang.

Die Kinder sollen Ihnen zugewandt sein und Bauch an Bauch an Ihrem Körper liegen. Ohr, Schulter und Hüfte eines jeden Kindes bilden eine Linie. In dieser Position müssen die Babys zum Trinken den Kopf nicht drehen und können die Brust am leichtesten greifen.

Das Wochenbett

Legen Sie nun das erste Kind an. Dazu berühren Sie seine Lippen, um den Saugreflex auszulösen. Wenn das Baby den Mund weit öffnet, um die Brust zu greifen, unterstützen Sie es, indem Sie das Kind wortwörtlich „zur Brust nehmen" und es zu sich heranziehen.

Hat Ihr erstes Kind richtig angesaugt und mit nach außen gestülpten Lippen die Brustwarze und einen Teil des Warzenhofes eingesogen, legen Sie in gleicher Weise das zweite Kind an der anderen Seite an. Trinken beide Kinder, entspannen Sie bewusst Ihre Schultern.

Anne

»Zwillinge stillen

Ich hätte nie gedacht, dass es möglich sein könnte, zwei Babys gleichzeitig zu stillen. Je mehr ich mich mit dem Thema beschäftigte, desto stärker war mein Wunsch, es doch zu versuchen. Ungläubig bis entsetzt reagierte mein Umfeld darauf. „Ihr werdet schon sehen", habe ich mir nur gedacht.

Allerdings war unser Anfang nicht leicht. Während unsere Töchter vier Wochen auf der Intensivstation aufgepäppelt wurden, musste ich mit Abpumpen meine Milchproduktion aufbauen und aufrechterhalten. Als Flaschenkinder mussten sie zu Hause erst lernen, dass die Brust auch funktioniert. Heute leeren sie die Brust schneller als jede Flasche. Für die Mühe am Anfang entschädigen mich meine beiden Süßen mit einem freudigen „Ah-Ah" und hektischen Kopfbewegungen, wenn sie die Brust sehen. Und wenn sie fertig sind, den Kopf über der Brust entdecken, mich zufrieden anlächeln und noch ein bisschen plaudern, weiß ich, meine Entscheidung war richtig. Stillen ist für mich neben den vielen Vorteilen, die es hat, auch eine Herzensangelegenheit. Es tröstet mich und meine Kinder, wenn im Alltagsstress mit zweien das Kuscheln zu kurz kommt. Dafür ist es während und nach dem Stillen ja immer ganz kuschelig für uns alle.«

Ernährung in der Stillzeit

Wenn Sie Zwillinge stillen, ist es besonders wichtig, dass Sie selbst ausreichend essen und trinken. 2,5 bis 3,5 Liter Flüssigkeit – Wasser, Saftschorle, Roibos- und Fencheltee – braucht Ihr Körper am Tag. Verzichten Sie möglichst auf anregende Getränke und Speisen, wie Kaffee, schwarzen und grünen Tee. Eine Tasse am Morgen dürfen Sie sich allerdings gönnen. Essen Sie regelmäßig und reichlich. Mindestens eine, gerne zwei warme Mahlzeiten, Frühstück, Abendessen und kleine Zwischenmahlzeiten sollten es sein. Manche stillenden Mütter essen zu jeder Stillmahlzeit etwas, auch in der Nacht. Essen Sie so ausgewogen, wie möglich. Achten Sie auf Nahrungsmittelunverträglichkeiten Ihrer Kinder. Sehr scharfe und sehr saure Speisen können die Verdauung beeinträchtigen und zu einem wunden Po der Kinder führen. Auf Alkohol und Nikotin verzichten Sie bitte ganz.

Um den Milcheinschuss nicht unnötig zu verstärken, trinken Sie Milchbildungstee erst nach dem Milcheinschuss, d. h. nicht vor dem dritten Tag nach der Geburt und nach Absprache mit Ihrer Hebamme, einer Kinderkrankenschwester oder Stillberaterin.

Milchbildungsanregend sind: Fenchel-, Anis-, Kümmeltee, Malzkaffee, Malzbier, alkoholfreies Bier, Bockshornklee, Wärme, häufiges Anlegen, Powerstillen (mindestens 10–12-mal pro

> ## WISSEN
>
> ### Was wäre ..., wenn die Brüste Probleme machen?
>
> Die Brüste spannen, sind heiß und gerötet oder knotig. Kühlen Sie die Brust nach dem Stillen oder Abpumpen unter Aussparung der Brustwarze mit
>
> - Weißkohlblättern. Weißkohl enthält Enzyme und Substanzen, die abschwellend und entzündungshemmend wirken. Waschen Sie die einzelnen Blätter, entfernen den harten Strunk und walgen die Blätter, bis Flüssigkeit austritt. Legen Sie die Blätter rund um die Brust und fixieren Sie diese mit dem BH.
> - Quarkwickeln. Sie verteilen 250 Gramm Quark handtellerbreit in der Mittellinie eines Geschirrtuches, schlagen den Quark ein und legen den Wickel um die ganze Brust. Nach circa 15 Minuten nehmen Sie den Wickel ab und lassen die Brust ruhen. Den Quarkwickel können Sie in einem verschlossenen Gefäß im Kühlschrank aufbewahren und wiederverwenden, bis er trocken ist;
> - weichen Coldpacks. Bewahren Sie die Coldpacks im Kühlschrank auf, gefrorene Coldpacks kühlen zu aggressiv und haben unter Umständen den gegenteiligen Effekt.
>
> Akupunktur und homöopathische Behandlung durch Ihre Hebamme oder Ihren Frauenarzt können gut begleitend angewandt werden.
> Wenn Sie Fieber bekommen und/oder die Brüste schmerzen oder Sie verunsichert sind, wenden Sie sich an Ihre Hebamme. In allen Fragen rund ums Stillen steht Ihnen während der gesamten Stillzeit die Betreuung durch eine Hebamme zu. Auch Ihr Frauenarzt wird Sie mit Rat und Tat unterstützen.
>
> ### Was hilft bei wunden Brustwarzen?
> - Kontrollieren Sie die richtige Trinkposition der Kinder.
> - Benutzen Sie zur Pflege reines Lanolin (Wollfett), Heilwolle oder Multimum-Stillkompressen.
> - Lassen Sie viel Luft an die Haut.

Kind pro Tag), Milchbildungsöl, unterstützend Homöopathie und Akupunktur.

Milchbildungshemmend sind: Pfefferminze, Salbei, rote Früchtetees, Kälte, Brüste „hochbinden" (mit einem gut-sitzenden BH), sowie unterstützend Homöopathie.

Achtung: Stress wirkt hemmend.

Frühes Abstillen

Wenn Sie aus verschiedenen Gründen nicht stillen können oder nicht stillen möchten, lesen Sie hier, wie das Abstillen gut gelingen kann.

Primäres Abstillen: Wenn Sie Gründe haben, sich schon vor der Geburt für die Flaschenfütterung zu entscheiden, sollten Sie direkt nach der Geburt mithilfe von Medikamenten abstillen, um einen Milcheinschuss zu vermeiden. Besprechen Sie mit Ihrer Hebamme oder Ihrem Arzt in der Geburtsklinik vorab, wie das sogenannte primäre Abstillen eingeleitet wird. Sie können die Brust begleitend pflegen, wie unter „sekundäres Abstillen" empfohlen.

Sekundäres Abstillen: Fällen Sie die Entscheidung zum Abstillen später, können Sie die Milchproduktion auch ohne ein Medikament mit alternativen Methoden hemmen. Zum sekundären Abstillen bieten Brustpflege und Homöopathie eine gute Unterstützung.

DAS WOCHENBETT

Eine gelungene Stillbeziehung mit Zwillingen

Stille ich Zwillinge gemeinsam oder getrennt? Wie lege ich beide gleichzeitig an? Wird genug Milch für beide da sein? Als langjährige Stillberaterin bei La Leche Liga weiß ich, dass es auf diese Fragen keine allgemeingültigen Antworten gibt, weil Babys mit ganz unterschiedlichen Temperamenten individuell reagieren.

Meine Eigenerfahrung mit dem Stillen meiner Zwillingsmädchen ist mir bei der Beratung oft ein guter Ideengeber. In Stillgruppen können die Teilnehmerinnen Vertrauen in die wunderbare Funktionalität des weiblichen Körpers gewinnen und festigen und die nötige Sicherheit bekommen, dass die Brüste durch doppeltes Saugen auch doppelte Milchmenge erzeugen werden. Bei Zwillingsmüttern wird beim Stillen auch eine größere Menge des Stillhormons Prolaktin ausgeschüttet. Dies erleichtert das Bemuttern von zwei Babys, weil der natürliche Bemutterungsantrieb dadurch verstärkt wird.

Stillen ist mehr

Hilfreich ist, sich auch über die mentalen Aspekte des Stillens bewusst zu sein. Nicht allein das befriedigende Saugen und ein strömender Milchfluss beruhigen die Babys und machen sie satt, sondern auch die Weitergabe von Entspannung und das Nähren mit Sicherheit, Ruhe und Zufriedenheit.

Stillmahlzeiten, auf die ich mich mit einer inneren Gelöstheit einlasse, ohne mir für die Zeit danach etwas vorzunehmen, verlaufen befriedigender und sättigender als Stillmahlzeiten, die ich schnell erledigen will, mit etlichen noch anstehenden Tagesaufgaben oder Sorgen im Kopf. In meinen eigenen Momenten gleichzeitigen Stillens meiner beiden Töchter rückten die Sorgen, ob ich den doppelten Anforderungen durch zwei Kinder genügen werde, beiseite. Ein vollkommenes Zufriedenheitsgefühl, beiden gleichzeitig eine gute Mutter zu sein, trat ein.

Gemeinsam schlafen

Eine Erleichterung für die nächtlichen Stillzeiten kann das Zusammenschlafen sein, wobei damit die natürliche Unterstützung des Gedeihens durch den Körperkontakt „im Schlaf" stattfinden kann. Wenn wir uns bewusst machen, dass ein zartes Baby die aufgenommenen Kalorien besser in Wachstum umsetzen kann, wenn wir ihm mit unserer Körperwärme den Verbrauch seiner eigenen Energien zum „Heizen" ersparen, liegt die Entscheidung für gemeinsame Schlaflösungen nahe.

Hilfen organisieren

Natürlich können das Schlafen im großen Bettlager und auch viele Stunden auf dem Stillsofa Zwillingsmütter an den Rand ihrer Kraftreserven bringen. Zwillingsmüttern stehen oft viele hilfreiche Hände zum „Auftanken" zur Seite. Unsere Umgebung ist nach Zwillingsgeburten eher zu Hilfestellungen bereit.

Alle Müdigkeit und Anstrengungen werden durch den Stolz aufgewogen, zwei Kinder durch die bestmögliche Ernährung mit der eigenen Milch wachsen zu sehen, mit der Sicherheit und Nähe des Körpers aufzutanken, mit Abwehrkräften gegen Krankheiten zu versorgen, in jeglichen Ausnahmesituationen passende, warme Nahrung bereitzuhalten – was für ein Muttergefühl!

Gisela Skupin, ehrenamtliche Stillberaterin der La Leche Liga Deutschland e.V.

ZWEI HUNGRIGE WESEN

Trinken Sie täglich drei große Becher Salbeitee und tragen Sie den BH eng. Kühlen Sie die Brust regelmäßig mit Weißkohlblättern oder weichen Coldpacks, nachdem Sie die Brüste manuell entleert oder abgepumpt haben. Sie sollten nur so viel Milch gewinnen, dass ein Spannungsgefühl verschwindet, um die Milchbildung nicht wieder zusätzlich anzuregen. Nehmen Sie zu jeder Mahlzeit Ihrer Kinder fünf Globuli Phytolacca D2 ein und vermeiden Sie alle anderen milchbildungsanregenden Maßnahmen.

Zwillinge mit der Flasche füttern

Die Entscheidung für die Flaschennahrung fällt oftmals wegen der Entwicklungssituation der Kinder oder einer sehr schweren Erkrankung der Mutter. Seien Sie gewiss, Kinder können auch mit der Flasche ernährt werden. Die heutige Säuglingsnahrung ist weitgehend adaptiert, also an die Inhaltsstoffe der Muttermilch angepasst.

▼ Väter genießen es, beim Flasche geben an der Versorgung der Zwillinge mitwirken zu können.

Die Vorteile der Flasche

Das Flaschefüttern birgt einige Vorteile. Es ist körperlich nicht so anstrengend für die Mutter. Der Partner oder eine weitere Person kann mit füttern, sodass die Mutter nicht alleine für die Ernährung der Kinder zuständig ist. Meistens ergibt sich schneller ein Trinkrhythmus, da die Kinder mit der Flasche eher zur Nahrungsaufnahme stimuliert werden können. Die Flasche können Sie gut unterwegs geben.

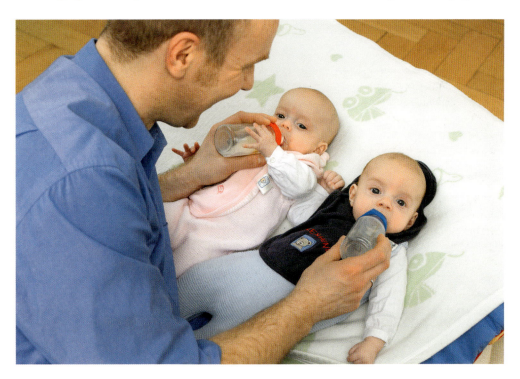

Nehmen Sie eine extra für diesen Zweck angeschaffte Thermoskanne mit abgekochtem heißem Wasser mit, zwei Flaschen mit der schon abgemessenen Pulvermenge und eine kleine Flasche mit kaltem Wasser. So können Sie die Nahrung jederzeit frisch zubereiten. Natürlich können die Babys auch mit der Flasche gleichzeitig gefüttert werden. Wichtig sind die richtige Ausstattung und der richtige Umgang mit der Flasche.

Flaschennahrung – welche Nahrung gibt es?

Anfangsnahrung – Pre-Nahrung: Die Anfangsnahrung ist sogenannte adaptierte Säuglingsersatznahrung, die am ehesten dem Bedarf eines Säuglings angepasst ist: sie ähnelt der Muttermilch durch einen niedrigen Eiweißgehalt und Milchzucker als Kohlenhydrat. Diese Nahrung mindert das Risiko des Übergewichtes und kann während des gesamten ersten Lebensjahres gefüttert werden.

Folgemilch 1: Eine weitere Anfangsnahrung, die zusätzlich Stärke enthält und dadurch sättigender ist. Auch diese Nahrung kann während des ganzen ersten Lebensjahres gefüttert werden.

Folgemilch 2, Folgemilch 3: Beide Milchsorten haben eine andere Zusammensetzung als Muttermilch. Sie enthalten zusätzliche Kohlenhydrate wie Maltodextrin, die zu Überfütterung führen können und Babys unnötigerweise an süße Nahrung gewöhnen. Diese Milchsorten sind nicht notwendig.

Hypo-Allergene Nahrung (HA-Nahrung): Bei der Herstellung wird das Ausgangseiweiß zur Reduzierung des Antigengehalts gespalten. Diese Nahrung sollte nur nach Absprache mit der Hebamme und dem Kinderarzt gefüttert werden.

Das richtige Flaschenfüttern

Bleiben Sie mit Ihren Kindern in Körperkontakt – kontinuierliches Rooming-in, „Känguruen", häufiges Kuscheln und das Hingucken und Beobachten helfen, die Signale der Babys früh zu erkennen und Hungerzeichen richtig zu deuten. Benutzen Sie Sauger mit einem kleinen Saugerloch, sodass die Babys aktiv saugen müssen und die Mahlzeit circa 20 Minuten dauert.

Das Saugen ist wichtig, es dient der Beruhigung, stabilisiert die Atemwege und fördert die Verdauung. Zu schnelles Trinken kann Blähungen verursachen und Spucken verstärken. Die Sauger sollten eine möglichst große Auflagefläche für den Mund der Säuglinge bieten zur Unterstützung des richtigen Trink-, Saug- und Schluckverhaltens. Bestens geeignet sind deshalb Weithalsflaschen.

Halten Sie ihre Babys beim Füttern so, dass Augenkontakt zwischen Ihnen möglich ist. Berühren Sie zu Beginn der Mahlzeit sanft die Lippen und warten Sie, bis die Babys den Sauger selber einsaugen. Schieben Sie Ihren Kindern den Sauger niemals gegen ihren Willen in den Mund.

Um die Saugreflexe zu Anfang, vor allem bei zu früh geborenen Babys, anzuregen, füttern Sie die Babys mit Hautkontakt; schon die Berührung am nackten Oberarm stabilisiert Ihre Kinder in ihren biologischen Rhythmen.

Die richtige Zubereitung

Waschen Sie sich vor Zubereitung der Flaschen gründlich die Hände und arbeiten Sie auf einer sauberen Arbeitsfläche. Die Nahrung ist nicht steril, deshalb sind richtiger Umgang und richtige Aufbewahrung wichtig, um Erkrankungen zu verhindern.

Sie vermeiden eine erhöhte Keimbelastung und verhindern so unnötige Erkrankungen.

- Benutzen Sie nur abgekochtes Wasser. Leitungswasser ist in Deutschland für die Zubereitung von Säuglingsnahrung meist geeignet – Ausnahme ist Wasser aus Bleirohren in alten Häusern. Befragen Sie dazu Ihren Vermieter.
- Beachten Sie die Anleitung auf der Packung, vor allem die genaue Mengenangabe. Ihre Kinder benötigen je nach Alter eine ganz bestimmte Menge an Flüssigkeit und Nährstoffen. Mischen Sie das Pulver durch Schütteln mit dem abgekochten, abgekühlten Wasser in einer verschlossenen Flasche, bis das Pulver aufgelöst ist.
- Füttern Sie die fertige Nahrung mit einer Temperatur von 37 °C. Sie können die Trinktemperatur mit einigen Tropfen auf der Innenseite Ihres Handgelenkes testen. Nehmen Sie niemals den Sauger in den Mund, Sie geben damit Ihre Mundkeime an Ihre Kinder weiter.
- Die Milchnahrung darf nicht wieder aufgewärmt werden – Reste können maximal 45 Minuten im Flaschenwärmer aufbewahrt werden.
- Benutzen Sie keine Mikrowelle zum Aufwärmen, dadurch werden Eiweißbausteine verändert und durch die unterschiedlich starke Erwärmung können Verbrennungen hervorgerufen werden.
- Bleiben Sie bei einem Milchpulverfabrikat. Häufiges Wechseln kann Verdauungsprobleme verursachen.

Die schnellste von Zwillingseltern erprobte Zubereitung

Bereiten Sie morgens und abends je eine Portion abgekochtes Wasser vor, von dem Sie einen Teil heiß in einer Thermoskanne aufbewahren, einen zweiten Teil in einem abgedeckten Gefäß abkühlen lassen. Geben Sie die abgemessene Pulvermenge in die vorbereiteten Fläschchen. Füllen Sie nun ¾ der Wassermenge mit heißem Wasser auf und mischen Sie beides gut. Geben Sie die restliche Menge kaltes Wasser hinzu, um die richtige Trinktemperatur zu erreichen. Bereiten Sie die Nahrung für Ihre Kinder immer „frisch" zu. Auch wenn zubereitete Nahrung im Kühlschrank aufbewahrt wird, ist sie wegen der hohen Keimbelastung nur für eine begrenzte Zeit haltbar und die lichtempfindlichen Vitamine gehen verloren.

Reinigung der Flaschen

Reinigen Sie die Flaschen nach jeder Benutzung gründlich mit Wasser und Spülmittel, verwenden Sie dazu eine extra Bürste bzw. Schwamm. Bei gesunden Babys können Sie die Flaschen nach den ersten sechs Wochen in der Geschirrspülmaschine reinigen. Achten Sie auf einen milden Geschirrspülreiniger. Das erste halbe Jahr sollten Flaschen und Sauger mindestens einmal am Tag sterilisiert werden, praktisch ist ein Dampfsterilisator (Vaporisator) mit Zeitschaltuhr oder ein Mikrowellensterilisator. Die sterilisierten Gegenstände bewahren Sie am besten in einem Behälter mit Deckel oder abgedeckt auf einem sauberen Tuch auf.

Sylvia

》Fläschchen füttern – für uns die beste Lösung

Wir haben unseren Zwillingsjungs fast von Beginn an die Flasche gegeben und es war für uns die beste Lösung. Das Stillen nach der Geburt im Krankenhaus klappte nicht gut, weil nur einer unserer Jungs von der Brust trank, der andere aber nicht. Ich musste stillen, abpumpen und füttern. Die Prozedur dauerte etwa 1,5 Stunden. Alle zwei Stunden hatten die Jungs Hunger. Ich konnte so gut wie nicht mehr schlafen und hatte nach wenigen Tagen einen Zusammenbruch. Ich entschloss mich, abzustillen. So konnte auch mein Partner nachts füttern und wir bekamen alle unseren Schlaf. Es war eine wesentliche Erleichterung. Wir hatten das Glück, die Kinder gelegentlich bei den Großeltern lassen zu können, die dann auch die Flasche geben konnten. Das Füttern mit der Flasche hat uns unabhängiger gemacht und unser Familienleben verbessert. Unsere Jungs sind kerngesund und putzmunter. Wir würden es wieder genauso machen.«

Das Füttern von Frühgeborenen

Auch wenn Ihre Zwillinge zu früh geboren sind und einige Wochen besonders ernährt werden müssen – zu Anfang vielleicht Nahrung über eine Infusion oder eine Magensonde bekommen – können beide problemlos voll gestillt oder ganz normal mit der Flasche gefüttert werden.

Bis Frühgeborene die rechnerisch 32. Schwangerschaftswoche erreicht haben, muss eine besondere Frühchennahrung gefüttert und auch die Muttermilch mit wichtigen Stoffen ergänzt werden. Nach dieser Zeit wird meist noch ein Zusatz beigemischt, der die Milch mit Kalorien anreichert. Sobald die Kinder ein Gewicht von 2 500 Gramm erreicht haben, ist die Preterm-Muttermilch, die in ihrer Zusammensetzung durch die frühzeitige Geburt besonders ist, eine vollkommen ausreichende und vollwertige Nahrung. Je früher vor der 37. Schwangerschaftswoche die Kinder geboren werden, desto schwächer ist ihr Trinkverhalten ausgereift und umso mehr Unterstützung brauchen sie beim Trinken.

So unterstützen Sie Ihre Frühchen beim Trinken

Kuscheln Sie so früh wie möglich intensiv mit Ihren Kindern. Auch wenn die Babys noch wenig aktiv sind, bietet Haut-auf-Haut-Kontakt für alle absolute Wohlfühlatmosphäre und regt Saugreflex und Stoffwechsel der Kinder an. Das Saugen an der Brust ist für Frühchen nicht anstrengender als das Trinken aus der Flasche. Üben Sie mit Ihren Kindern, wenn sie wach sind, müde Kinder werden sich gemütlich ankuscheln, aber bestimmt nicht saugen. Fragen Sie Ihre Hebamme oder Stillberaterin nach einer stimulierenden Gesichtsmassage. Um den Kindern das Trinken zu erleichtern und das Erlernen der Saugtechnik an der Brust zu unterstützen, gibt es unterschiedliche Füttermethoden, z. B. Fingerfütterung, Becherfütterung, Brusternährungsset und Spezialsauger. Befragen Sie dazu Ihre Hebamme, die Kinderkrankenschwestern oder eine Stillberaterin. Sie werden Ihnen den richtigen Umgang damit zeigen.

Zwiemilch füttern

Bei der Zwiemilchernährung werden die Kinder mit zwei Sorten Milch gefüttert, mit Muttermilch und Säuglingsersatznahrung. Oft werden Kinder für eine Übergangszeit mit Ersatznahrung zugefüttert, bis eine ausreichende Muttermilchmenge vorhanden ist. Die Mutter kann dann zum Beispiel tagsüber stillen und nachts die Flasche geben. Es kann angebracht sein, dass ein Zwilling gestillt wird und der andere die Flasche bekommt, wenn ein Kind mit einer besonderen Nahrung ernährt werden muss. Manchmal verweigert ein Kind die Brust vollständig. Entscheiden Sie „aus dem Bauch heraus", was die für Sie beste Lösung ist: ein Kind zu stillen und dem anderen abgepumpte Muttermilch oder Ersatznahrung mit der Flasche zu geben oder beide Kinder abzustillen.

Damit die Muttermilch weiterhin ausreichend gebildet wird, müssen die Kinder regelmäßig angelegt werden und an der Brust saugen. Wenn Sie zu jeder Mahlzeit Flaschennahrung zufüttern, legen Sie immer zuerst die Kinder an die Brust und geben die Flasche hinterher. Oder Sie stillen ein Kind voll, das andere Kind bekommt die Flasche und bei der nächsten Mahlzeit wird gewechselt.

> **WISSEN**
>
> **Erfahrungen aus der eigenen Praxis**
>
> Wie ernähren Zwillingsmütter Ihre Zwillinge im ersten Halbjahr nun wirklich? Wir haben einmal bei 120 Müttern, die unsere Kurse besucht haben, nachgefragt: Der überwiegende Teil, 84 Prozent, hat entweder drei bis sechs Monate voll oder teilweise gestillt. Etwas mehr als die Hälfte davon, nämlich 54 Frauen, haben ausschließlich die Brust gegeben, 47 Frauen praktizierten erfolgreich Zwiemilchernährung. 19 Frauen, das entspricht 16 Prozent, entschieden sich von Beginn an für Flaschenfütterung mit Säuglingsersatznahrung.

Das Abpumpen von Milch

Wenn Ihre Kinder noch nicht aus der Brust trinken können, sollten Sie so früh wie möglich, am besten am Tag der Geburt, mit dem Abpumpen, bzw. dem manuellen Entleeren der Brust beginnen. Das Pumpen soll das Trinken der Babys an der Brust so gut es geht imitieren. Dazu ist ein fester Pumprhythmus von mindestens sechs bis acht Pumpzeiten in 24 Stunden besonders wichtig, damit die Ausschüttung des Milchbildungshormons Prolaktin ausreichend stimuliert wird. Pumpen Sie auch nachts regelmäßig ab, so gewöhnen Sie sich an den Versorgungsrhythmus Ihrer Kinder und gewinnen kostbare Muttermilch für beide. Am besten führen Sie ein Protokoll über Pumpzeiten und die Menge der gewonnenen Milch.

Eine Handpumpe ist meist nicht effektiv genug, um die Milchbildung gut in Gang zu bringen. Besser geeignet sind elektrische Intervallmilchpumpen, zum Beispiel von Medela oder Ameda, mit denen Sie auch beide Seiten zeitgleich abpumpen können (sog. Tandempumpen). Das spart Zeit und regt die Milchbildung intensiver an.

Das manuelle Entleeren und Pumpen

Zur Gewinnung der ersten Milliliter Kolostrum eignet sich die manuelle Entleerung der Brust und das Auffangen der Muttermilch mit einer kleinen Spritze besser.

Manuelles Entleeren. Beim Entleeren der Brust von Hand soll mit den Fingern die Zungenbewegung nachgeahmt werden, mit der der Säugling die Milch aus den Brüsten saugt. Dazu nimmt man die Brust in die Hand, Daumen und Zeigefinger formen ein „C" und liegen mit den Fingerspitzen ca. 3–3,5 cm hinter der Brustwarze. Nun wird die Brust leicht angehoben, Daumen und Fingerspitzen drücken dann etwas in Richtung Brustkorb und werden anschließend mit leichtem Druck nach vorne zur Brustwarze geführt, ohne auf der Haut zu rutschen. Danach so weit locker lassen, dass die Brust nur noch leicht von der Hand gehalten wird, Finger und Daumen gehen in die Ausgangsposition. Das „Lockerlassen" ist wichtig, damit die Milch nachfließen kann. Nun wieder von vorn: Brust anheben, Finger in Richtung Brustkorb drücken, Fingerspitze und Daumen zur Brustwarze zusammenführen, lockerlassen. Sobald der Milchfluss an dieser Stelle versiegt, muss die Hand um die Brust verschoben werden, um alle Bereiche der Brust zu erreichen. Die Milch sollte in einem sauberen Gefäß oder einer Spritze aufgefangen und gleich verschlossen in den Kühlschrank gestellt werden.

Abpumpen. Waschen Sie sich vorab gründlich die Hände. Stellen Sie alles, was Sie brauchen, in greifbare Nähe: eine kleine Spritze, die elektrische Milchpumpe, zwei sterilisierte Abpumpbestecke – Achtung: die Aufsätze der Pumpbestecke gibt es in mehreren Größen – zwei vorgewärmte Kirschkernsäckchen und, wenn Ihre Kinder in einem anderen Zimmer versorgt werden müssen, ein Foto Ihrer Kinder. Oder pumpen Sie mit Blick auf Ihre Zwillinge – dadurch fließt die Milch leichter.
- Setzen Sie sich bequem hin, möglichst angelehnt mit einem Stillkissen im Schoß, um die Arme gut abstützen zu können.
- Beginnen Sie mit einer sanften Brustmassage und wärmen Sie die Brüste mit den Kirschkernsäckchen, dadurch wird der Milchspendereflex angeregt und das Pumpen erleichtert. Setzen Sie die Pumpbestecke auf und starten Sie das Abpumpen.

Die Intervallpumpe wird ca. zwei Minuten lang das Ansaugen der Kinder durch einen schnellen, leichten Pumprhythmus imitieren, bevor die längeren Saugzüge beginnen. Pumpen Sie mit kurzen Pausen, in denen Sie die Brüste sanft massieren, in dem Rhythmus sieben – fünf – drei Minuten. Auch wenn keine Milch mehr fließt, stimuliert das Pumpen die Milchbildung.
- Seien Sie geduldig – Ihre Brust wird sich erst an das Pumpen gewöhnen müssen. Zu Anfang können Sie vielleicht nur einige Tropfen Muttermilch gewinnen, die Menge wird sich aber langsam steigern! Das Durchhalten lohnt sich. Bedenken Sie, Sie sammeln kostbare Muttermilch für Ihre Kinder.

Aufbewahren von abgepumpter Milch

Abgepumpte Milch bewahren Sie bitte entweder in Glasflaschen oder in vom Hersteller dafür vorgesehenen Behältnissen auf, wie Becher aus trübem Hartplastik oder Muttermilchbeuteln. Herkömmliche Plastikgefäße oder Gefrierbeutel sind häufig mit Weichmachern hergestellt, die gesundheitsschädlich sind.

Muttermilch hält sich 72 Stunden im Kühlschrank und sollte innerhalb dieser Zeit verfüttert oder – mit Datum beschriftet – eingefroren werden. Im Gefrierfach können Sie Muttermilch sechs Monate aufbewahren – und dann verfüttern, die ersten Breie damit anrühren oder sie als Badezusatz verwenden und Ihren Kindern und sich selbst eine wunderbare Haut bescheren.

Zwillingspflege

Die Babypflege an sich ist in den Grundzügen immer unabhängig von der Anzahl der zu versorgenden Kinder. Wir möchten Sie dennoch von unseren Erfahrungen profitieren lassen. Sie sollen sich im Umgang mit Ihren Kindern sicher fühlen und die Kinder sicher mit Ihnen, hier macht Übung den Meister.

Welche körperlichen Besonderheiten gibt es in der Neugeborenenzeit bei Zwillingen? Wie geht man bei alltäglichen Aufgaben wie Waschen, Wickeln, Füttern am besten mit Zwillingen um? Vor allem, wie tröstet und beruhigt man sie am besten? Ihre Zwillinge werden es Ihnen leicht machen, die tägliche Versorgung schnell zu erlernen. Grundsätzlich gilt in der Babypflege und im Umgang mit Zwillingen bis auf wenige Ausnahmen: eins nach dem anderen!

Handling, die Babys gut im Griff

Babyhandling ist ein Sammelbegriff für viele Tipps und Kniffe, die den Kindern guttun und Ihnen den Umgang mit ihnen im Alltag erleichtern. Ganz nebenbei unterstützen viele der im Babyhandling beschriebenen Handgriffe und Haltungen die eigenständige Bewegungsentwicklung Ihrer Kinder. Nur keine Berührungsängste – Ihre Zwillinge sind nicht so zerbrechlich, wie es scheint.

Hochnehmen

Wenn Sie die Kinder aufnehmen, nehmen Sie sie einzeln. Das ist sicherer für Ihre Kinder und rückenschonender für Sie.

Unser Tipp

Stützen Sie den Kopf der Kinder gut, heben Sie Ihre Kinder über die Seite über den Rumpf hoch. Wenn Sie sich eines der Kinder über die Schulter legen oder vor dem Körper tragen, stützen Sie das Gesäß mit einer Hand, damit der kindliche Rücken rund ist.

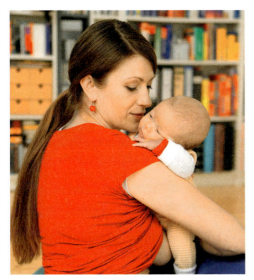

◀ Schnell lernen Sie den richtigen Umgang mit Ihren Kindern.

Ausziehen

Sie müssen die Kinder nicht gleich anziehen, dürfen es aber nach Lust und Laune natürlich tun. Manchmal macht es einfach Spaß, sie die gleichen Sachen tragen zu lassen; im ersten Lebensjahr Ihrer Kinder wird dies die Individualität der beiden nicht schwächen. Es gibt Kleidung, die ist so schön, die gibt es kein zweites Mal. Für Ihre Kinder kaufen Sie dann zwei Teile davon. Sollte sich ein Kind schmutzig machen, werden Sie das schmutzige Kleidungsstück ersetzen, egal ob die Kinder gleich angezogen sind oder nicht. Zwillingseltern sind in der Regel eher pragmatisch – und dann sind die Kinder eben nicht mehr gleich angezogen, aber dafür sauber.

Sorgen Sie für eine angenehme Raumtemperatur, damit sich die Babys wohlfühlen. Und kleiden Sie die beiden je nach Jahreszeit nach dem Zwiebelprinzip ein, sodass Sie immer etwas aus- bzw. anziehen können.

Vermeiden Sie beim Anziehen eine Überstreckung des Rumpfes – ziehen Sie zum Beispiel einen Pullover von hinten nach vorne an, also zuerst über den Hinterkopf, dann über das Gesicht. Ärmel und Beine werden „hochgeschoppt", mit drei Fingern einer Hand greifen Sie durch den Ärmel oder das Hosenbein, nehmen eine Hand/einen Fuß des Babys und strecken den Arm/das Bein sanft. So können Sie einen Ärmel oder ein Hosenbein gut über den Arm/das zweite Bein ziehen.

Zum Anziehen legen Sie ein Baby auf den Wickeltisch, während das andere zum Beispiel sicher angeschnallt in der Wippe oder im Autokindersitz neben Ihnen steht.

Oder Sie legen beide Kinder auf eine Decke auf den Fußboden und versorgen sie nacheinander. So behalten Sie beide gut im Blick und die Kinder sind in einer sicheren Position abgelegt.

Wickeln

Alles, was Sie zum Wickeln benötigen, wie Waschschüssel, warmes Wasser, Babywaschlappen oder zusatzfreie Pflegetücher und Windeln, haben Sie um den Wickeltisch herum in greifbarer Nähe bereitstehen. Wickeln Sie die Zwillinge nacheinander, ein Kind kann derweil im Kinderautositz, in der Wippe oder einer extra installierten Babyschaukel sicher abgelegt werden und warten. Platzieren Sie das zweite Kind so, dass Sie möglichst Blickkontakt behalten oder auf jeden Fall mit ihm reden können.

Unser Tipp

Führen Sie Ihre rechte Hand unter dem linken Bein des Kindes hindurch und umgreifen den gegenüberliegenden rechten Oberschenkel. Jetzt können Sie das Gesäß des Babys leicht anheben und säubern, ohne dass Ihr Kind den Kontakt zur Unterlage völlig verliert.

Das ist zu beachten bei Mädchen: Die Vulva produziert zur Selbstreinigung ein weißliches Sekret, das nicht abgewaschen werden muss. Spreizen Sie die zarten Schamlippen nur sehr vorsichtig, um Stuhlreste mit einem weichen Tuch von vorne nach hinten zu entfernen.

Das ist zu beachten bei Jungen: Penis und Hoden werden ebenfalls von vorne nach hinten gereinigt. Die Vorhaut darf auf keinen Fall gedehnt oder zurückgeschoben werden. Meist ist die Vorhaut noch mit der Eichel verklebt und löst sich in den ersten Jahren ganz alleine. Reinigen Sie sorgfältig die Stellen unter dem Penis und dem Hodensäckchen. Um zu verhindern, dass der Urin zielsicher über den vorderen Windelrand nach oben befördert wird, richten Sie den Penis nach unten und polstern diesen durch das Auflegen eines gefalteten Kosmetiktuchs ab. Der Urin landet so in der Windel und der Knabe bleibt trocken.

ZWILLINGSPFLE

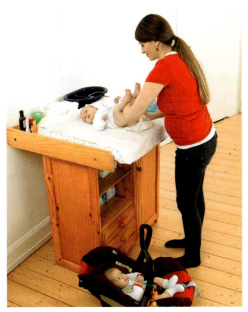
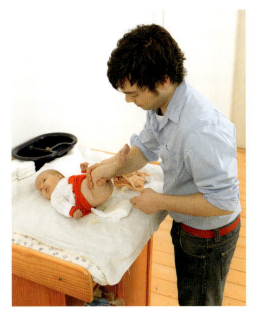

▲ Für das häufige Wickeln ist eine rückenschonende Wickelmöglichkeit gerade in der ersten Zeit nach der Geburt unerlässlich.

Tipp zum Wickelrhythmus
Die Babys werden in der ersten Zeit rund um die Mahlzeiten gewickelt. Müssen die Babys zum Trinken geweckt werden, bietet sich das Wickeln vorher an. Melden sich beide mit Hunger, wickeln Sie besser nach der Mahlzeit. Oft brauchen Kinder nach der ersten Portion eine kurze Verdauungspause, die Sie zum Wickeln gut nutzen können. Damit regen Sie auch die Babys zum Weitertrinken an.

Mit Zwillingen kann das folgendermaßen gehen: Kind eins meldet sich mit Hunger, die Mutter füttert den ersten Teil der Mahlzeit, wickelt das Kind und füttert den zweiten Teil. Dann wird das zweite Kind geweckt und genauso versorgt. Wachen Ihre Kinder gleichzeitig auf, füttern Sie beide gleichzeitig und wickeln die Kinder nach der Mahlzeit hintereinander.

Die Babys haben in den ersten zwei Wochen zu fast jeder Mahlzeit Stuhlgang und sollten dann gewickelt werden. Ab der dritten Lebenswoche verdauen voll gestillte bzw. mit Muttermilch ernährte Kinder die Nahrung nach der ersten Reifung des Verdauungstraktes intensiver und haben in der Regel seltener Stuhlgang, zuweilen sogar nur alle drei bis sieben Tage. Flaschenkinder füllen die Windel hingegen alle zwei bis drei Tage. Sie können jetzt ausprobieren, die Kinder nachts seltener zu wickeln, um den Tag-Nacht-Rhythmus der Kinder auf Ihren eigenen einzustellen. Die Haut der Babys verträgt die längere Wickelpause normalerweise gut und die für Sie gewonnene Schlafenszeit bekommt Ihnen sicher bestens.

Waschen und Körperpflege

Zum Waschen und zur Körperpflege benötigen Sie warmes Wasser, Waschlappen, Wundschutzcreme, Babyöl, Wattestäbchen, Bürste und eine Nagelschere.

...chen beide Kinder morgens und ...s. Dazu reinigen Sie mit einem warmen Waschlappen das Gesicht, waschen die Falten hinter den Ohren und am Hals und säubern die Hände. Den Po waschen Sie bei jedem Windelwechsel mit warmem Wasser.

Nabelpflege. Solange der Nabelschnurrest noch nicht abgefallen ist, wird der Bauchnabel der Babys täglich gereinigt. Zur sogenannten „offenen Nabelpflege" lassen Sie den Bauchnabel möglichst unbedeckt und schlagen dazu den oberen Rand der Windel so um, dass der Nabel frei bleibt. Zur Reinigung verwenden Sie saubere Wattestäbchen. Das Benutzen von Kochsalzlösung, Muttermilch, Puder, Nabelbinden, ätherischen Ölen etc. besprechen Sie mit Ihrer Hebamme. In den ersten Tagen wird Fachpersonal die Bauchnäbel Ihrer Zwillinge im Auge behalten, zu Hause steht Ihnen in den ersten Wochen Ihre Nachsorgehebamme mit Rat und Tat zur Seite.

Unser Tipp

Gehen Sie mit langsamen, dosierten Bewegungen vor und suchen Sie Blickkontakt zu dem von Ihnen gerade versorgten Kind. Erklären Sie ihm ruhig, was Sie gerade machen – so bleiben Sie im wahrsten Sinne „im Gespräch" miteinander.

Faltenpflege. Einmal pro Woche sollten Sie eine umfassende „Faltenpflege" vornehmen. Babys werden gerne in verborgenen Hautfalten wund. Beliebte Stellen sind unter den Achseln, in der Leiste, in den Falten von Kniegelenk und Ellenbogen. Sammeln sich viele Hautschuppen, gelingt die Reinigung mit ein paar Tropfen Öl auf einem Kosmetiktuch besser. Wattestäbchen benutzen Sie ausschließlich zur Reinigung des Bauchnabels. Ohren und Nasen werden nur von außen gewaschen.

▶ Während des wöchentlichen Bades können Sie sich voll auf ein Kind konzentrieren.

Nagelpflege. Die Finger- und Fußnägel der Kinder können erst nach vier Wochen geschnitten werden. Die Nägel sind nach der Geburt noch weich und mit Nagelhaut überzogen. Sobald sie aushärten, brechen die ersten Nägel ab. Die zweiten dürfen Sie mit einer Kindernagelschere mit abgerundeten Spitzen schneiden.

Bis die Nabelschnurreste nach circa zehn Tagen abgetrocknet und abgefallen sind, reicht diese „Katzenwäsche" vollkommen aus. Bürsten Sie Ihre Kinder auch bei zartem Haarwuchs täglich – die Babys genießen die sanfte Massage und Sie beugen Milchschorf vor. Regelmäßiges Eincremen oder Einölen der Haut ist nicht notwendig. Verwenden Sie nur Wundschutzcreme, wenn die Haut gereizt und gerötet – also wund – ist.

Baden

Ist der Nabel abgeheilt, können die Kinder das erste Mal zu Hause gebadet werden. Die ersten Badeaktionen dienen der Entspannung

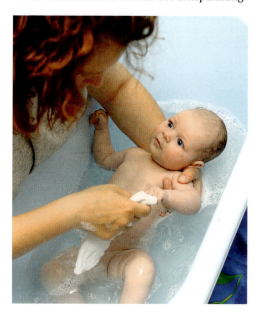

> **TIPP**
>
> ### Sicher in der Badewanne
>
> Der klassische Badegriff für Rechtshänder: Ihren linken Arm führen Sie unter dem Nacken Ihres Babys hindurch zu seiner Schulter. Ihre linke Hand sollte den linken Arm Ihres Kindes dann so umschließen, dass Sie es in der Achsel und am Oberarm gut, doch ohne Druck halten können. Das Köpfchen Ihres Kleinen ruht sicher auf Ihrem Unterarm. Mit der rechten Hand fassen Sie unter den Po Ihres Babys – nun können Sie es eher aufrecht, mit den Füßen zuerst, ins Wasser heben. Linkshänder greifen dementsprechend andersherum. Das Wasser gibt dem Baby Auftrieb, Sie können daher Ihre rechte Hand lösen. In Ihrem linken Arm ruhend, kann Ihr Kind sein Bad genießen – und Sie haben die Rechte zum Waschen frei. Sie können sich zum ersten Baden mit Ihrer Hebamme verabreden, die Ihnen die entsprechenden Haltegriffe sicher zeigen kann.

und Reinigung der Kinder und sollten auch für die Eltern angenehm sein. Baden Sie Ihre Kinder getrennt an unterschiedlichen Tagen, das ist entspannter für alle!

Die Babys sollten satt sein, aber nicht direkt mit vollem Bauch gebadet werden. Ob das am Morgen oder Nachmittag ist, macht keinen Unterschied. Bei größeren Kindern wird das Bad am Abend häufig zum Ritual, weil es entspannt und müde macht. Achten Sie in jedem Fall darauf, dass Sie nicht direkt nach dem Bad spazieren gehen. Die Kinder sollen sich nicht erkälten.

Das brauchen Sie zum Baden: Der Raum sollte auf mindestens 23 °C vorgeheizt sein, Badewanne, Thermometer, Kapuzenbadehandtuch und saubere Kleidung sind vorbereitet. Die Badewanne wird zu drei Viertel gefüllt mit 37 °C warmem Wasser ohne Badezusatz. Seife, Badezusatz oder Shampoo benötigen Sie in den ersten Wochen nicht. Klares Wasser mit einem Schuss Olivenöl reicht zur Reinigung. Eine gute Hautpflege bietet der Zusatz von Muttermilch.

Ein Vollbad pro Woche ist ausreichend. Gut ist ein Wochentag, an dem beide Eltern dabei sein können. Genießen Ihre Kinder das Wasser und schlafen danach besonders gut, baden Sie sie ruhig häufiger.

Das Baby wird nun von oben nach unten gewaschen, es darf mit dem Hinterkopf und den Ohren im Wasser liegen. In Bauchlage drehen müssen Sie es nicht.

Nach dem Baden wird das Kind in ein warmes Handtuch gekuschelt und sorgfältig abgetrocknet. Von oben beginnend werden die Hautfalten und die Zwischenräume der Finger und Zehen gut getrocknet, der Nabel wird mit einem Wattestäbchen gesäubert. Viele Kinder genießen es, geföhnt zu werden. Die angenehm warme Luft und das monotone Geräusch beruhigen zusätzlich. Eincremen muss man die Kinder nur, wenn die Haut sehr trocken ist.

Nicht alle Babys sind Wasserfreunde. Wenn eines Ihrer Kinder das Baden nicht genießen kann, wickeln Sie es zum Baden in ein Stofftuch und legen Sie es eingewickelt ins Wasser. Kinder fühlen sich mit einer Begrenzung oft sicherer und kühlen weniger aus. Oder probieren Sie den Badeeimer aus, in dem das Kind zum Baden aufrecht im Wasser hockt. Die Babys dürfen natürlich auch einzeln von Anfang an mit einem Elternteil bei 37 °C Wassertemperatur in die große Badewanne.

DAS WOCHENBETT

Beruhigen und Trösten

Liebe verwöhnt nicht. Sie können davon ausgehen, dass Ihre Kinder ein Bedürfnis anmelden, wenn sie schreien. Sie können sich ja noch nicht anders mitteilen. Die Ursachen können vielfältig sein. Gerade in den ersten drei Monaten schreien Kinder häufiger, weil sie Probleme mit der Reifung ihres Verdauungstraktes haben. Dies kann zu Regulationsstörungen wie Blähungen oder Bauchschmerzen führen, die gerne verallgemeinernd als Drei-Monats-Koliken bezeichnet werden.

Aber auch Hunger, Durst, eine unangenehm volle Windel, das Bedürfnis nach Nähe, Überreizung und Verspannungen bringen Ihre Kinder dazu, nach Trost und Beruhigung zu verlangen. Selten leiden Kinder unter einem schmerzhaften KISS-Syndrom (Kopfgelenkinduziertes Schreisyndrom), einer Blockade im Schulter-Nacken-Bereich. Diese kann mit Manualtherapie, wie zum Beispiel Physiotherapie oder Osteopathie, sehr gut behandelt und gelöst werden.

Reagieren Sie in den ersten Monaten prompt auf das kindliche Schreien, signalisieren Sie Ihren Kindern: „Ich bin da und kümmere mich um euch!" Arbeiten Sie die möglichen Ursachen systematisch nacheinander ab. Das Füttern und Wickeln ist leicht zu erledigen. Schwierig wird es, Beschwerden zu erkennen und das Bedürfnis nach Nähe bei zwei Kindern zu befriedigen. Sehr unruhigen Kindern helfen Regelmäßigkeit und sanftes Vorgehen, um zur Ruhe zu kommen.

Brauchen beide Kinder Körperkontakt, legen Sie sich zwischen beide Kinder ins große Bett oder auf eine warme Decke auf den Boden. Lassen Sie sich von Ihrer Hebamme das Tragen beider Kinder im Tuch oder Tragesack zeigen und probieren Sie aus, ob Sie beide zeitgleich tragen können.

> **WISSEN**
>
> **Schreikinder**
>
> Machen Sie sich keine Vorwürfe, wenn Ihr Tun und Handeln die Babys nicht beruhigen kann. Schreien ist etwas, was die Babys tun und nicht, was sie haben. Sorgen Sie für sich für Entlastung, ein entspannter Erwachsener kann mehr Ruhe aufbringen und Sie können sich zurückziehen und ausruhen. Klären Sie mit Ihrem Kinderarzt ab, ob eine Nahrungsmittelunverträglichkeit oder ein KISS-Syndrom vorliegt, was beides erfolgreich behandelt werden kann. Holen Sie sich rechtzeitig professionelle Hilfe bei Schreisprechstunden, Schreiambulanzen und Selbsthilfegruppen, bevor Wut und Verzweiflung übermächtig werden.

Unser Tipp

Meist ist es nur ein Kind, das ein größeres Bedürfnis nach Nähe hat, sodass sie es gut in der Tragehilfe am Körper tragen können, ohne dass Sie dem anderen Kind gegenüber ein schlechtes Gewissen haben müssen – Zwillinge wechseln sich mit Ihren Bedürfnissen meistens ab.

Bauchmassage
Bei verstärkten Bauchschmerzen helfen eine Bauchmassage mit speziellen Ölen, ein warmes Bad im Badeeimer, ein warmes Kirschkernsäckchen auf dem Bauch, die Bauchlage auf dem Arm im sogenannten „Fliegergriff" und zur Linderung Carum carvi-Zäpfchen.

So entspannen Sie Ihr Kind: Erwärmen Sie den Raum, machen Sie den Bauch des Kindes frei und legen Sie Ihr Kind in Rückenlage. Verteilen Sie Kümmelöl oder Windsalbe auf den warmen Händen und streichen Sie mit

ZWILLINGSPFLEGE

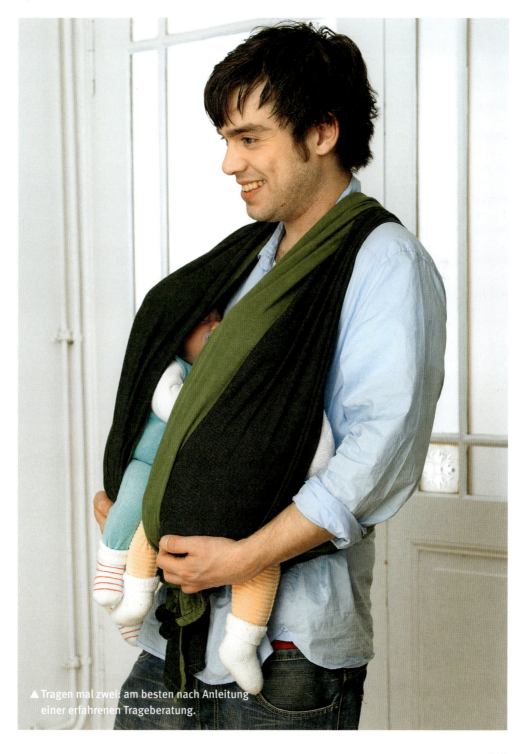

▲ Tragen mal zwei: am besten nach Anleitung einer erfahrenen Trageberatung.

Das Wochenbett

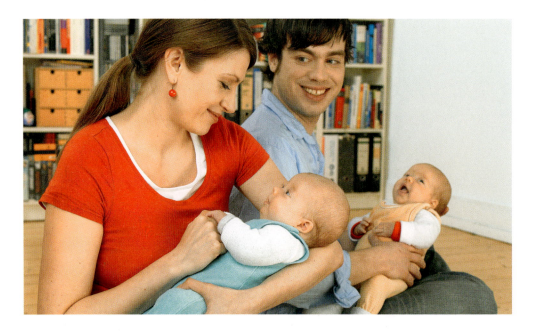

▲ Die erste Zeit mit den Kindern wirkt oft wie ein Abtauchen in eine neue Welt.

beiden Händen nacheinander großflächig vom Oberbauch zum Unterbauch. Jetzt massieren Sie mit zwei bis drei flachen Fingern im Uhrzeigersinn den Bereich um den Bauchnabel. Zum Abschluss können Sie mit den Beinchen des Kindes „Fahrrad fahren" und die Beine anhocken und im Uhrzeigersinn zum Bauch hin kreisen. Das zweite Kind können Sie in dieser Zeit zum Beispiel mit beruhigendem Summen oder Singen ebenfalls mit einbeziehen.

Manche Kinder werden gerne gepuckt
Wickeln Sie jedes Baby leicht bekleidet so ein, dass die Arme seitlich fest am Körper liegen und die Beine Bewegungsfreiheit haben. Dies kann die Kinder weiter beruhigen.

Besonderheiten bei Neugeborenen

Nicht selten kommt es vor, dass Mädchen in den ersten vier Lebenswochen das erste Mal „ihre Tage" haben. Durch die Hormone der Mutter bildet sich in der kleinen Gebärmutter Schleimhaut, die abblutet, d. h., es fließt leicht blutiges Sekret.

Mädchen wie Jungen können auch einen „kleinen" Milcheinschuss bekommen, die Brüste schwellen an und es kann eine Art Vormilch fließen, die im Volksmund Hexenmilch heißt. Sobald die Hormone der Mutter verarbeitet sind, klingen diese Besonderheiten ab.

Die Organe „ruhen", bis zeitgerechte Hormonschübe sie wieder tätig werden lassen. Besonderheiten bei Jungen, wie Hodenhochstand, Pendelhoden oder sichtbare Wassereinlagerung in einem Hodensäckchen, sind in der Regel harmlos und verschwinden ohne weiteres Zutun wieder. Zuweilen bildet sich roter Harnkristall, der mit dem Urin ausgeschieden wird. Er erscheint als rostrote Flecken in der Windel – sogenanntes Ziegelmehl. Auch diese Besonderheit verschwindet von alleine wieder und muss Sie nicht beunruhigen. Viele Babys bekommen nach wenigen Tagen einen Hautausschlag – vor allem Gesicht, Hals und Kopfhaut sind mit roten Pickelchen übersät. Dieser typische Neugeborenenausschlag ist eine Reaktion auf die Auseinandersetzung der Haut mit der veränderten Umgebung und die natürliche Besiedlung mit Mikroorganismen. Der Ausschlag vergeht ohne Behandlung innerhalb weniger Tage von selbst.

Kerstin

»Pflege im Doppelpack

Anders als beim Stillen kann man in den meisten anderen Situationen nicht beiden Zwillingen gleichzeitig gerecht werden. Während Saubermachen, Wickeln, An- oder Umziehen in der Regel ziemlich akut sind, können weniger dringende Angelegenheiten wie Baden oft warten, bis der andere Elternteil oder Freunde und Verwandte mithelfen. Wenn ich allein bin, kümmere ich mich zuerst um das in meinen Augen bedürftigere bzw. verzweifeltere Kind, behalte aber Blickkontakt zu dem wartenden Geschwisterchen. Dabei versuche ich die zwei mit Worten, kleinen improvisierten „Gesangseinlagen", Streicheln oder Kitzeln bei Laune zu halten und die Wartezeit zu verkürzen. Manchmal hilft auch das nicht und da bleibt nur, mit so viel Ruhe wie möglich, eins nach dem anderen zu versorgen. Zweiteilen kann man sich nun mal nicht. Von meinem Großen weiß ich, dass sich alles irgendwann einspielt und es immer nur (noch) besser werden kann.«

Alles ist anders

Wenn Sie sich in die Zeit vor einigen Monate zurückversetzen – kaum vorstellbar, wie anders Ihr Leben damals verlaufen ist. Viele Eltern fragen sich ungläubig: Was haben wir früher nur den ganzen Tag gemacht? Jetzt ist Ihr Tag prall gefüllt mit dem Versorgen Ihrer Babys und den alltäglich zu erledigenden Dingen im Haushalt. Ihre Zwillinge stehen im Mittelpunkt Ihres Lebens und sind von dort nicht mehr wegzudenken.

Schon wenige Tage nach der Geburt können sich die meisten Mütter nicht mehr vorstellen, wie beide Kinder in ihren Bauch gepasst haben. In den nächsten Wochen werden die beiden weiter wachsen und gedeihen, Sie werden sich einfinden in Ihre Rollen als Mutter und Vater. Jedes Alter der Kinder, jede Entwicklungsphase, in der Sie sich auch als Eltern befinden, hat schöne und anstrengende Seiten. Diese ersten Wochen sind natürlich schlafarm, aber nie schlaflos, und stehen in krassem Gegensatz zu Ihrem Leben ohne Kinder oder mit nur einem Kind. Diese erste Zeit ist aber auch eine Zeit tiefer Gefühle – Glück und Stolz, gleich zwei so wundervolle Babys zu haben, gerührt und berührt sein von der Beziehung zwischen Vater oder Mutter und Kindern oder großen Geschwistern und den Babys.

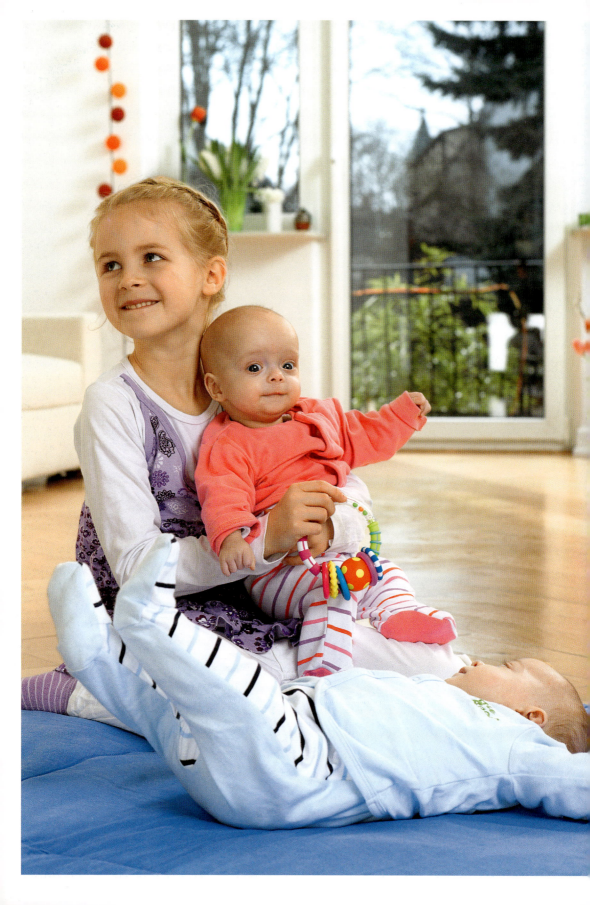

Die ersten sechs Monate

Eine rasante Entwicklung beginnt. Oft geht sie Ihnen zu schnell und Sie möchten intensive Momente mit Ihren Zwillingen festhalten. Gleichzeitig müssen sich die Familienmitglieder in neue Rollen und einen neuen Alltag hineinfinden. Diese sechs Monate sind kräftezehrend. Dennoch ist es auch eine Zeit voller Glück, die Sie mit Ihren Kindern erleben.

Zwillinge sind etwas Besonderes

Zwillinge sind faszinierend. Zu allen Zeiten und in allen Kulturen ranken sich viele Geschichten und Mythen um sie – und Sie sind nun Zwillingseltern! Auch wenn Ihnen dies noch sehr irreal vorkommt in einer Zeit, in der Sie sich erst einmal an all die Veränderungen nach der Geburt gewöhnen müssen. Genießen Sie es, sich als Eltern von Zwillingen im positiven Sinne als etwas Besonderes zu fühlen – Sie sind es auch!

Sie verändern sich durch Zwillinge

Zwillingseltern lernen viel dazu! Organisation, Prioritäten setzen – viele Menschen geben viel Geld für Seminare aus, um sich mit diesen Themen zu beschäftigen. Sie stellen sich jeden Tag mehr oder minder erfolgreich der wundervollen Herausforderung, zwei Kinder gleichzeitig großzuziehen – dies gibt Ihnen die Gewissheit, viele Herausforderungen des Lebens bewältigen zu können.

Sie lachen viel, weil Ihre Kinder die lustigsten und rührendsten Sachen machen. Sie lächeln sich an, ziehen sich gegenseitig den Schnuller aus dem Mund und schaffen es nicht, ihn wieder an Ort und Stelle zu bringen. Sie brabbeln miteinander und kuscheln sich beim Schlafen aneinander an. Die Erinnerung an diese Bilder wird Sie auch durch Tage tragen, an denen Sie das Zwillingseltern-Dasein nicht mögen, weil Ihnen alles über den Kopf wächst. Diese schlechten Tage sind völlig normal und kommen – fragen Sie ruhig einmal nach – auch bei Einlings-Eltern vor!

▼ Zwillinge liegen gerne wie im Mutterleib eng beieinander.

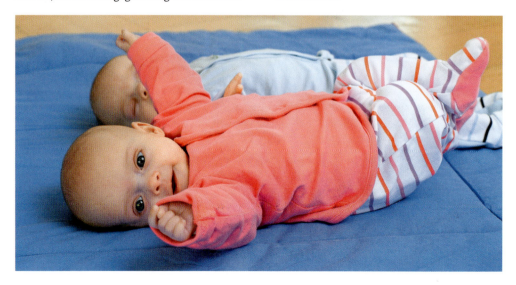

Eltern werden

Das erste halbe Jahr fordert viel von Ihnen. Sie müssen sich vielen körperlichen und seelischen Veränderungen stellen, Ihre Zwillinge müssen in die Welt hinein finden und sind dabei völlig auf Sie als Eltern angewiesen. Sie werden Tage erleben, an denen Ihnen das Herz vor Freude darüber aufgeht, auf Ihre beiden Kinder zu schauen, Ihnen zuzuhören, mit ihnen zu kuscheln und sich einfach an dem Leben, das Sie haben, freuen. An anderen Tagen werden Sie sich fragen, warum Sie jemals auf die Idee gekommen sind, Kinder haben zu wollen. Alles wird Ihnen zu viel sein und Sie werden sich völlig überfordert fühlen.

All das gehört dazu! Blicke ich nach nun 13 Jahren zurück auf dieses erste halbe Jahr mit meinen Zwillingen, wie ich es beim Schreiben dieses Buches getan habe, erscheint es kurz – aber ich weiß noch, wie lang es mir damals vorkam. Ihnen wird es in 13 Jahren vermutlich ähnlich gehen. Wissen ist wichtig, das erfahren wir in jedem unserer Geburtsvorbereitungskurse. Daher sollen Sie auf den folgenden Seiten viel erfahren, zum Beispiel über die kindliche Entwicklung im ersten Lebenshalbjahr, welche wissenschaftlichen Erkenntnisse es zur Einführung von Beikost gibt oder warum Kinder einfach nicht vom ersten Tag an wie Erwachsene nachts durchschlafen können. Ebenso wichtig sind auch all die Tipps und Kniffe, die wir im Laufe der Zeit mithilfe vieler Zwillingseltern gesammelt haben und die Ihnen den Alltag im ersten Lebenshalbjahr erleichtern sollen: Wie bin ich mobil mit Zwillingen, wie schlafen sie am besten, wie gestalte ich meinen Tag mit den Kindern?

Ein wichtiges Anliegen ist es uns, Ihnen die psychischen Veränderungen bewusst zu machen und Ihnen Anregungen zu geben, damit umzugehen. Eltern werden ist ein großer Einschnitt im Leben und kann Paarbeziehungen belasten. Wir hoffen aber, Ihnen einige Ideen an die Hand zu geben, wie Sie Ihre Zwillinge als Elternteam genießen können!

Gabi
》Der Launebringer

Oh, ich kenne das. Manchmal fühle ich mich richtig ausgelaugt und habe das Gefühl, seit 100 Jahren nicht ausgeschlafen zu haben. Das kann ja schon mal vorkommen, wenn man Hauptansprechpartner für zwei Babys ist, die zur gleichen Zeit von derselben Mama geboren wurden. Wenn mal wieder echt die Luft raus ist, da hilft mir nur eins: rein in die Klamotten und raus unters Volk. Gemeint sind nicht etwa die viel zu knappen Discoklamotten. Für Mama was Chic-Sportliches, für die Zwillinge fröhliche Farben, jahreszeitlich passend. Schnell in den Wagen gesetzt und ab nach draußen. Es wird nicht lange dauern, bis die ersten Passanten stehen bleiben und entzückt wohltuende Äußerungen von sich geben: „Ach, was sind die süß!", „Ja, die zwei sind richtig putzig, da haben Sie sicher viel Arbeit. Das sieht man Ihnen gar nicht an!" Geschafft! Der Tag ist gerettet. Wunderbar, da ist es wieder: das Gefühl, Zwillinge sind schon was Besonderes.«

ÜBERBLICK — DIE ERSTEN SECHS MONATE

Die wichtigsten Meilensteine der ersten sechs Monate

Zwillinge starten leichter als Einlingskinder, aber mit ähnlichem Wachstum
- Gewichtszunahme bis zum vierten Lebensmonat mindestens 150 Gramm pro Woche, danach etwa 500 Gramm pro Monat
- Wachstum: ungefähr zwei bis vier Zentimeter pro Monat
- Der erste Zahn kann ab dem vierten Monat kommen.

Gegenseitige Anregung prägt die geistige Entwicklung
- Bis zum Ende des ersten Halbjahres können Babys mehrere Handlungen hintereinander verknüpfen und stellen Zusammenhänge zwischen einzelnen Handlungen her.
- „Objekt-Permanenz" entwickelt sich: Dinge und Menschen, die man momentan nicht sieht, sind trotzdem noch da.
- Die Babys nehmen sich zunehmend mehr wahr und interagieren.

Zwei Kinder entwickeln sich motorisch – vielleicht mit verschiedenen Vorlieben und in unterschiedlichem Tempo
- Die Neugeborenenreflexe verlieren sich im Laufe der ersten drei Monate.
- Bis zum sechsten Monat
  - ist die Kopfkontrolle vollständig,
  - stemmen sich Babys mit beiden Händen und Armen in Bauchlage von einer Unterlage hoch und
  - führen Babys ihre beiden Hände gezielt zu einem Gegenstand und greifen diesen mit der ganzen Hand. Schließlich können sie Dinge auch von einer Hand in die andere geben und vor allem auch wieder loslassen.
- Mit fünf bis sieben Monaten beginnt das selbstständige Drehen.

Die enge Beziehung aus dem Mutterleib bleibt – die Beziehung zur Umwelt kommt dazu
- Schon früh erscheint im Schlaf das sogenannte „Engelslächeln", mit ca. sechs bis acht Wochen das „soziale Lächeln".
- Zwillinge suchen die Nähe zueinander: Legt man sie auseinander, so schaffen sie es schon sehr früh, sich wieder aneinanderzulegen durch ruckelnde Bewegungen auf dem Boden.
- Ihre Zwillinge „sprechen" miteinander: Sie erkennen zwar die Worte nicht, aber eine Satzmelodie in dem, was Ihre Kinder sagen.

Sehen, Hören und vor allem in den Mund nehmen
- Neugeborene sehen in einem Abstand von etwa 25 bis 30 Zentimetern scharf; am Ende des ersten Halbjahres entspricht das kindliche Sehvermögen fast dem von Erwachsenen.
- Ende der dritten Lebenswoche wenden Kinder sich Geräuschquellen zu. Am Ende des ersten Halbjahres verstehen Babys, dass Klangeinheiten einen Sinn haben und nach einem bestimmten Muster zusammengesetzt werden.
- Orales Erkunden: Babys nehmen alles in den Mund, um es kennenzulernen.
- Bis zur vierten Lebenswoche sind Schlafperioden von etwa zwei bis vier Stunden und kurze Wachperioden gleichmäßig über Tag und Nacht verteilt.
- Zwillinge schlafen meist gleichzeitig: ab etwa dem vierten Monat ca. sechs bis maximal zwölf Stunden nachts.

Das erste Lebenshalbjahr

Menschen kommen nicht fertig auf die Welt – nie wieder im menschlichen Leben lernen wir so viel dazu wie im ersten Lebensjahr. Schon in den ersten sechs Monaten entwickeln sich Säuglinge rasant. Damit Sie mit ihnen Schritt halten können, erfahren Sie nun, was Ihre Kinder genau lernen und vor allem, ob – und wenn ja, wie – sich dies bei Zwillingen und Einlingen unterscheidet.

Zwillinge, die reif – also zwischen der 37. und 40. Schwangerschaftswoche – geboren werden, unterscheiden sich bis auf das geringere Körpergewicht bei Geburt in ihrer Entwicklung nicht von Einlingen. Kommen Zwillinge vor der 37. Schwangerschaftswoche zur Welt, können Entwicklungsschritte sich – wie bei allen Frühgeborenen – verzögern. Insofern sind häufig beschriebene entwicklungsbedingte Unterschiede zwischen Zwillingen und Einlingen ein Vergleich zwischen Äpfeln und Birnen. Oft werden generell Zwillinge und Einlinge verglichen und nicht frühgeborene Zwillinge mit frühgeborenen Einlingen oder reif geborene Zwillinge mit reif geborenen Einlingen. Unser Entwicklungskalender bezieht sich auf reif geborene Zwillinge!

Bei frühgeborenen Kindern geht man immer vom errechneten Entbindungstermin aus, um die Entwicklungsphasen zu dokumentieren. Häufig jedoch stellen Eltern fest, dass die Kinder sich in Ihrer Entwicklung zunehmend an den tatsächlichen Geburtstermin halten.

1.–3. Monat – wie Ihre Kinder sich entwickeln

Die kindliche Entwicklung verläuft in Schüben und Zeiträumen, nicht zu bestimmten Zeitpunkten. Experten sind sich dahingehend einig, dass es wesentlich sinnvoller ist, Zeiträume zu bestimmen, als konkrete Zeitpunkte für Entwicklungsschritte zu definieren. So lernen Kinder zum Beispiel in der Regel zwischen 12 und 18 Monaten das selbstständige Gehen – und egal, wann genau, solange es in diesem Zeitraum passiert, ist es in Ordnung!

Gewicht und Größe

Zwillinge sind leichter als zum gleichen Zeitpunkt geborene Einlingskinder, haben aber eine sehr ähnliche Gewichtsentwicklung – und damit ihr Geburtsgewicht nach ungefähr 14 Tagen wieder erreicht. Bis zum vierten Lebensmonat nehmen sie mindestens 150 Gramm pro Woche zu und wachsen ungefähr zwei bis vier Zentimeter pro Monat. Das Gewicht des Kopfes macht übrigens ungefähr ein Viertel des Körpergewichts aus, deshalb ist es für Neugeborene nicht möglich, ihren Kopf selbstständig zu halten.

Selbstverständlich können sich Ihre Zwillinge auch von der Gewichtskurve her individuell entwickeln. Viele Zwillinge behalten einen schon bei der Geburt bestehenden Gewichtsunterschied bei und nehmen entsprechend zu.

Bei eineiigen Zwillingen ist dies ebenfalls möglich, allerdings haben wir in unserer Statistik bisher noch keinen Fall, in dem die Gewichtsdiskrepanz bei eineiigen Zwillingen von Geburt an sehr hoch war oder sie sich in Bezug auf das Gewicht in ihren ersten Lebensmonaten stark auseinander entwickelt hätten.

Die kognitive Entwicklung

Die geistige Entwicklung von Kindern verläuft in Sprüngen, bei denen plötzlich und sehr schnell etwas Neues in den Kindern passiert. Natürlich werden Kinder in solchen Zeiten anstrengender und schwieriger. Sie erschrecken sich und neigen dazu, sich an das Vertraute zu klammern. Um die vierte bis fünfte Lebenswoche herum, am Ende der Neugeborenenzeit, werden Sie bemerken, dass Ihre Kinder länger wach und deutlich mehr an der Umwelt interessiert sind. Sie scheinen alles mit ihren Sinnen deutlicher wahrzunehmen.

Am Ende des zweiten Lebensmonats gliedert sich die Welt Ihrer Kinder in Menschen und Dinge. Die Aufmerksamkeit kann sich schon länger auf interessante Dinge richten. Der Kopf wird in die jeweilige Richtung bewegt, die Augen fixieren etwas länger. Zunehmend werden Ihren Babys eigene Bewegungen und Handlungen bewusst, die allmählich auch mehr ineinanderfließen. Viele Kinder zeigen Interesse an ihrem Spiegelbild, auch wenn sie sich selbst noch nicht erkennen können.

Bei Zwillingen ist die kognitive Entwicklung durch gegenseitige Anregung geprägt. Ein gleichaltriges Gegenüber ist immer vorhanden, das in Interaktion tritt. Sieht der eine den anderen neben sich liegen, wird er häufig seine Aufmerksamkeit auf dieses „interessante Ding" richten, ebenso wie er sich auf die Geräusche seines Geschwisters konzentrieren wird.

Vor allem bei eineiigen Zwillingen ist oft zu beobachten, dass sie angstbesetzt auf Spiegelbilder reagieren. Forscher gehen davon aus, dass eineiige Zwillinge länger für den Aufbau des Selbstbildes brauchen als Einlinge. Ältere eineiige Zwillinge benannten in Untersuchungen häufig das Spiegelbild mit dem Namen des Bruders bzw. der Schwester. Auf Fotos erkennen sie sich häufig nicht wieder, sondern sehen ihren Zwilling darauf. Insofern scheint es nur dazu zu passen, dass auch schon in den ersten drei Monaten ein Spiegelbild eineiige Zwillinge verwirrt. Sie sehen sozusagen den Bruder oder die Schwester in natura und im Spiegel!

Bewegung heißt Entwicklung

Babys sind von Geburt an mit Reflexen ausgestattet. Diese unwillkürlichen Bewegungen, die durch einen bestimmten Reiz ausgelöst werden, erleichtern ihnen das Überleben, das Eingewöhnen an die neue Umgebung und helfen, Muskeln und Nervensystem zu trainieren. Wie bei Einlingen auch, verlieren sich die typischen Neugeborenenreflexe bei Zwillingen im Laufe der ersten drei Monate.

Im Laufe der ersten drei Lebensmonate verbessert sich vor allem die Kopfkontrolle der Kinder. Am Ende des dritten Monats gelingt Babys eine aufrechte Kopfhaltung in jeder Körperlage.

Ist das Strampeln in den ersten Wochen noch vorwiegend reflexgesteuert, werden die Bewegungen der Babys mit zunehmender Kraft immer gezielter. Das Zusammenspiel zwischen der Bewegungssteuerung im Gehirn und den ausführenden Muskeln klappt besser. Auch das Greifen ist zunächst reflexbedingt und übt sich in den ersten drei Monaten hin zu bewusstem Greifen. Die Hände sind jetzt häufig geöffnet, werden oft vor dem Gesicht gehalten, in den Mund gesteckt oder berühren sich gegenseitig.

Strampeln und greifen werden Ihre Kinder je nach Temperament stark oder weniger. Oft sind bei Zwillingen schon sehr früh Vorlieben festzustellen. Während ein Zwilling vor allem aus Leibeskräften strampelt, zeigt der andere Zwilling ein stilleres Verhalten und hört oder sieht dem Bruder bzw. der Schwester einfach zu!

Die Beziehung zur Umwelt und zum Geschwister

Babys sind gleich nach der Geburt interessiert an der Welt um sie herum, sie lauschen und schauen und lassen die Umgebung auf sich einwirken. Schon früh erkennen sie Stimmen und Menschen wieder, ihr Gedächtnis ist also gut ausgebildet. Das Interesse am menschlichen Gesicht und an der menschlichen Stimme ist den Babys angeboren. Mit Mimik, Blickverhalten, Lauten, Körperhaltung und Bewegungen drücken sich Säuglinge aus und interagieren mit ihrer Umwelt. Sie werden bemerken, wie vor allem Ihre Gesichtsbewegungen von Ihren Kindern imitiert werden. Schon früh erscheint im Schlaf das sogenannte „Engelslächeln", mit ca. sechs bis acht Wochen entsteht das „soziale Lächeln". Babys lächeln zunächst jedes Gesicht an, dann nur noch vertraute und schließlich nur noch freundliche vertraute Gesichter.

Da Ihre Kinder noch nicht sprechen können, ist Schreien für sie die spontane Art zu sagen: Etwas stimmt nicht! Schon nach wenigen Wochen werden Sie sowohl eine unterschiedliche Qualität des Schreiens wahrnehmen, an der Sie den Grund – Hunger, Müdigkeit, Bauchschmerzen – erkennen können, als auch Ihre beiden Kinder „heraushören" – die in unterschiedlicher Tonlage – eher verhalten oder mit Nachdruck ihr Unwohlsein kundtun.

Zwillinge haben viel Zeit miteinander im Mutterleib verbracht. Auch wenn sie einander nicht bewusst wahrgenommen haben, so ist zwischen ihnen doch eine enge Beziehung entstanden, die sie ihr Leben lang begleiten wird. Dies zeigt sich in den ersten drei Lebensmonaten deutlich. Sie suchen immer wieder die Nähe zueinander. Legt man sie auseinander, so schaffen sie es schon sehr früh, sich wieder aneinanderzulegen – durch ruckelnde Bewegungen auf dem Boden. Ist der andere nicht anwesend, wirken sie schnell irritiert. Wacht einer von beiden auf und wird hochgenommen, meldet sich der andere oft kurze Zeit später.

WISSEN

Einige Reflexe nach der Geburt

Suchreflex. Babys drehen ihren Kopf in Richtung der Berührung und öffnen dabei den Mund, um zu saugen, wenn sie an der Wange gestreichelt werden. Es scheint, als verstünden sie den Berührungsreiz als Signal: „Meine Nahrungsquelle ist in der Nähe."
Saugreflex. Da Babys jede Möglichkeit zur Nahrungsaufnahme nutzen müssen, beginnen sie automatisch an allem zu saugen, z. B. wenn man ihnen einen Finger hinhält.
Schluckreflex. Er wird beim Trinken ausgelöst oder wenn von oben nach unten über den Hals gestrichen wird.
Schutzreflex für die Atmung. In Bauchlage drehen Babys automatisch den Kopf zur Seite, damit sie gut atmen können.

Die ersten sechs Monate

Mit allen Sinnen

Auch die Entwicklung der Sinne ist bei Zwillingen geprägt von gegenseitiger Anregung. Man sieht sich, man hört sich, man fühlt und riecht sich und manchmal schmeckt man sich auch, wenn die Hand des Geschwisters sich zufällig im eigenen Mund verirrt hat. Immer wieder ist zu beobachten, dass die Babys die Nähe des anderen suchen. Oft liegen sie so eng aneinandergekuschelt, dass man als Eltern meint, dies könne nicht gut gehen. Allerdings haben die Eltern damit offensichtlich größere Probleme als die Kinder. Seien Sie sicher, wenn einer dem anderen zu sehr auf die Pelle rückt, wird der Betroffene sich lautstark melden!

Wie Einlinge auch können Zwillinge von Geburt an ein Gesicht oder einen Gegenstand kurze Zeit fixieren. Helligkeit und Farben

▼ Auch wenn Sie die Kinder auseinanderlegen, sie ruckeln sich wieder aneinander.

nehmen sie vermutlich verschwommen wahr, scharf sehen sie nur in einem Abstand von etwa 25 bis 30 Zentimetern. Das hat seinen Sinn. In diesem Abstand befindet sich Ihr Gesicht, wenn Sie ein Kind auf dem Arm haben oder stillen. Bis zur achten Lebenswoche kann man häufig beobachten, dass Babys ab und an ein Auge wegrutscht und sie stark schielen. Danach können Ihre Kinder ihre Augen so gut dirigieren, dass sie sich parallel bewegen.

Am Ende des dritten Lebensmonats werden Ihre Kinder schon weitaus besser sehen können! Sie können Sie quer durchs Zimmer erkennen und Freude daran haben, aus dem Fenster zu schauen und Bewegungen auf der Straße oder das Spiel der Äste im Wind zu beobachten. Auch kontrastreiche Bilder werden immer attraktiver. Doch ganz oben auf der Hitliste stehen unverändert Gesichter. Gegen Ende des dritten Lebensmonats ist das Zusammenspiel von Augen und Händen bereits weit fortgeschritten. Ihre Kinder versuchen, Dinge in ihrer Reichweite zu erwischen. Musik und

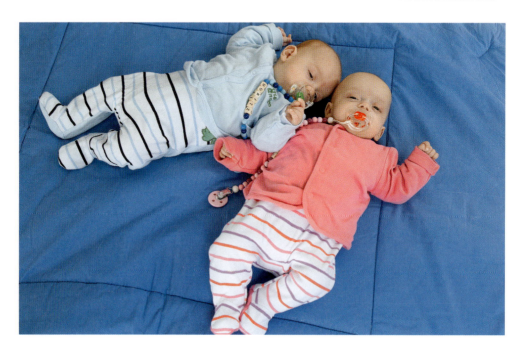

Stimmen, speziell vertraute Stimmen, die sie schon im Mutterleib gehört haben, gehören für Neugeborene zu den spannendsten Geräuschen. Schon Ende der dritten Lebenswoche wenden Kinder sich Geräuschquellen zu. Mit etwa vier Wochen kann man beobachten, dass sie ihr Verhalten der Stimmlage der Bezugsperson anpassen. Sie werden ruhig, wenn sie sanft klingt, aufgeregt, wenn laut geredet wird. Laute, krachende Geräusche mögen Babys meist gar nicht, gleichmäßig brummende oder surrende Laute wiederum wirken beruhigend. Alltagsgeräusche wie Geschirr- und Töpfeklappern, Wasserrauschen, das Quietschen einer Tür, das Schuhgepolter älterer Geschwister wecken ebenfalls das Interesse Ihres Babys.

Der Tastsinn ist bei Babys am besten entwickelt. Er ermöglicht Ihren Kindern, Wärme, Kälte, Liebkosungen oder Schmerzen wahrzunehmen. Bereits bei der Geburt können Ihre Kinder riechen und schmecken. Diese beiden Sinne sind eng miteinander verknüpft. Forschungen haben gezeigt, dass Neugeborene Süßes bevorzugen. Sie saugten in Tests gerne an Flaschen mit gesüßtem Wasser, drehten aber den Kopf weg bzw. weinten, wenn ihnen Saures oder Bitteres angeboten wurde. Schon nach etwa acht Tagen erkennen Babys ihre Mutter am Geruch und am Geschmack der Muttermilch.

Die Sprachentwicklung

Schon Neugeborene entdecken mit jedem Tag neue Möglichkeiten, Geräusche zu machen. Sie produzieren recht schnell viele gurrende und gurgelnde Laute. Mit zwei Monaten bringen einige Babys bereits Vokalfolgen hervor wie „ah, ah" und „ooh, ooh". Ihre Kinder genießen es, wenn Sie diese Laute wiederholen! Sie regen sie damit an, weiter zu üben. So wird der gesamte Sprechapparat, also Lippen, Zunge, Gaumen, Stimmbänder, trainiert. Herrlich für Zwillingseltern ist es zu erleben, wie ihre Babys sich gegenseitig anregen. Schon früh werden Sie feststellen, dass Ihre Zwillinge sich „unterhalten". Die typischen Gurr- und Gurgellaute und Vokalfolgen macht jedes Ihrer Kinder und das andere wird ihm antworten. Babys sind in den ersten drei Lebensmonaten vor allem am Ausdruck der Stimme interessiert, während der Inhalt der Wörter noch ohne Bedeutung für sie ist; die Art des Sprechens ist also wichtiger als das, was Sie sagen.

Erstes Spielen

Babys spielen mit sich selbst, vor allem mit ihren Händen. Dieses Spiel mit den Händen ist die eigentliche Vorbereitung zum Greifen und übt vieles: die Hand-Mund-Koordination dadurch, dass das Kind seine Hände in den Mund zu nehmen lernt, die Hand-Auge-Koordination durch das Betrachten der Hände und die Hand-Hand-Koordination durch das gegenseitige Betasten der Hände.

Babys interagieren aber auch schon früh im sogenannten sozialen Spiel mit ihren Bezugspersonen. Das soziale Spiel als Wechselspiel zwischen Bezugsperson und Kind ist bei Zwillingen um ein Element reicher, den Zwillingsbruder oder die Zwillingsschwester. Schon früh reagieren die Kinder aufeinander und richten ihr Interesse auf das, was der andere gerade tut.

Guter Schlaf

Menschlicher Schlaf gliedert sich in Schlafzyklen, die durch regelmäßige Wechsel zwischen dem oberflächlichen und tiefen Schlaf sowie dem Wachzustand entstehen. Schlafzyklen verändern sich ständig während des Lebens. Beim Säugling dauert ein Schlafzyklus etwa

50 Minuten, beim Erwachsenen 90 bis 120 Minuten. Im Verlauf einer Nacht wiederholt sich dieser Wechsel zwischen den verschiedenen Schlafphasen und dem Wachzustand mehrmals. Menschen schlafen also eine Nacht nicht in einem Zuge durch, sondern sind mehrmals für einige Minuten wach. Wegen der Kürze ihrer Schlafzyklen wachen Säuglinge in den ersten Lebenswochen etwa jede Stunde kurz auf. Während Erwachsene danach erneut fast unmerklich wieder einschlafen, müssen Säuglinge dies erst lernen. Sie sind unglücklich über ihr Aufwachen, was sich häufig in Schreien äußert.

Kinder passen sich als Erstes dem Tag-Nacht-Wechsel an. In den ersten zwei bis vier Lebenswochen führen Zwillinge ihren vorgeburtlichen Rhythmus von Schlafen und Wachsein fort. Schlafperioden von etwa zwei bis vier Stunden und kurze Wachperioden sind gleichmäßig über den Tag und die Nacht verteilt. Bis zum dritten Lebensmonat aber werden die Schlaf- und Wachperioden differenzierter und erstrecken sich über längere Perioden. Die Säuglinge schlafen nun abends immer etwa zur gleichen Zeit ein und wachen nachts zu ähnlichen Zeiten auf. Abends stellt sich eine längere Wachphase ein. In den folgenden Lebenswochen werden auch die Wachperioden in der ersten Tageshälfte länger, es bilden sich zwei Schlafperioden heraus. Die Ausbildung des Tag-Nacht-Wechsels und eines regelmäßigen Schlaf-wach-Rhythmus mit Durchschlafen wird von einem Reifungsvorgang mitbestimmt, der im Gehirn abläuft. Er geht, wie jeder Entwicklungsprozess, von Kind zu Kind unterschiedlich rasch vonstatten. Einige Kinder schlafen bereits vor dem dritten Monat, andere erst nach dem dritten Monat durch. Durchschlafen heißt in diesem Zusammenhang circa sechs Stunden Schlaf am Stück, ohne längeres von Schreien begleitetes Wachsein. Bei frühgeborenen Kindern entwickelt sich das Schlafverhalten in der gleichen Reihenfolge, aber vom errechneten Entbindungstermin gerechnet.

Meine eineiigen Söhne hatten bis auf wenige Ausnahmenächte einen sehr ähnlichen Schlafrhythmus. Um uns ein genaueres Bild zu machen, haben wir dazu viele andere Familien aus unseren Kursen befragt: auch die Eltern von zweieiigen Zwillingen bestätigen dies. Die überwiegende Zahl der Kinder schläft zu ähnlichen Zeiten, vor allem nachts. Anders als werdende Eltern oft befürchten, stören sich Zwillinge auch kaum gegenseitig in ihrem Schlaf. Die meisten Eltern bestätigten auf Nachfrage, dass der eine sehr ruhig weiterschläft, während der andere neben ihm krakeelt!

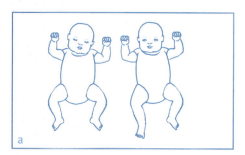
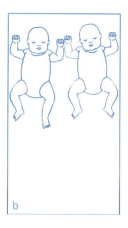
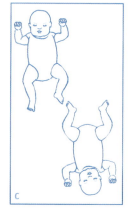

▲ Bis circa zum siebten Monat können Zwillinge in einem gemeinsamen Bett liegen.
a) quer nebeneinander, b) längs nebeneinander, c) längs Fuß an Fuß

Das erste Lebenshalbjahr

Seien Sie aufmerksam

Worauf sollten Sie in den ersten drei Monaten besonders achten? Seien Sie gewiss: Sie wissen am besten, was gut für Ihre Kinder ist. Hören Sie auf Ihren Bauch und nutzen Sie die Erfahrungen, die wir Ihnen im Folgenden schildern. So begleiten Sie Ihre Kinder beim Ankommen in der Welt!

▼ Schon früh genießen Ihre Kinder kleine Fingerspiele mit Ihnen.

Unterstützen Sie die motorische Entwicklung

In den ersten drei Monaten, in denen sich die Kopfkontrolle erst entwickelt, sollten Sie den Kopf Ihrer Kinder immer gut abstützen, wenn Sie eines hochheben oder auf dem Arm halten. Eine gute Methode ist es, das Kind über die Seite gedreht hochzunehmen.

Generell gehören Ihre Kinder nicht für längere Zeit in eine Babywippe oder einen Auto-Kindersitz, da sie in diesen Liegemöglichkeiten

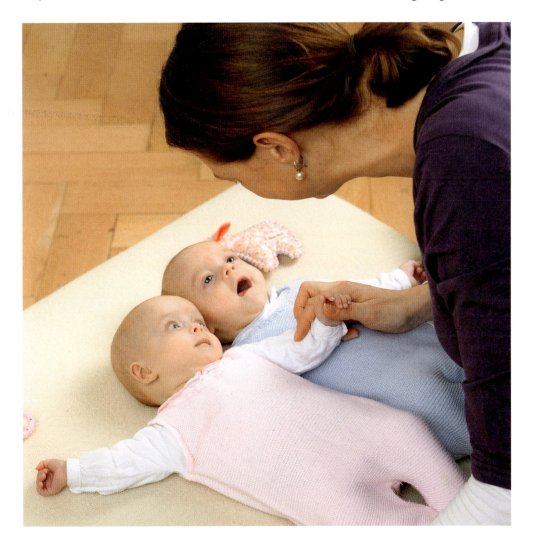

nur in einer leicht gestauchten Haltung liegen können, was für ihre Rücken nicht optimal ist. Außerdem schränken diese Sitze die Bewegungsfreiheit der Babys deutlich ein. Verbringen Babys zu viele Stunden am Tag in einer eingeschränkten Position, können sie all die Bewegungen, die sie später fürs Laufen, Stehen, Sitzen an Vorübungen benötigen, nicht einüben.

Ständig im Kontakt
Sprechen Sie viel mit Ihren Kindern. Reden, plappern, gurren Sie Ihren Babys etwas vor. Erklären Sie den Kindern, was sie sehen („Ja, das ist ein Mobile") oder was Sie tun („Mama/Papa zieht dir die Söckchen an"). Vermutlich werden Sie bemerken, dass Sie bei Ihren Kindern instinktiv die sogenannte Ammensprache benutzen. In allen Kulturen unterhalten sich Eltern mit Babys automatisch in einer Art Singsang, mit leiser, etwas angehobener Stimme, sprechen langsam und wiederholen einzelne Silben oder Satzteile. Über die Hälfte aller Laute bei dieser Unterhaltung sind Aaas und Ooos. Babys lieben es, so angesprochen zu werden, und genießen die Zuwendung! Dabei macht es für Ihre Kinder auch keinen Unterschied, wenn Sie sich beiden gleichzeitig zuwenden. Machen Sie sich keine Sorgen, wenn Menschen immer wieder behaupten, die spätere sprachliche Entwicklung von Zwillingen sei vor allem deshalb verzögert, weil ihre Eltern zu wenig Zeit finden, mit ihnen zu sprechen. Unserer Erfahrung nach läuft die sprachliche Interaktion zwischen Eltern und Babys wunderbar, wenn man einfach kommentiert, was man tut. Für Kinder in diesem Alter ist es wichtig, wie sie angesprochen werden. Haben Sie ein Lächeln in der Stimme, sprechen Sie ruhig und sanft – dann werden Sie Ihre Kinder immer genug sprachlich fördern! Dies können Sie wunderbar gleichzeitig für beide tun; für die Kinder ist es in den ersten drei Monaten noch nicht wichtig, getrennt angesprochen zu werden.

Babys genießen Musik: Klare, gut unterscheidbare Klänge wie Klavier, Flöte oder Glockenspiel mögen die meisten Babys sehr. Es gibt spezielle, einfach gestaltete Baby-CDs, die sicherlich empfehlenswerter für diese Altersstufe sind als klassische komplexe Werke bekannter Komponisten. Beachten Sie die Lautstärke. Alle Musikquellen gehören nicht direkt neben das Ohr der Babys!

Die richtige Kleidung
Babys können in den ersten drei Monaten noch nicht angemessen auf Temperaturschwankungen reagieren. Ziehen Sie Ihre Babys daher am besten im Zwiebellook an. Das heißt, es kommen mehrere dünne Schichten übereinander, damit Sie je nach Bedarf schnell ein Kleidungsstück aus- oder anziehen können. Die Mütze sollte allerdings bei keinem Gang nach draußen fehlen! Wollen Sie überprüfen, ob Ihre Kinder es warm genug haben, prüfen Sie das am besten im Nacken. Fühlt sich die Haut dort angenehm warm und trocken an, ist alles in Ordnung. Jedes Kind reift als Individuum heran. Wenn Sie zum Beispiel gleiche Kleidung auswählen, kann es sein, dass ein Kind schwitzt. Passen Sie dann seine Kleidung seinem individuellen Bedürfnis an. Oder ein Kind neigt vielleicht zu kalten Füßen. Sie werden sehen, dass Sie von Anfang an intuitiv ein Gespür für die unterschiedlichen Bedürfnisse der Zwillinge entwickeln.

Weniger ist oft mehr! Ruhepausen schaffen
Ihre Kinder haben viel zu tun mit ihrer Entwicklung in den verschiedenen Bereichen. Für Zwillinge kommt dazu, dass durch die Anwesenheit des Zwillingsbruders oder der -schwester mehr Anregung vor allem für die Sinne gegeben ist. So gut es ist, wenn Sie sich mit Ihren Kindern beschäftigen, so wichtig ist es auch zu respektieren, wenn eines Ihrer Kinder seine Ruhe braucht. Bemerken Sie, dass einer Ihrer Zwillinge abwesend oder quengelig wird – ein untrügliches Zeichen in diesem

Alter, dass ein Baby überreizt und müde ist –, dann geben Sie ihm oder ihr die Chance, zur Ruhe zu kommen. Betrifft dies nur eines Ihrer Kinder, können Sie sich neben das müde Kind legen und es dabei in den Arm nehmen und halten und dem anderen Kind zugewandt leise z. B. ein Lied singen. Ist das wache Kind zu wach und lebhaft, nehmen Sie das müde Kind entweder in eine Tragevorrichtung oder legen Sie es in das gemeinsame Kinderbett. Häufig allerdings passiert dies bei beiden Kindern gleichzeitig, da sie durch die gemeinsame Umwelt einen ähnlichen Lebensrhythmus haben. In diesem Fall legen Sie beide Kinder hin, entweder auf der Liegefläche, auf der sie vorher gespielt haben, oder in das gemeinsame Bett. Alternativ können Sie auch einen Spaziergang im Kinderwagen in einer ruhigen Gegend ins Auge fassen. Fahrten in öffentlichen Verkehrsmitteln oder Spaziergänge an dicht befahrenen Straßen oder in vollen Innenstädten bitte nicht; die Eindrücke für Ihre überreizten Kinder werden dort zu stark sein.

Rituale geben einen Rhythmus

Wie können Eltern in dieser Zeit auf das Schlafverhalten ihrer Kinder einwirken? Gerade Sie als Zwillingseltern werden sich stark mit dieser Frage beschäftigen, denn zwei Kinder, die Eltern auch nachts auf Trab halten, bringen Menschen an den Rand ihrer Belastbarkeit.

Sie sollten die Kinder auf jeden Fall in ihrer Entwicklung zu einem regelmäßigen Schlafwach-Rhythmus unterstützen. Kinder mit einem geordneten, steten Schlafrhythmus sind aufmerksamer, interessieren sich mehr für ihre Umwelt, schreien weniger und sind

▼ Nutzen Sie Schlafpausen der Babys, um den Beckenboden mit Gymnastik zu stärken.

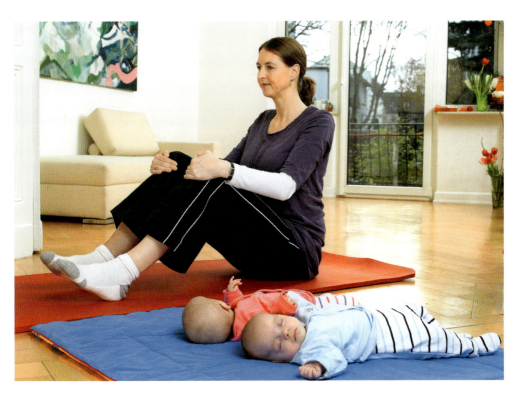

zufriedener als Kinder, die einen unregelmäßigen Rhythmus haben. Ein solcher Tagesablauf, die „gepflegte Langeweile", wie wir sie nennen, bringt nicht nur mehr Ruhe in Ihr Leben, sondern vermittelt den Kindern auch Geborgenheit. Treten Sie als Zeitgeber auf, gestalten Sie das Leben hinsichtlich Mahlzeiten, Einschlafzeiten und anderen Aktivitäten regelmäßig.

Helfen Sie Ihren Kindern zu begreifen, dass die Nacht etwas anderes ist als der Tag, unterstützen Sie den Tag-Nacht-Wechsel für die beiden. Läuten Sie den Abend mit Ritualen für Ihre Kinder ein, schon von Beginn an. Ziehen Sie ihnen einen Schlafanzug an, wenn es Abend wird, legen Sie sie immer ins Bett für den nächtlichen Schlaf, schalten Sie Alltagsgeräusche aus, reduzieren Sie die Kontakte beim nächtlichen Wachwerden auf das Nötigste. Verzichten Sie auf lange Lieder oder Babymassagen beim nächtlichen Füttern oder Windelwechseln, schalten Sie kein helles Licht ein und machen Sie keinen Lärm.

Detaillierte Tipps dazu, wie Sie dies tagsüber gestalten können, finden Sie im Kapitel „Die ersten sechs Monate managen". Lassen Sie sich nicht einreden, Ihre Kinder würden nachts mehr schlafen, wenn Sie sie tagsüber möglichst wenig schlafen ließen! Das stimmt so nicht – auch hier bestätigen uns die von uns befragten Zwillingseltern. Eher im Gegenteil: Je mehr Rhythmus und Ruhe Ihre Kinder tagsüber haben, desto eher kommen sie auch am Abend zur Ruhe.

Wichtige Termine

In den ersten sechs Monaten stehen zwei Vorsorgeuntersuchungen an, die U3 und die U4. Als Zwillingseltern sollten Sie einen Termin früh morgens oder gleich nach der Mittagspause vereinbaren, um die Wartezeit zu verkürzen. In diesem Alter spricht nichts dagegen, einen gemeinsamen Termin für beide Kinder zu vereinbaren. Hier einige hilfreiche Tipps:
- Gehen Sie möglichst nicht allein, Sie sind aufgeregt genug und sollten sich nicht allein beim Arzt um zwei Kinder kümmern müssen.
- Machen Sie sich eine Liste mit Stichpunkten für das, was Sie mit dem Arzt bereden wollen.
- Während des Termins notieren Sie die Anweisungen des Arztes. Es ist überhaupt nicht verwunderlich, wenn Sie bei zwei Kindern ohne Notizen das ein oder andere vergessen.
- Packen Sie Ihre Tasche am Abend vorher und denken Sie zusätzlich zu unserer Ausgehliste auf Seite 205 an die gelben Vorsorgehefte und die Impfpässe beider Kinder. Der Kinderarzt wird auch die ersten Impfungen Ihrer Kinder mit Ihnen besprechen. Sollten Sie Impfungen als problematisch ansehen, diskutieren Sie dies mit ihm.

Mit Zwillingen in Kurse

Sie können schon frühzeitig aus einer Vielzahl von Kursangeboten für Eltern mit Babys wählen. Lassen Sie sich Zeit! Es kann sehr viel Spaß machen und hilfreich sein, mit anderen Eltern in Kontakt zu kommen. Viele Anregungen aus den Kursen können Sie auch zu Hause mit Ihren Kindern umsetzen. Lassen Sie sich aber nicht unter den Druck setzen, Ihre Kinder würden nur dann optimal gefördert, wenn Sie das volle Programm an Kursangeboten mitmachten. Das wichtigste Kriterium ist und bleibt der Spaß aller Beteiligten daran!

Ein Muss: Rückbildung für Mütter. Mütter sollten nach der Entbindung einen Rückbildungskurs besuchen. Diese Kurse gibt es tagsüber oder am Abend, mit oder ohne Babys. Zunehmend werden auch Kurse mit Kinderbetreuung angeboten. Entscheiden Sie als Mutter für sich, was Ihrer Bedürfnislage am ehesten entgegenkommt. Sollten Sie Ihre Zwillinge mit zum Kurs nehmen wollen, empfehlen wir die Teilnahme an einem Vormittagskurs. Zu dieser Zeit sind die Kinder noch nicht so vielen Reizen ausgesetzt gewesen wie später am Tag. In der Regel können Sie zudem einen frühen Termin besser in Ihren Tagesrhythmus einbauen. Berichten Sie der Kursleitung bei der Anmeldung, dass Sie mit Zwillingen teilnehmen werden; so kann sie sich besser darauf einstellen.

Babymassage. Ab der sechsten Lebenswoche können Babymassagekurse besucht werden. Berührung ist für Babys sehr angenehm und wichtig, sie genießen die Nähe zu ihrer Bezugsperson und finden durch spezielle Massageübungen besser zur Ruhe. Besuchen Sie einen solchen Kurs zu zweit mit Ihren Kindern, dann kann jeder Elternteil ein Kind in Ruhe massieren. Oft gibt es Kurse am Samstag oder am späten Nachmittag, die für berufstätige Eltern geeignet sind. Natürlich kann auch eine andere erwachsene Bezugsperson mitgehen oder ein älteres Geschwisterkind – wenn es dazu wirklich Lust hat. Die Kursleitung zeigt in der Regel anhand einer Babypuppe die einzelnen Massagetechniken. Manche Kursleiter sind gerne bereit, ein Zwillingskind zu massieren, sodass Sie als allein teilnehmende Mutter oder teilnehmender Vater sich auf ein Baby konzentrieren können. Dies müssen Sie aber vor Kursbeginn mit der Kursleitung deutlich abklären, denn es kann sein, dass die Kursleitung lieber mit ihrer Puppe arbeitet, um sich besser der Gesamtgruppe widmen zu können.

Babyschwimmen. Mit frühestens drei Monaten sind Kinder alt genug zum Babyschwimmen. Viele Babys genießen den Aufenthalt im Wasser. Mit Zwillingen müssen Sie zu zweit zu einem Babyschwimmkurs gehen; allein können Sie nicht auf beide Kinder gleichzeitig achten und die Kursleitung kann sich ebenfalls nicht ausschließlich um einen Zwilling kümmern. In vielen Orten gibt es mittlerweile Babyschwimmen am Wochenende oder – für ältere Geschwisterkinder geeignet – sogenannte Geschwisterkurse, in denen die Älteren ebenfalls mit schwimmen können.

PEKiP. Kurse nach dem Prager-Eltern-Kind-Programm, kurz PEKiP genannt, oder nach dem Pikler-Konzept „Das erste Lebensjahr", sind als entwicklungsbegleitende Kurse bei vielen Eltern beliebt. Hierzu müssen Sie sich frühzeitig anmelden, es schadet in der Regel nicht, sich schon kurz vor der Geburt auf eine Warteliste setzen zu lassen. Zwillingseltern starten unserer Erfahrung nach meist nicht vor dem dritten Monat mit solchen Kursen, da sie die Zeit vorher nutzen, um sich mit den Kindern in einen Rhythmus hineinzufinden. In manchen Städten gibt es spezielle Angebote für Zwillingseltern, was oft sehr angenehm für Sie sein kann. Der Austausch mit Eltern in einer ähnlichen Situation wird Ihnen gerade in der ersten Zeit sehr guttun.

Spielideen für zu Hause

Spielen Sie mit Ihren Babys, wenn sie wach und aufnahmebereit sind. Es muss nicht immer ein aufwendiges Spiel sein, oft reicht es auch nur, sich zwischen beide auf den Boden zu legen und in jeden Arm ein Kind zu nehmen! Sanftes Streicheln mit warmen Händen, einem Seidentuch, einer Feder oder einem weichen Pinsel regt die Sinne an. Hier einige Lieder und Spiele, die wir gerade für die erste Zeit mit Zwillingen sehr schön fanden. Es sind Spiele, die man als Einzelperson gut mit zwei Kindern gleichzeitig machen kann und die in den ersten drei Lebensmonaten vorsichtiges, liebevolles Kennenlernen und sich Aneinander-gewöhnen spielerisch fördern.

Die schönsten Lieder und Spiele für Zwillinge

„Eine Schnecke, eine Schnecke, krabbelt rauf, krabbelt rauf, krabbelt wieder runter, krabbelt wieder runter, kitzelt deinen Bauch, kitzelt deinen Bauch."
(Mit je einer Hand am Körper eines Zwillings hoch- und herunterwandern beim Singen.)

„Wie ein Fähnchen auf dem Turme, sich kann drehn bei Wind und Sturme, so soll sich mein Händchen drehn, dass es eine Lust ist anzusehn."
(Je eine Hand vor einem Zwilling passend zum Lied bewegen.)

„Erst kommt die Schnecke und krabbelt um die Ecke ..."
(Mit den Fingern den Arm hinauf und dann über das Gesicht krabbeln ...).
„Dann kommt der Hase und zwickt Dich in die Nase ..."
(An die Nase stupsen ...)
„Jetzt kommt der Zwerg, der klettert übern Berg ..."
(Mit den Fingern über den Kopf krabbeln ...)
„Nun kommt der Floh, und der macht so ...!"
(Mit dem Finger über Bauch und Brust stupsen ...)

„Erst kommt der Sonnenkäferpapa, dann kommt die Sonnenkäfermama. Und hinterdrein, ganz klitzeklein, die Sonnenkäferkinderlein ... ".
(Jeder Finger ist ein Käfer ...)
„Sie haben rote Röckchen mit kleinen schwarzen Pünktchen dran ..."
(Die Käfer krabbeln den Babyarm hoch ...)
„So machen sie den Sonntagsgang auf unserer Gartenbank entlang ..."
(Auf der Schulter geht es weiter ...)
„Erst kommt der Sonnenkäferpapa, dann kommt die Sonnenkäfermama. Und hinterdrein, ganz klitzeklein, die Sonnenkäferkinderlein."
(Zum Schluss klettert die Käferfamilie auf Babys Köpfchen.)

4.–6. Monat – wie Ihre Kinder sich entwickeln

Die Zeit vom vierten bis zum sechsten Lebensmonat wird oft das Wonnealter der Kindheit genannt. Meist sind die Kinder von Grund auf zufrieden. Wenn sie sich körperlich wohl fühlen, geht es ihnen gut und sie freuen sich an allem und jedem in der Welt. Es ist die Zeit, in der Ihre Kinder wacher werden, die Umwelt immer stärker und differenzierter wahrnehmen und auf sie reagieren.

Gewicht und Größe

Reif geborene Zwillinge legen wie Einlingskinder auch nun pro Monat etwa 500 Gramm an Gewicht zu. Aber wie immer bei kindlicher Entwicklung gibt es hier viel Spielraum. Im hinteren Teil des gelben Vorsorgeheftes finden Sie Entwicklungskurven, in denen die Bandbreiten von Länge und Gewicht pro Lebensmonat dargestellt sind. Frühgeborene holen individuell auf – abhängig von der Schwangerschaftswoche, in der sie geboren sind.

Frühestens mit vier Monaten bekommen Babys ihren ersten Zahn. Dies kann, muss aber nicht mit Schmerzen fürs Kind einhergehen. Sie bemerken dies an quengeligem Verhalten und daran, dass der Rhythmus, den Ihre Kinder bisher aufgebaut haben, sich verschieben kann. Auch dies kann bei Zwillingen ganz unterschiedlich verlaufen – sowohl der Durchbruch des ersten Zahnes als auch die

▼ Die Bauchlage eröffnet Ihren Babys eine neue Sicht in die Welt.

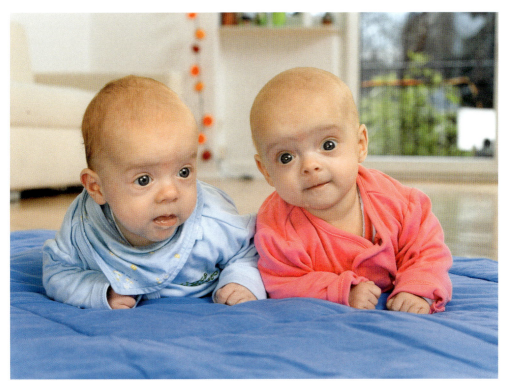

Begleiterscheinungen. Bei eineiigen Zwillingen allerdings ist es meistens so, dass die Entwicklung – wie alle Reifungsvorgänge – nahezu zeitgleich verläuft. Es kann schon vorkommen, dass binnen weniger Tage beide Kinder den gleichen Zahn bekommen!

Die kognitive Entwicklung

Um den fünften Monat herum werden Sie bemerken, dass Ihre Kinder sich wieder mehr an Sie klammern; ein geistiger Entwicklungssprung steht an. Die gesteigerte Wahrnehmung bringt Ihre Babys dazu, mehrere Handlungen hintereinander zu verknüpfen. Sie greifen zum Beispiel einen Gegenstand, führen ihn dann in den Mund, wo sie ihn ausgiebig untersuchen, betrachten ihn noch eine Weile und geben ihn schließlich von einer Hand in die andere. Oder sie reihen mehrere Laute aneinander und plappern regelrecht los – nicht nur vor sich hin, sondern auch miteinander. Auch Zusammenhänge zwischen einzelnen Handlungen, die sie beobachten, stellen Babys in dem Alter nun her. Jemand nimmt die Milchflasche in die Hand, schüttelt sie – und gleich gibt es etwas zu trinken!

Bewegungsentwicklung – die Kinder werden mobil

Das Strampeln Ihrer Kinder fällt nun, wie all ihre Bewegungen, kräftiger und lebhafter aus. Es macht den Kindern Spaß, ihre Kräfte auszutesten. Nebenbei stärkt dies die Muskeln, die später zum Beispiel für das Krabbeln gebraucht werden.

Die Kopfkontrolle ist vollständig. Nicht nur den Kopf, sondern sogar den ganzen Oberkörper können Babys in Bauchlage immer besser von der Unterlage heben. Zunehmend setzen die beiden Hände und Arme ein, um sich in Bauchlage kräftig hochzustemmen. Das gibt ihnen die Möglichkeit, sich ihre Umgebung besser anzuschauen. Hierbei tritt häufig das sogenannte „Kreisrutschen" auf: Die Kinder bewegen sich, aufgestützt auf die Arme und Hände, im Kreis um sich selbst.

Die Kinder werden mobil. Mit fünf bis sieben Monaten drehen sie sich, zunächst auf die Seite, dann vom Rücken auf den Bauch und schließlich als Letztes aus der Bauchlage in die Rückenlage. Diese Möglichkeit nützen einige Kinder zur Fortbewegung, indem sie durch den ganzen Raum rollen.

In den ersten drei Monaten haben Ihre Babys ihre Hände ausgiebig kennengelernt, sie angeschaut, in den Mund gesteckt. Bis zum sechsten Monat, wenn Armbewegungen kontrolliert sind und die Hand-Auge-Koordination fortgeschritten ist, führen die Kinder ihre beiden Hände gezielt zu einem Gegenstand und greifen diesen mit der ganzen Hand. Schließlich können sie Dinge auch von einer Hand in die andere nehmen und vor allem auch wieder loslassen. Anders als in den ersten drei Monaten, in denen zum Beispiel einer Ihrer Finger erstaunlich stark festgeklammert wurde, sobald er sich einmal in den Fingern eines Ihrer Kinder befand!

Haben Ihre Kinder einen Schnuller, können Sie ab dem vierten Monat oft beobachten, dass ein Kind oder beide sich den Schnuller aus dem Mund zu ziehen – das Zurück-in-den-Mund-Stecken klappt leider aber erst später, meist im sechsten Lebensmonat, wieder!

Babys in diesem Alter greifen alles, was in ihrer Reichweite liegt, seien es Gegenstände, Ihre Haare, Ihre Brille, die eigenen Füße oder die Haare des Bruders oder der Schwester! Wenn nötig, wird dazu auch eine Drehbewegung gemacht oder das beschriebene Kreisrutschen eingesetzt.

Die Beziehung zur Umwelt und zum Geschwister

Sobald eines Ihrer Kinder Sie sieht, wird es aufgeregt herumfuchteln, lachen und glucksen und Ihnen so zeigen, wie wichtig ihm Ihre Gesellschaft ist. Auch gegenseitig reagieren Ihre Kinder immer mehr aufeinander. Sie „plaudern" miteinander, schauen einander zu, was der andere gerade tut. Einer meiner Söhne hat seinem Bruder zum Beispiel immer sehr gerne und ausdauernd zugesehen, während dieser rasselte – ein Unterhaltungsprogramm, bei dem kein Elternteil vonnöten war!

Die Kinder drücken ihre Bedürfnisse nun immer differenzierter aus, die Spielarten von Schreien und Weinen bei Müdigkeit, Hunger oder Erschöpfung werden vielfältiger. Erbostes Zetern, wenn etwas nicht passt, Wutschreie, wenn die Geduld am Ende ist, aber auch zufriedene, glucksende Laute werden Sie schnell genau deuten können. Auch nonverbal kommunizieren Ihre Kinder vielfältiger mit Ihnen! Vielleicht greifen sie selbst nach ihrer Wasserflasche, wenn sie durstig sind. Oder sie zappeln hin und her, wenn sie eine neue Windel haben wollen.

Alle fünf Sinne in Aktion

Ihre Kinder blicken genauer und ausdauernder auf Spielzeug, vorbeigehende Menschen und auf alles, was um sie herum passiert. Auch kleinteilige Muster erregen nun zunehmend die Aufmerksamkeit Ihrer Babys. An Dingen, die ihnen gefallen, können sich Ihre Kinder nicht satt sehen. Babys zwischen dem vierten und sechsten Lebensmonat sehen immer weiter und schärfer. Dies ermöglicht ihnen das zielgerichtete Greifen, das wir eben beschrieben haben. Das Hörvermögen Ihrer Kinder macht in diesen Wochen und Monaten entscheidende Fortschritte, die für die Sprachentwicklung von großer Bedeutung sind. Sie verstehen plötzlich, dass bestimmte Klangeinheiten einen bestimmten Sinn haben und nach einem bestimmten Muster zusammengesetzt werden. Dies ist der Anfang des Verstehens von Wörtern!

Bisher war die Sprachmelodie entscheidend für die Kinder, also ob eine Stimme freundlich, angestrengt oder beruhigend klang. Nun werden Sie feststellen, wie Ihre Kinder auf einzelne Worte wie zum Beispiel den eigenen Namen, freudig reagieren.

Ein unvergleichlich schöner Moment ist es, wenn Sie Ihre Kinder plötzlich das erste Mal „sprechen" hören. Ständig geben sie neue Laute von sich, die immer wieder anders klingen. Mal gurrend, mal brabbelnd, mal zischend. Sie hören jedes Ihrer Kinder allein, aber auch wie sie interagieren mit etwas Lachen und Kichern zwischendurch. Sie erkennen zwar die Wörter nicht, aber eine Satzmelodie in dem, was Ihre Kinder sagen. Wundern Sie sich nicht, Kinder sind wahre Meister im Imitieren!

Übrigens ist diese Phase der Hör- und Sprachentwicklung in allen Ländern gleich, wie man festgestellt hat. Alle Kinder, egal wo sie leben, beginnen mit Lall-Lauten, teilweise auch mit solchen, die in ihrer Muttersprache nicht vorkommen, die sie also in ihrer Umgebung nicht hören. Auch taubgeborene Kinder lallen bis zum 6. Monat.

Auffallend in dieser Zeit ist die Lust und Ausdauer, mit der Kinder alles, was sie zu fassen bekommen, mit dem Mund erkunden. Dieser ist eine besonders sensible, reizempfindliche Zone, mit der Ihre Kinder am besten herausfinden, wie das Ding, das sie in der Hand halten, beschaffen ist. Dies nennt man auch „orales Erkunden", ein Verhalten, das bis ungefähr zum achten Lebensmonat die bevorzugte Methode bleibt, um die Welt zu verstehen.

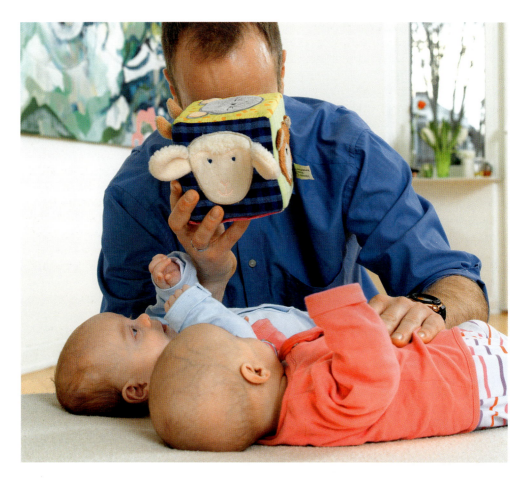

▲ Väter genießen eine abendliche Spielerunde mit den Babys nach der Arbeit.

Spiele immer wieder

Kinder zwischen dem vierten und sechsten Monat wollen vor allem eins: Wiederholungen. Sie juchzen und freuen sich, wenn Sie zum zehnten Mal die gleiche Grimasse schneiden oder das gleiche Lied singen. Sie haben einen Heidenspaß daran, ihren Schnuller viele Male auf den Boden zu werfen und ihn von einem Erwachsenen ebenso viele Male wieder aufheben zu lassen. Dass Ihre Kinder von Wiederholungen so fasziniert sind, hat seinen guten Grund: Sie helfen ihnen, die Gesetzmäßigkeiten ihrer Umgebung zu begreifen. „Aha, wenn ich das loslasse, dann fällt es wieder runter. Wird es das das nächste Mal wieder tun?" – das ist die Grundfrage, die Kinder mit diesem Verhalten für sich beantworten. Fast noch wichtiger als das Begreifen dieser allgemeinen Gesetzmäßigkeiten ist für Kinder dabei die Erfahrung, dass sie selbst handelnde Wesen sind und durch ihr Tun etwas bewirken können.

Viel Freude macht auch das „Guck-guck-Spiel". Dadurch lernen Kinder, dass Dinge auch dann existieren, wenn man sie gar nicht sieht. Psychologen nennen dies die „Objekt-Permanenz". Allerdings ist diese Sicherheit für Ihre

Kinder noch fragil. Es ist immer wieder mit Spannung verbunden, ob der Papa, der sich hinter der Couch versteckt, tatsächlich wieder auftaucht.

Irgendwann werden Sie merken, dass Ihre Kinder selbst aktiv werden bei diesem Spiel und es entweder mit Ihnen oder zu zweit allein ohne Sie spielen. Hier zeigen sich die Vorteile des Zwillingsdaseins, es ist immer jemand zum Spielen da!

Guter Schlaf

Diese drei Monate sind eine Zeit, in der die Wachphasen Ihrer Kinder sukzessive länger werden. Meist hat sich jetzt ein Schlafrhythmus eingependelt. Leider wird dieser häufig in diesen drei Monaten, in denen Ihre Kinder so viel Neues erlernen, wieder anders. Oft beginnen zum Beispiel Kinder, die in der ersten Zeit viel geschlafen haben, in dieser Zeit nachts verstärkt aufzuwachen. Seien Sie gewiss, Sie werden einen neuen Rhythmus finden!

Wie viel ein Kind schlafen muss, ist individuell sehr unterschiedlich. Die Grundregel ist, dass es tagsüber so viel schlafen soll, dass es im Wachzustand zufrieden und interessiert an seiner Umgebung ist. Auch Ihre Kinder müssen nicht automatisch das gleiche Maß an Schlaf brauchen, um zufrieden zu sein. Allerdings bilden sich doch gerade ab dem vierten Monat gemeinsame Schlaffenster aus, vor allem nachts.

In einer kleinen Umfrage unter zwanzig von uns betreuten Zwillingsfamilien zeigte sich, dass ab dem vierten, spätestens fünften Monat die nächtliche Schlafdauer sich bei sechs bis zwölf Stunden einpendelt – mit Ausnahme natürlich von Krankheitstagen. Dies geschieht meist sprunghaft, fast von einem Tag auf den anderen.

Machen beide Kinder immer dasselbe?

Vielleicht machen Ihre Kinder ihre Entwicklungsschritte gemeinsam, wie dies oft bei eineiigen Zwillingen der Fall ist. Bekommt einer den ersten Zahn, folgt bei dem anderen der erste Zahn an der gleichen Stelle ein paar Tage später. Dreht sich einer vom Bauch auf den Rücken, wird der zweite es ihm alsbald gleichtun. Vielleicht bevorzugen Ihre Kinder aber auch unterschiedliche Entwicklungsfelder zu unterschiedlichen Zeiten. So mag ein Zwilling gerade sehr an Motorik interessiert sein und befasst sich vor allem mit Rollen auf die Seite und später durch den Raum, während der andere vollauf damit beschäftigt ist, Dinge in Rückenlage mit dem Mund zu erkunden.

Oft sind Eltern besorgt und fragen sich: Warum dreht er sich denn noch nicht? Liegt hier eine Verzögerung vor? Nein! Zwillingseltern haben die Situation, immer ein zweites, gleichaltriges Kind zum Vergleichen zu haben. Einlingseltern erleben diese Vergleiche allenfalls in Spielgruppen oder im Bekanntenkreis. Kindliche Entwicklung verläuft individuell – wenn Ihre Kinder unterschiedliche Vorlieben haben, so ist dies völlig normal. Sehen Sie es als Chance, dass Sie durch Ihre Zwillinge eine viel größere Bandbreite an Verhaltensweisen erleben! Solange Ihre Kinder die angesprochenen Entwicklungsschritte in diesen drei Monaten irgendwann gehen, ist dies in Ordnung. Sie werden bemerken, dass die beiden sich gegenseitig anregen, sich Ideen geben für das Ausprobieren, gleichzeitig aber auch wie in individuelle Muster versunken bleiben können. So hat einer meiner Söhne lange sehr ausdauernd mit ernstem Gesicht die Fliegerhaltung ausprobiert, bei der die Arme seitlich in die Luft gehalten werden und der Oberkörper angehoben wird, während sein Bruder ebenso lange vollauf mit Rassel-in-den-Mund-Stecken beschäftigt war.

Seien Sie aufmerksam

Beschwerden beim Zahnen

Das Zahnen kann, muss aber nicht mit Beschwerden einhergehen. Zeigt eines Ihrer Kinder deutlich, dass der neu kommende Zahn Probleme macht, können Sie zunächst die kindlichen Zahnleisten behutsam mit Ihren Fingern massieren. Geben Sie Ihrem Kind etwas zum Kauen, wie zum Beispiel spezielle Beißringe. Auf Brotrinden sollte Ihr Baby nicht ständig herumkauen, da die im Brot enthaltene Stärke kariesfördernd wirken kann.

In der Apotheke gibt es flüssige oder gelförmige Mittel zum Bestreichen der Zahnleisten. Sie enthalten ein leichtes lokales Betäubungsmittel, das den Schmerz an der bestrichenen Stelle vorübergehend dämpft. Ein bewährtes homöopathisches Mittel sind Osanit-Globuli und das Zahnungsöl nach Stadelmann.

Vorsicht mit Schnullern und Saugern: Sobald Ihre Babys knabbern können, müssen Sie diese Teile häufiger auswechseln, da sie löcherig werden können.

Mobilität braucht Sicherheit

Ihre Kinder werden mobil – achten Sie darauf, dass sie nichts erwischen, was ihnen gefährlich werden könnte! Dazu gehören spitze und scharfe, kleine und runde Gegenstände, aber auch Trauben und Nüsse, die – einmal in den Mund gesteckt – leicht in die Luftröhre rutschen können.

Dies ist die Zeit, in der Sie immer darauf achten müssen, Ihre Kinder wirklich NIE, egal für wie kurze Zeit, erhöht abzulegen. Sie rollen so schnell von dort hinunter, wie Erwachsene es sich nicht vorstellen können. Am besten gewöhnen Sie sich an, Ihre Kinder IMMER, wenn Sie sie ablegen müssen, auf den Boden zu legen! Von dort können sie nicht herunterfallen!

Spielen fördert Sinne, Motorik und kognitive Entwicklung

Gestalten Sie eine große „Liegewiese" für Ihre Kinder, auf der die beiden ihre neuen Fähigkeiten ausprobieren und trainieren können. Legen Sie sich, sooft es geht, dazu!

Deponieren Sie für jedes Kind ein paar Spielsachen in Reichweite. Legen Sie jedes Kind mal in Bauchlage, mal in Rückenlage und lassen Sie die beiden einfach ausprobieren. Mal werden sie nach Spielzeug greifen, es betrachten und hin- und herwandern lassen zwischen ihren Händen. Oder die beiden „unterhalten" sich mit Glucks- und Lall-Lauten, lachen miteinander. Oder einer greift nach seinen Füßen und erkundet sie. In dieser Lage haben Ihre Kinder die Möglichkeit, den eigenen Körper kennenzulernen und neue Fähigkeiten auszuprobieren.

Quengelphasen sind in dieser Zeit normal. Ihre Kinder merken, dass sie immer mehr können, sind aber frustriert, weil vieles noch nicht so recht klappt oder die Kraft eben nicht reicht, um sich lange genug vom Boden abzudrücken und in der Gegend herumzugucken. Oder man es geschafft hat, sich auf den Bauch zu drehen – aber nicht wieder zurückkommt in die Rückenlage, die einfach weniger anstrengend ist. Da hilft nichts außer wiederholtem Umdrehen oder Ablenken mit Fingerspielen, Liedern und Schmusen.

Spielzeug brauchen Kinder in diesem Alter noch nicht viel. Jedes einzelne Stück will erst einmal sorgfältig erforscht sein. Das braucht seine Zeit und beschäftigt kleine Kinder eine ganze Weile. Lassen Sie beiden von Anfang an die Chance, sich intensiv und ausgiebig mit Dingen zu beschäftigen.

Das beste Spielzeug für Ihre Kinder

Alltagsgegenstände sind spannend für die Kinder: mit Reis oder Nudeln gefüllte Plastikbehälter, mit denen sie ihre Hand- und

Das erste Lebenshalbjahr

Fingermuskeln trainieren können und deren Geräusche faszinieren, bunte Plastikdosen, Gläschendeckel in großen Bechern, die man schütteln kann – lassen Sie Ihrer Fantasie freien Lauf.

Kinder lieben Gesichter. Luftballons mit aufgemalten Gesichtern, an einer Schnur über beide Kinder gespannt, werden die beiden faszinieren. Platzieren Sie die Ballons so, dass die Kinder beim Strampeln mit Füßen oder Händen einen Ballon treffen könnten. Dies geschieht in diesem Alter zwar noch nicht willentlich, sondern eher zufällig, freut die Babys aber. Beginnt ein Kind allerdings zu quengeln, wird es ihm zu viel!

Auch großformatige Bücher mit wenigen, aber großen Bildern sind nun interessant für Ihre Kinder, ebenso wie die Stoffbücher, die auch das Erkunden mit dem Mund gut überstehen. Achten Sie beim Spielzeugkauf darauf, dass
- es keine scharfen Kanten und Spitzen gibt,
- der Gegenstand unzerbrechlich ist und mit ungiftiger Farbe bemalt ist bzw. aus unbedenklichem Material hergestellt wurde,
- keine losen Kleinteile enthalten sind und
- der Gegenstand so groß ist, dass er nicht vollständig in den Mund eines Ihrer Kinder passt.

Babys können und müssen vor allem noch nicht teilen können! Dies kommt in der kindlichen Entwicklung erst viel später. Ersparen Sie sich Wehklagen und wütendes Gezeter, weil genau diese eine Rassel für beide Kinder gleich wichtig ist. Eltern verstehen in der Regel nicht, was an der blauen Rassel mit den Holzkugeln anders ist als an der roten mit den roten Holzsternchen daran – für Ihre Kinder mag dies einen großen Unterschied ausma-

▼ Spielen Sie mit dem einen Kind, bleiben Sie mit dem anderen in Blickkontakt.

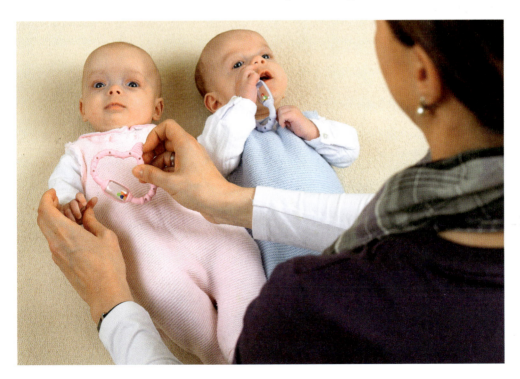

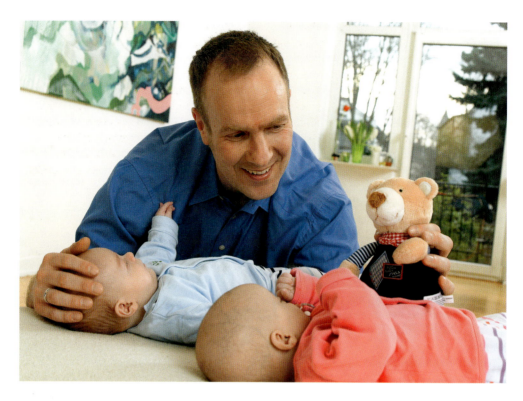

▲ Körperkontakt zum einen, spielen mit dem anderen, so werden Sie beiden gerecht.

chen. Kaufen oder basteln Sie doppelt – das ist für Ihre Nerven einfach besser!

Mit beiden gleichzeitig spielen
Setzen Sie sich zwischen Ihre Kinder und nehmen Sie sie auch mal für ein paar Minuten auf Ihren Schoß, jedes auf ein Bein. Das macht den meisten Babys sichtlich Freude, da sie dadurch einen neuen, ungewohnten Überblick haben und sie ihre Arme und Hände freier bewegen können. Bieten Sie ihnen ein paar Dinge zum Greifen an, etwa einen Holzlöffel oder eine Rassel.

Sie können gut ein Kind in Bauchlage auf einen Ihrer Oberschenkel legen oder beide einander gegenüber auf beide Oberschenkel. Die Bauchlage ist wichtig für die Entwicklung Ihrer Kinder, allerdings auch sehr anstrengend für die beiden. In dieser unterstützten Position halten die Kinder schon einmal etwas länger aus.

„Guck-guck-Spiele" eignen sich sehr gut zum Spielen mit zwei Kindern. „Verstecken" Sie sich zunächst und ermuntern Sie Ihre Kinder, es Ihnen gleichzutun. Sie werden schnell bemerken, dass die beiden zunehmend auch miteinander dieses Spiel spielen werden.

Ihre Kinder schauen gerne viel und schubsen nach allem, was in ihre Nähe kommt. Beide Vorlieben können Sie aufgreifen, wenn Sie die schon erwähnte Luftballonkette über den Kindern platzieren. Achten Sie gut darauf, welches Motiv auf dem Ballon zu sehen ist. Am meisten lieben die Kinder großformatige, freundliche Gesichter. Diese Ballons werden Ihre Kinder gerne betrachten und mit den Gesichtern „sprechen". Zunehmend werden Sie versuchen, nach der Schnur zu greifen, um die Ballons zu bewegen.

Kommentieren Sie einfach immer, was Sie tun – damit fördern Sie Ihre Kinder sprachlich. Nun können Sie auch beginnen, kleine Geschichten vorzulesen. Oder schauen Sie eines der großen, für diese Altersgruppe geeigneten Bilderbücher an und zeigen Sie Ihren Kindern „Da ist der Bär" oder „Da ist die Sonne". Zunehmend können Sie dies in Frageform gestalten und sich von Ihren Kindern abwechselnd die Gegenstände zeigen lassen.

Ahmen Sie die Laute, die Ihre Kinder produzieren, nach – Sie werden erleben, wie viel Freude dies den beiden macht und wie intensiv sie Ihnen antworten werden!

Weniger ist oft mehr!

Ein Grundsatz zieht sich durch das gesamte Leben mit Kindern: Weniger ist oft mehr! Achten Sie weiterhin auf die Zeichen Ihrer Kinder. Signalisiert eines von beiden: „Ich habe genug", dann lassen Sie es ausruhen. Gerade in diesen drei Monaten, in denen die Sinne Ihrer Kinder immer schärfer und die Wachphasen ausgeprägter werden, wird schnell alles zu viel. So wird zum Beispiel eines Ihrer Kinder sich sehr ausdauernd mit der vorher beschriebenen Luftballonkette beschäftigen – und plötzlich aus dem Nichts sich davon abwenden und anfangen zu quengeln. Damit will es sagen: „Es ist mir zu viel!"

Fernsehen ist tabu in diesem Alter. Bereits mit etwa vier Monaten reagieren Babys auf einzelne Fernsehbilder, können aber die vielen intensiven Reize überhaupt noch nicht verarbeiten. Die Folgen können verstärkte Unruhe, Überdrehtheit oder Einschlafstörungen sein. Möchten andere Familienmitglieder eine Sendung anschauen, sollten die beiden in einem anderen Raum sein. Oder Sie nutzen die Möglichkeit, Sendungen aufzuzeichnen und diese anzuschauen, wenn Ihre Kinder im Bett liegen.

Auch permanente Hintergrundgeräusche wie Musik aus dem Radio oder dem CD-Player, Stimmen aus dem Fernseher oder von Autobahnen und stark befahrenen Straßen stressen Ihre Kinder – und vermutlich auch Sie als Eltern. Vielleicht werden Sie nach einiger Zeit bemerken, dass Ihnen selbst das „Weniger ist mehr" sehr gut tut!

Aufmerksam für Eigenheiten

Bei Zwillingen ist es besonders spannend zu beobachten, wie unterschiedlich ihre Entwicklung verlaufen kann, wie verschieden die Kinder sind, welche unterschiedlichen Bedürfnisse und Fähigkeiten sich ausbilden. Vermeiden Sie es, Ihre Kinder zu vergleichen. Achten Sie von Anfang an auf Ihre Wortwahl. Sobald Ihre Kinder diese bewusst aufnehmen, kann es sie beeinflussen, wenn zum Beispiel eines immer als das „Kleine" bezeichnet wird. Verwenden Sie am besten immer nur die Namen zur Unterscheidung und keine Merkmale.

Führen Sie nach Möglichkeit ein Tagebuch und schreiben Sie Ihre Beobachtungen genau auf. Größeren Geschwisterkindern macht es vielleicht sogar Freude, sich daran zu beteiligen. Sie werden feststellen, wie genau Ihr älteres Kind beobachtet und wie es auch für Sie möglicherweise eine neue Perspektive auf die Zwillinge eröffnet.

Die Nächte werden ruhiger

Wie schon in den ersten drei Lebensmonaten bleiben Sie der Taktgeber für den Tag-Nacht-Wechsel. Haben Sie bisher noch keines eingeführt, denken Sie sich jetzt ein Bettritual aus, mit dem Sie die nächtliche Schlafenszeit einläuten. Da in dieser Altersphase das

Verstehen von aufeinanderfolgenden Handlungen einsetzt, werden Ihre Kinder schnell begreifen – und darauf bestehen –, dass die Reihenfolge eingehalten wird, und sich darauf freuen! Wichtig sind vor allem der Wiedererkennungswert und die Vorhersehbarkeit des Rituals.

Ihre Kinder sind weiterhin gut in einem Bett aufgehoben. Eltern berichten uns übereinstimmend, dass ihre Zwillinge sich fast nie gegenseitig stören und der eine ruhig weiterschläft, wenn der andere aufwacht. Wacht eines Ihrer Kinder auf, behalten Sie es also ruhig bei, es vor allem im Bett zu beruhigen und es nicht hochzunehmen. Dies hindert nämlich viele Kinder erst recht daran, möglichst schnell in den Schlaf zurückzufinden.

Probieren Sie das Mittel, das Sie zum Beruhigen gewählt haben, immer 15 Minuten lang aus, bevor Sie das nächste testen. Oft ist es hilfreich, nicht direkt beim ersten Laut zu den Kindern zu springen, sondern aufmerksam zwei bis drei Minuten abzuwarten, ob das Kind sich nicht von selbst beruhigt. Und nochmal – keine Sorge, unsere Statistik zeigt – der eine weckt den anderen in der Regel nicht.

Wichtige Termine

Im sechsten bis siebten Lebensmonat steht die U5 bei Ihrem Kinderarzt an. Auch diesen Termin können Sie gut mit beiden Kindern gemeinsam wahrnehmen, am besten mit Unterstützung einer zweiten Person. Ihre Kinder werden wacher und mobiler. Achten Sie auf ihre Entwicklung und hören Sie auf Ihr Bauchgefühl. Wenn Sie den Eindruck haben, dass mit einem Ihrer Kinder etwas nicht stimmt, sprechen Sie mit Ihrem Arzt. Wenn eines Ihrer Kinder zum Beispiel
- eine Körperseite deutlich bevorzugt bzw. vernachlässigt,
- insgesamt auffallend steif oder schlaff wirkt,
- nicht beginnt, sich zur Seite zu rollen,
- den Kopf nicht in Richtung eines Geräuschs dreht,
- nicht versucht, einzelne Klangsilben nachzumachen oder zu bilden,
- im Laufe der Zeit immer noch mehr danebengreift als trifft oder
- mit sechs Monaten immer noch schielt,

kann dies ein Anhaltspunkt für eine Verzögerung in der Entwicklung sein, muss es aber nicht. Früh genug erkannt, können diese Verzögerungen durch therapeutische Maßnahmen gut behandelt werden.

Mögliche Kurse und Aktivitäten

Vielleicht starten Sie nun mit Babyschwimmen oder einem PEKiP-Kurs, die wir im vorigen Kapitel näher erläutert haben. Babymassagekurse hingegen sind für Ihre Kinder, die nun anfangen, sich zu drehen, oft nicht mehr so interessant. Gehen Sie mit Ihren Kindern viel nach draußen. Längere Spaziergänge sind nun möglich, da Ihre Kinder robuster sind und Ihr Tagesrhythmus sich stabilisiert hat. Immer häufiger werden Ihre Kinder dabei vermutlich eine Weile wach sein und ihrer großen, neuen Vorliebe, dem Schauen, frönen. Klappen Sie dazu ruhig einmal das Verdeck herunter! Auf einer großen Picknickdecke können Sie sich gemeinsam gut auf eine Wiese legen und den Himmel und die Bäume betrachten. Gerade dichtes Blattwerk finden Kinder in diesem Alter interessant und können sich daran nicht satt sehen.

Spielideen für zu Hause

Ihre Kinder brauchen nicht viel Spielzeug – sie haben an sich selbst genug in diesem Alter. Dazu kommt noch, dass sie zu zweit sind.

Nicht nur die Hand des anderen im eigenen Mund ist spannend, auch das „Miteinanderreden", sich gegenseitig fühlen und dem anderen zuschauen, bei dem, was er gerade macht, bringt Spaß.

Knistern und Rascheln Sie mit Ihren Kindern. Setzen Sie sich vor die beiden und erzeugen Sie zum Beispiel mit Butterbrotpapier knisternde Geräusche. Lassen Sie Ihre Kinder nicht unbeaufsichtigt damit spielen. Da Babys in diesem Alter vor allem oral erkunden, ist die Gefahr zu groß, dass die beiden etwas davon verschlucken! Zusätzlich zu den schon erwähnten Anregungen für Spielzeug und Aktivitäten stellen wir Ihnen wieder unsere für das gleichzeitige Spiel mit Zwillingen besonders geeigneten Lieder- und Spielfavoriten vor.

WISSEN
Die schönsten Lieder und Spiele für Zwillinge

„Ich bin der kleine Hampelmann, der Arm und Bein bewegen kann, mal links, mal rechts, mal auf, mal ab und manchmal auch klipp klapp."
(Nehmen Sie beide Beine je eines Kindes in je eine Hand und drücken Sie sanft die Beine in Richtung Bauch des jeweiligen Kindes. Ihre Kinder werden mit Spaß gegen ihre Hände drücken. Bei rechts und links beide Beine zur jeweiligen Seite führen, ebenso bei „auf" und „ab".)

„Hoppe hoppe Reiter. Wenn er fällt, dann schreit er. Fällt er in den Graben, fressen ihn die Raben. Fällt er in den Sumpf, macht der Reiter Plumps."
(„Hoppe hoppe Reiter" abgewandelt für Zwillinge. Setzen Sie sich auf den Boden, nehmen Sie je ein Kind auf einen Oberschenkel und halten Sie beide mit je einem Arm gut fest. Wippen Sie Ihre Kinder, indem Sie die Fersen leicht heben und senken. Für dieses Alter ist dies aufregend genug für die beiden Lassen Sie die Kinder leicht nach außen in Ihren rechten oder linken Arm zu je einer Seite fallen.)

DIE ERSTEN SECHS MONATE

Und die Gefühle stehen kopf

Rasant verläuft die Entwicklung der Kinder im ersten Halbjahr, physisch wie psychisch. Auch die Menschen um die Kinder herum spüren Veränderungen in ihrer Gefühlswelt. Alles ist neu, sogar wenn man schon Kinder hatte, bevor die Zwillinge kamen. Gefühle stürmen auf Mütter, Väter und Geschwisterkinder ein. Die Zeichen stehen in dieser Zeit für alle auf Veränderung!

Nach vielen Monaten Zwillingsschwangerschaft wird die Geburt meist geradezu herbeigesehnt. Sind die beiden auf der Welt, fühlen sich alle erleichtert und glücklich, und doch mischen sich im Alltag andere Empfindungen mit ein. Neue, bisher nicht gekannte Gefühle und die starke Intensität von Emotionen stimmen nachdenklich oder erschrecken sogar. Männer wie Frauen, die sich selbst immer als stark und abgeklärt erlebten, im Berufsleben täglich „ihren Mann gestanden haben", spüren neue Seiten an sich:

- Rührung bis hin zu Tränen angesichts des einfachen Anblicks der hilflosen, kleinen Wesen, deren Vater und Mutter sie sind,
- eine neue Verletzlichkeit: Was ist, wenn einem der Kinder etwas passiert? Werden wir der neuen Verantwortung gerecht werden?
- Ängste, die neu sind und das Gefühlsleben besetzen und
- überschäumende Freude beim ersten Lächeln, den unermüdlichen Bewegungsversuchen und angesichts jedes Entwicklungsschritts der Kinder.

Aus Frauen werden Mütter

Am augenfälligsten sind für Frauen die körperlichen Veränderungen. Der Bauch ist weg und mit ihm die Unbeweglichkeit und Schwerfälligkeit gerade der letzten Schwangerschaftsmonate. Wie hat man sich darauf gefreut! Die Rückkehr zu alten Maßen braucht ihre Zeit, vor allem nach einer Zwillingsschwangerschaft. Es ist unrealistisch zu erwarten, dass man schnell die alte Figur wiedererlangt, wenn es doch mehrere Monate gedauert hat, sie zu verlieren – haben Sie Geduld mit sich!

Dazu kommt für viele Frauen die komplette Änderung der Lebensumstände. War man vor der Geburt der Kinder erwerbstätig und finanziell unabhängig, wird man nun vielleicht für einige Zeit aus dem Beruf aussteigen und sich in finanzieller Hinsicht auf andere verlassen müssen. Doch nicht nur der finanzielle Aspekt wiegt schwer. War man es bisher gewohnt, den Tag in einem Team mit Kollegen zu verbringen, ist man viel Zeit des Tages allein mit zwei kleinen Kindern. Da fühlt man sich schnell alleingelassen und isoliert, gerade wenn es im Freundeskreis keine Frauen mit Babys gibt.

Der Tagesablauf verändert sich. Zwei kleine Wesen, die erst noch in unsere Welt hineinfinden wollen und müssen, bestimmen plötzlich, wann was zu passieren hat. Da wird Zeit für sich selbst, für den Partner und für andere zu einem raren Gut. Ebenso ziehen diese kleinen Wesen die gesamte Aufmerksamkeit des Umfeldes auf sich und spielen für alle die Hauptrolle. So sehr man das auch versteht, so sehr würde man sich doch auch wünschen, dass als Erstes einmal nach dem eigenen Befinden und nicht nach dem der Kinder gefragt würde!

Auch der Partner verändert sich. Nach den ersten gemeinsamen Wochen zu Hause will er oft seine neue Rolle als Alleinernährer der Familie besonders gut ausfüllen und ist deshalb häufiger außer Haus, um an seiner Arbeitsstelle voll präsent zu sein.

So erleben Frauen, die Mütter geworden sind, ein neues Lebens- und ein neues Körpergefühl. Das fordert zusätzlich zur kompletten Versorgung der Kinder gewaltig und darf auch an manchen Tagen überfordern! Seien Sie nicht zu streng mit sich, Ihr Gefühlsleben braucht wie Ihr Körper Zeit, sich wieder einzupendeln. Lächelnde Mehrlingsmütter, die wenige Wochen nach einer Geburt mit Traumfigur in Hochglanzmagazinen posieren, erleben in der Nichtöffentlichkeit nichts anderes als Sie, wenn sie sich selbst um ihre Kinder in Vollzeit kümmern.

Das kann helfen

Seien Sie achtsam mit sich. Egal, wie viel Sie zu tun haben, seien Sie es sich selbst wert, sich zu pflegen! Achten Sie auf Ihr Äußeres – nicht um Eindruck auf andere zu machen, sondern weil es Ihrem Gefühl guttut. Wenn Sie sich vor der Geburt regelmäßig leicht geschminkt haben, gibt es keinen Grund, damit nun aufzuhören. Dem Zerrbild der bleichen Mutter, die sich in Leggings und mit milchbeflecktem, ausgeleiertem T-Shirt durch den Tag kämpft, müssen Sie nicht entsprechen. Was nicht heißt, dass Sie den oben genannten Models nun Konkurrenz machen sollen – finden Sie den gesunden Mittelweg und das Maß, das Ihnen selbst guttut.

Fällt es Ihnen schwer, damit klarzukommen, dass Sie momentan Ihrem Gefühl nach kein eigenes Geld verdienen? Vollzeitmütter erledigen zu Hause die Arbeit vieler Berufsgruppen wie z. B. Haushälterin, Köchin oder Wäscherei-Bedienstete. Theoretisch könnten Sie dies in Geld aufwiegen, wenn Sie einmal die jeweiligen Durchschnittslöhne zugrunde legten. Sie bekommen monatlich dafür kein Gehalt überwiesen, aber Sie verdienen sich Ihr Geld auf jeden Fall!

Pflegen Sie Kontakte. Dies müssen keine ausgiebigen Besuche sein; ein Telefonat reicht oft schon aus, um die Stimmungslage zu heben. Eine befreundete Zwillingsmutter und ich telefonierten in den ersten Monaten täglich miteinander und tauschten uns über gute und schlechte Momente mit den Kindern aus. Oft waren es nur fünf Minuten – aber immer war es hilfreich zu merken: Ich bin nicht allein!

Eltern-Kind-Gruppen können eine Stütze im Alltag sein; für Zwillingseltern bieten sich unseres Erachtens gerade im ersten Lebenshalbjahr solche Gruppen an, in denen auch andere Zwillingseltern sind.

Gibt es keine Zwillingsgruppe in Ihrer Umgebung? Vielleicht organisieren Sie gemeinsam mit einem Familienbildungswerk eine eigene! Ich habe vor vielen Jahren gemeinsam mit drei anderen Zwillingsmüttern eine PEKiP-Gruppe organisiert, indem ich bei einem Bildungswerk anrief und sagte: „Ich bringe Ihnen drei Zwillingsfamilien, haben Sie eine Gruppenleiterin für uns?" Insgesamt ein Jahr haben wir fünf Mütter mit zehn Kindern gemeinsam PEKiP gemacht und stehen heute nach zwölf Jahren noch in regelmäßigem Kontakt miteinander.

Die ersten sechs Monate

Das erste Lebenshalbjahr der Kinder ist geprägt davon, eine Struktur im Alltag zu finden, die Ihnen Freiräume eröffnet. Das Kapitel „Die ersten sechs Monate managen" (S. 189) gibt Ihnen viele Anregungen, um Stress und Überforderung entgegenzuwirken.

Aus Männern werden Väter

Manche Männer sind „mit schwanger": sie nehmen an Gewicht zu, leiden unter Übelkeit oder Rückenschmerzen und ihre Stimmungen wechseln schnell. Die gesellschaftliche Aufmerksamkeit liegt aber auf den Kindern und der Mutter; die Veränderungen, die Väter durchmachen, sind in der Öffentlichkeit nicht so präsent. Gängiges Urteil: Väter halten sich gerne heraus!

Gerade Zwillingsväter aber halten sich unserer Erfahrung nach nicht raus, sondern wollen teilhaben! Sie beschäftigen sich, wie wir immer wieder in unseren Geburtsvorbereitungskursen feststellen, schon in der Schwangerschaft stark mit dem auf sie zukommenden Alltag nach der Geburt, machen sich Sorgen und freuen sich gleichzeitig über den zu erwartenden Familienzuwachs. Sie zeigen sich sehr interessiert an Informationen und Fakten zum Geburtsverlauf, zur Organisation des Lebens nach der Geburt und akzeptieren wie selbstverständlich, dass eben für jedes Elternteil immer ein Kind da ist. Seit Einführung des Elterngeldes und der damit verknüpften Partnermonate bemerken wir zudem eine steigende Anzahl von Zwillingsvätern, die eine verlängerte Elternzeit nehmen.

Sind die Kinder endlich auf der Welt, heiß ersehnt auch vom Vater, steht der Vater schnell im Kreuzfeuer verschiedenster Erwartungen. Seine Frau erwartet – mit Recht – Unterstützung, Vorgesetzte vollen Einsatz im Beruf, er eine gute und enge Bindung zu den Kindern. Wie die Prioritäten setzen? Da will man möglichst viel Zeit mit Frau und Kindern verbringen und fragt sich gleichzeitig, wie stark man dies zulasten des Arbeitgebers und der Karriere darf.

Innere Zerrissenheit ist für berufstätige Familienväter – und auch für berufstätige Familienmütter – also ein bekanntes Gefühl, ein Spagat zwischen aktivem Vater-/Muttersein und der Aufgabe als Alleinversorger der Familie.

Gleichzeitig erleben die Männer oft eine Partnerin, die wie in ein eigenes Universum eintaucht, nicht zuletzt aufgrund der hormonellen Veränderungen voll auf ihre Rolle als Mutter fixiert ist und die Umgebung nur am Rande wahrnimmt. Kein Wunder, dass sich in einer solchen Situation auch Männer öfter einmal allein fühlen.

Das kann helfen

Die Akzeptanz der Elternzeit für Väter steigt und in vielen Unternehmen bedeutet die Entscheidung für eine ausgedehnte Elternzeit nicht automatisch das Karriereaus für Männer. Eine persönliche Standortbestimmung hat in jedem Falle Sinn. Wie wollen Sie Ihre Vaterrolle gestalten? Was ist Ihnen wichtig und was sind Sie bereit dafür aufzugeben bzw. hintanzustellen? Wo liegen Ihre Prioritäten im Leben?

Ob Sie diese Fragen allein für sich oder im Gespräch mit einem guten Freund erörtern oder mithilfe von Fragebögen erarbeiten wollen, ist egal – Hauptsache, Sie nehmen sich die Zeit,

Und die Gefühle stehen kopf

innere Klarheit zu schaffen, die es Ihnen erleichtern kann, überzeugend für Ihre Vorstellungen zu argumentieren.

Wenn Sie wissen, was Sie wollen, sprechen Sie mit Ihrer Partnerin und gleichen Sie Ihre Vorstellungen ab. Passen die Bilder zueinander? Wie können Sie zu einer gemeinsamen Vorstellung kommen?

Sprechen Sie vor allem immer über Ihre Gefühle, auch wenn dies normalerweise nicht Ihre Art ist! Bleiben Sie in Kontakt mit Ihrer Partnerin, auch wenn Ihnen angesichts von Konflikten und Streitigkeiten eher nach innerem Rückzug ist. Frauen kämpfen nicht nur mit ihrer neuen Mutterrolle, sondern auch mit hormonellen Umstellungen, die ihre Stimmungslage beeinflussen. Und: Frauen denken anders als Männer – so banal diese Erkenntnis mittlerweile erscheint, so sehr beeinflusst diese Tatsache unseren Alltag trotzdem noch. Frauen interpretieren Schweigen und Rückzug meist nicht wie Sie als Zeit der inneren Sammlung, sondern als Gleichgültigkeit und Ablehnung!

Aus Paaren werden Eltern

„Eltern werden" stellt Partnerschaften auf die Probe, gerade im ersten Lebensjahr verschlechtert sich nach Meinung vieler Paare die eheliche Situation. In Studien wurden nur Familien mit einem Kind als Zuwachs befragt – da könnte Zwillingseltern-Paaren angst und bange werden!

In den ersten drei Monaten nach einer Zwillingsgeburt ist die Partnerschaft vom Versorgen der Kinder geprägt, im Vordergrund stehen die Pflege der Kleinen und das Sich-Sortieren im Alltag. Doch schon im zweiten Vierteljahr entspannt sich die Situation zusehends! Uns erscheint es aus eigener Erfahrung und den Erfahrungen der von uns betreuten Familien am sinnvollsten, diese Herausforderung von drei Seiten anzugehen:
- Bleiben Sie in Kontakt miteinander – dazu finden Sie im Folgenden viele Anregungen.
- Minimieren Sie Belastungen und Stress so weit es geht. Diesem Thema wenden wir uns im Kapitel „Die ersten sechs Monate managen" zu (siehe S. 189).
- Bleiben Sie gelassen. Meine Hausärztin pflegte zu sagen: „Momentan ist nicht die Zeit, um grundsätzliche Entscheidungen zu fällen". Gehen Sie nicht voreilig und nicht zu hart mit der eigenen Beziehung ins Gericht, wenn die Spannungen in den Monaten nach der Geburt überhandzunehmen scheinen und die Gefühle für den Partner oder die Partnerin kopfstehen. Fragen Sie sich eher: „Ist das jetzt etwas Grundsätzliches oder hat das mit dem Stress zu tun?"

So meistern Sie gemeinsam das erste Halbjahr mit Ihren Kindern.

▼ Auch wenige Minuten Zeit miteinander stärken die Partnerschaft.

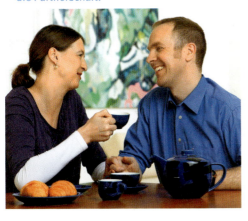

Die Studien zur Veränderung von Partnerschaften nach der Geburt zeigen: Etwa ein Viertel der Befragten gaben an, ihre Partnerschaft sei mit Kind genauso gut oder sogar besser als vorher! Die Frage ist also: Was machen diese Paare anders als andere Paare und was kann man von ihnen abschauen?

Partner bleiben

Als Eltern in dieser ersten Zeit stark gefordert, kann es passieren, dass beide einander als Partner nicht mehr ausreichend wahrnehmen. Konfrontiert mit vielen neuen Gefühlen und mit einem durch die Versorgung der Kinder geprägten Alltag brauchen beide Partner eigentlich Hilfe und Unterstützung voneinander. Doch Eltern fühlen sich oft nicht nur überlastet, sondern auch einsam, obwohl sie beisammen sind. Die Folge ist, dass vielfach keiner von beiden die Bedürfnisse des anderen sehen und darauf eingehen kann, sondern für sich selbst erwartet, dass die jeweils eigenen Bedürfnisse erfüllt werden. Am besten, ohne dass man sie konkret aussprechen muss, denn schließlich: „Wenn er mich wirklich liebt, wird er schon wissen, was er tun muss!"

„Miteinander reden" und „Zuhören" sind der Schlüssel zu einer glücklichen Beziehung nach der Geburt von Zwillingen! Sprechen Sie über Ihre eigenen Ideen und Vorstellungen, über den Tag und über Gott und die Welt. Genau die Paare, die gemeinsam besprechen, wie sie die Aufgaben der Elternschaft verteilen, sind die, die ihre Partnerschaft als genauso gut oder sogar besser als vorher definieren. Ob im traditionellen Einverdienermodell mit der Mutter zu Hause und dem Vater im Büro oder umgekehrt oder mit gleichberechtigten Teilzeitmodellen – Hauptsache, Sie entwickeln ein gemeinsames Verständnis darüber, wie Sie die aufregende erste Zeit des Elternseins gestalten wollen.

Ein Team

Werden Sie ein starkes Team. Wenn der Ehemann sich nicht zurückzieht, sondern aktiv an der Erziehung des Kindes beteiligt ist und die Frau entlastet, erweist sich das für die Partnerschaft als segensreich. Die aktiven Zwillingsväter tragen gewaltig dazu bei, die Zufriedenheit ihrer Partnerin mit der Beziehung zu steigern! Natürlich können Zwillingsväter wickeln, beide Kinder zu Bett und in den Schlaf bringen, trösten, lieben und versorgen, ihre „Extra-Hand" wurde ja immer von Anfang an gebraucht! Immer häufiger bleiben auch Väter zu Hause und die Mutter geht nach der Mutterschutzfrist wieder arbeiten. Egal, wer von Ihnen beiden den Alltag mit den Kindern zum Hauptberuf macht, es kann hilfreich für Sie beide sein, bestimmte Aufgaben aufzuteilen und gemeinsam zu überlegen, wie Sie beide an genügend Zeit für sich selbst kommen. Wie wäre es, wenn der berufstätige Elternteil am Wochenende einen langen Spaziergang mit den Kindern macht und so Zeit zum Ausruhen für den anderen bliebe? Oder eine abendliche Spielrunde zum Ritual wird und so derjenige, der den Tag mit den Kindern verbracht hat, alleine Erledigungen machen kann? Klären Sie untereinander ab, welche Erwartungen Sie aneinander haben, und sprechen Sie offen über Ihre Bedürfnisse.

Nie vergessen werde ich das Beispiel einer Frau, die nur dann an einem von ihr seit Jahren besuchten Tanzkurs teilnehmen konnte, wenn ihre Mutter zu Besuch war und die zweijährige Enkelin zu Bett bringen konnte – ihr Mann war nicht in der Lage, dies zu tun. Dies habe ich von Zwillingseltern nie gehört!

Kreativ in Kontakt

Vielleicht liegt Ihre Stärke nicht so sehr darin, Ihre Gefühle in Worte zu fassen. Was hindert

> **WISSEN**
>
> ### Sich als Paar nicht verlieren
>
> **Kontakt: „Ich denke an dich"**
> - eine kurze Mail mit einem Foto an den anderen schicken
> - eine kurze SMS versenden: „Denk an dich", „Schön, dass es dich gibt"
> - ein kurzes Telefonat zwischen Zuhause und Arbeitsplatz
>
> **Aufmerksamkeit: „Ich bin froh, dass es dich gibt"**
> - einen Brief, eine Postkarte für den Tag mitgeben oder hinterlassen
> - ein gemeinsames Bild zum PC-Hintergrund machen
> - dem anderen sagen: „Das hast du gut gemacht"
> - Danke sagen, auch für Kleinigkeiten
>
> **Rituale finden: „Wir sind es uns wert ..."**
> - „Erzähl mir von deinem Tag" als Ritual am Abend
> - ein gemeinsam zubereitetes Abendessen pro Woche
> - ein gemeinsamer Kurs mit den Kindern am Wochenende
> - ein gemeinsamer Filmeabend vor dem Fernseher

Sie daran, sie aufzuschreiben – auf einem Blatt Papier, in eine Mail oder eine SMS? Zeigen Sie durch Gesten, Handlungen und Worte Ihrem Partner, was er Ihnen bedeutet! Sprechen Sie Probleme offen an; Sie sind beide zu beschäftigt und müde, um sich lange mit der Interpretation nonverbaler negativer Zeichen beschäftigen zu wollen.

Der Ratschlag „Nehmen Sie sich Zeit für sich als Paar" ist im Kern genau der richtige. Wie stellt man das konkret als Zwillingseltern gerade im ersten Halbjahr an? In den ersten Monaten wird es schwierig, die Kinder für lange Zeit jemand anderem anzuvertrauen. Akzeptieren Sie das einfach; diese Zeit vergeht sehr schnell.

„Zeit als Paar" muss nicht spektakulär sein. Wichtig ist vielmehr, dass Sie beide diese Zeit als gemeinsamen Moment erleben. Vielleicht ein gemeinsames Fernsehritual, vielleicht ein kurzes Gespräch am Abend bei Käsehäppchen, wenn die Kinder im Bett sind – erfahrungsgemäß bringen solche Momente im Alltag mehr als „große" gemeinsame Auszeiten, wie Ausgehen oder sogar zu zweit verreisen! Natürlich kann man gemeinsam ausgehen – doch was nützt es, wenn man sich im Restaurant gegenübersitzt, müde und geschafft, und beide viel lieber zu Hause auf dem Sofa lägen?

Den anderen wertschätzen

Eltern können oft im Alltagsstress nicht mehr beachten, welche Leistung der andere Tag für Tag erbringt – oder zumindest versäumen sie es, es sich gegenseitig mal wieder deutlich zu sagen. Außer Haus arbeitende Partner unterschätzen die Tagesleistung derjenigen, die sich um zwei Neugeborene und eventuell weitere Kinder kümmern – „Schatz, wie war dein Tag auf dem Sofa?" Diejenigen, die das Familienmanagement betreiben, nehmen ebenso häufig die seelische und körperliche Belastung des jetzt Alleinverdienenden nicht wahr – „Du hebst im Büro doch nur den Telefonhörer ab und legst ihn wieder auf!"

Familienmanagement und Kindererziehung, so glauben viele, die zu Hause tätig sind, sind

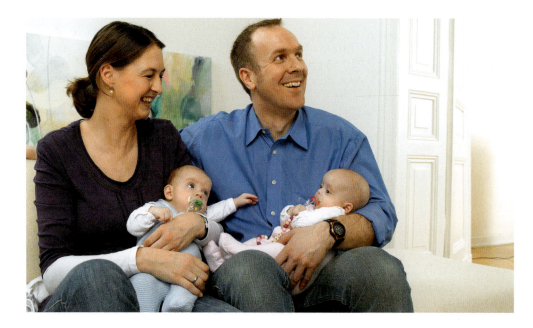

▲ Respektvoller Umgang miteinander lässt Sie viele Herausforderungen meistern.

gesellschaftlich immer noch nicht so anerkannt wie Erwerbstätigkeit. Doch wenn schon diejenigen, die diese wichtige Arbeit erledigen, dies glauben, wie sollen dann andere diese Leistung wertschätzen? Seien Sie, egal ob Mutter oder Vater zu Hause, stolz auf das, was Sie tun! Ein Satz wie „Ich bin nur Hausfrau und Mutter" sollte nicht mehr fallen!

Zeigen Sie Ihrem Partner und Ihrer Partnerin: „Ich habe Respekt vor dir und deiner Leistung." Vielleicht hilft es Ihnen, die folgenden wertschätzenden Sätze im Kopf – oder auf Papier – zu behalten:

Wir vertrauen auf uns:
- Wir beide lieben uns und geben unser Bestes, uns gegenseitig glücklich zu machen.
- Wir beide lieben unsere Kinder und tun unser Bestes für sie.

Wir sind ein Team:
- Jeder arbeitet auf seinem Platz dafür, dass unser „Familienunternehmen" funktioniert.
- Ohne einander geht es nicht, jeder Platz ist gleich viel wert.

Dies kann Ihnen helfen, aus dem Stress heraus entstehende, verletzende Sätze wie „Du hebst im Büro doch nur den Telefonhörer ab und legst ihn wieder auf!" oder „Na Schatz, wie war heute Dein Tag auf dem Sofa?" zu vermeiden.

Akzeptieren und wertschätzen Sie auch die Eigenheiten Ihres Partners. Es gibt verschiedene Strategien zum Stressabbau, oft – aber nicht immer – geschlechtsspezifische. Der eine entspannt bei Computerspielen – was gerne vom Partner mit einem „Typisch, du willst noch nicht mal mit mir reden" kommentiert wird. Der andere hingegen möchte berichten, wie der Tag gelaufen ist, und sich einfach nur mitteilen – was den anderen oft stresst, weil das Darüber-reden ihm die Probleme wieder näherbringt und ihn nicht abschalten lässt. Hier hilft oft ein Quäntchen Humor und das liebevolle Akzeptieren, dass Menschen eben unterschiedlich sind!

Die Last mit der Lust?!

Wie steht es mit der schönsten Nebensache der Welt im ersten Lebenshalbjahr der Kinder? In dieser Zeit der veränderten Gefühle gibt es hier natürlich auch Veränderungen. In den ersten Wochen geht es vor allem um das „sich einstellen" auf die neuen Lebens- und Schlafgewohnheiten, sodass die Lust auf Sex oft nicht sehr ausgeprägt ist. Probleme macht die Lust – wenn überhaupt – meist erst einige Zeit nach der Geburt. Meist – aber nicht immer – sind es die Männer, die sie zuerst vermissen.

Frauen kämpfen mit stärkeren Umstellungen in ihrem Leben, sowohl körperlich als auch seelisch. Gerade die Veränderungen des eigenen Körpers nach der Geburt machen es Frauen häufig schwer, sich als attraktiv zu erleben und Spaß an Sexualität zu haben. Dazu kommt, dass Frauen in der Regel mehr Zeit für ihre Lust benötigen. Eine erotische Atmosphäre mit genügend Zeit, um sich auf den anderen einzulassen, und ein entspannter Alltag lassen Frauen oft erst den Raum, um Intimitäten zu genießen. Vollauf beschäftigt mit Nähren, Versorgen und der neuen Mutterrolle, scheinen viele Frauen zwar ein verstärktes Bedürfnis nach Zärtlichkeit zu haben, aber wenig Lust auf Sex. Sie vergessen ihn oft einfach! Für Männer schwierig, denn bei ihnen sind Zärtlichkeit und Sex stärker miteinander verbunden. Männer erleben die Umstellung nach der Geburt nicht so stark auf der körperlichen Ebene und spüren häufig schneller wieder das Bedürfnis nach Intimitäten. Andererseits bemerken sie die immensen Veränderungen, die ihre Partnerin durchlebt. Wer hätte da kein schlechtes Gewissen, seine Partnerin mit so etwas Profanem wie Sex unter Druck zu setzen?

Die meisten Menschen erleben sexuelle Ablehnung als Ablehnung ihrer ganzen Person und dies trifft sie in ihrem Selbstwertgefühl tief. Die Folge ist häufig eine spürbare Gereiztheit, die sich in Streits um Kleinigkeiten äußert. Gleichzeitig ist der Hintergrund dieser Unzufriedenheit den meisten nicht voll bewusst. Trotz sexueller Aufklärung und des zunehmenden Wegfalls sexueller Tabus ist es aus vielerlei Gründen nicht üblich, in Partnerschaften diese Probleme deutlich anzusprechen. So kann sich die „Last mit der Lust" in den Alltag vieler Eltern eingraben und beiden das Leben schwer machen.

Dies kann, muss aber nicht zwangsläufig passieren! Viele Paare haben recht unkompliziert wieder Sex nach der Geburt, vor allem, wenn dieser Bereich der Partnerschaft für beide ein zentrales Bedürfnis auch vor der Geburt war. Bleiben Sie in Kontakt miteinander. Minimieren Sie Belastungen und Stress, so weit es geht. Bleiben Sie gelassen und haben Sie Geduld mit sich!

Scheuen Sie sich nicht, Hilfe in Anspruch zu nehmen, wenn Sie das Gefühl haben, dies könnte weiterhelfen. Psychologische Beratungsstellen und Psychotherapeuten können meist weiterhelfen. Adressen finden Sie im Anhang.

Aus Einzelkindern werden Geschwister

Etwa die Hälfte aller Zwillinge sind die ersten Kinder der Familie. In den anderen Familien gibt es ein oder mehrere ältere Geschwisterkinder. Psychologen nennen es „Entthronungstrauma", wenn ein Einzelkind ein Geschwisterkind bekommt. Wie traumatisch muss es dann für das Kind erst bei Zwillingen werden?

Die Gefühle des älteren Kindes sind sicherlich stark von seinem Alter abhängig. Je älter das Kind bei der Geburt der Zwillinge ist, je mehr es sich schon von seiner Familie weg orientiert durch Freundschaften und vielerlei Aktivitäten, desto seltener werden heftige und wütende Eifersuchtsattacken gegen die Neuankömmlinge auftreten.

In den meisten Fällen allerdings ist der Altersabstand zu den Zwillingen geringer als drei Jahre, d. h., das ältere Kind ist noch ein Kleinkind, besucht meist keinen Kindergarten und genießt bisher die ungeteilte Aufmerksamkeit seiner Eltern. Freunde haben noch keinen großen Einfluss im Leben des Kindes, die wichtigsten Bezugspersonen sind die Eltern. Für solche Kinder ist es natürlich schwerer, sich mit gleich zwei Neulingen auseinanderzusetzen.

Dazu kommt: Niemand hat sie ernsthaft gefragt, ob sie noch Familienzuwachs haben wollen! Sie werden vor vollendete Tatsachen gestellt. Wen wundert es, wenn viele Kleinkinder in den ersten Monaten ihre neuen Geschwister einfach zurückgeben wollen?

„Nur ich bin allein"

Während der Schwangerschaft sind Geschwisterkinder meist stolz, doppelten Zuwachs zu bekommen und zweifach die große Schwester oder der große Bruder zu sein. Vielleicht haben sie liebevoll zwei Babypuppen abends in ihr Bettchen gelegt und ungeduldig darauf gewartet, dass die Kleinen endlich zum Spielen da sind. Die Geburt bedeutet für ältere Geschwisterkinder zunächst eine Ernüchterung. Sie stehen zunächst einmal hintan, weil Eltern und Verwandtschaft sich auf die Zwillinge konzentrieren. Zwillinge sind eben etwas Besonderes, daneben kann man sich schon einsam fühlen!

Nach der Geburt, im Alltag zu Hause, haben Eltern weniger Zeit als vorher für das ältere Kind, sodass es sich schnell ausgeschlossen fühlt. Es denkt: „Mama und Papa haben sich, die Zwillinge haben sich, nur ich stehe ganz alleine da."

Eifersucht älterer Geschwisterkinder kann sich vielfältig ausdrücken. Oft fokussiert sich das Kind stark auf die Eltern. Es fordert seine Zeit von Ihnen durch auffälliges Verhalten, Trotz und Unartigkeiten ein. Es kann aber auch zu einem stillen Rückzug des Kindes oder zu einem Rückfall in frühere Entwicklungsstufen kommen.

Plötzlich will auch das ältere Kind wieder gestillt werden, einen Schnuller bekommen und am liebsten zurück in Mamas Schoß kriechen! Manche Kinder fantasieren sich sogar selbst einen Zwilling herbei. Selten, aber wenn, dann besonders schmerzhaft und schwierig für die Eltern, lässt das ältere Geschwisterkind seine Gefühle an seinen Zwillingsgeschwistern aggressiv aus.

Das kann helfen ...

Es lässt sich nicht beschönigen, Ihrem älteren Kind wird eine Menge abverlangt. Welche Vorteile es durch seine Geschwister später haben wird, kann es jetzt noch nicht abschätzen. Seine Trauer und Wut sind also durchaus verständlich. Ihr großes Kind braucht vor allem Platz – im wörtlichen wie im übertragenen Sinne. Es ist für Ihr großes Kind wichtig, einen Platz zum Spielen zu haben, wo die Kleinen nicht alles gerade Gebaute wieder zerstören. Genauso wichtig ist auch das Gefühl: „Ich habe und behalte meinen Platz in dieser Familie!"

Gefühle akzeptieren

Akzeptieren Sie die Gefühlslage Ihres älteren Kindes. Seine Welt ist eine andere geworden und da schwanken die Gefühle zwischen überwältigender Zuneigung und Wut auf die beiden „Neuen", die so oft einfach nur nerven! Setzen Sie verbal eine klare Grenze, wenn es handgreiflich gegenüber seinen kleinen Geschwistern wird. „Ich kann verstehen, dass du genervt bist. Aber Hauen geht nicht!" Lassen Sie Ihre Kinder am besten nicht allein, so bemerken Sie einen Stimmungsumschwung Ihres älteren Kindes schnell.

Klein sein lassen

Geben Sie großen Geschwistern die Gelegenheit, sich bemuttern zu lassen und mal wieder das „Kleine" sein dürfen. So können Sie spielerisch einem dauerhaften Rückfall in frühere Entwicklungsstufen vorbeugen. Erklären Sie Ihrem großen Kind immer wieder, dass es selbst anfangs auch so klein war und so oft gefüttert oder gewickelt werden musste. Und sagen Sie ihm immer wieder, wie lieb Sie es haben, auch wenn Sie momentan viel Zeit mit den Babys verbringen.

Beziehung zwischen den Kindern fördern

Fördern Sie positive Gefühle für die Geschwister, indem Sie Blicke und Laute Ihrer Zwillinge für das Geschwisterkind deuten. „Schau, jetzt hat er dich gerade angestrahlt!" oder „Sie kuschelt sich richtig gern an dich an." Sie werden bemerken, wie geschmeichelt und stolz sich das ältere Kind fühlt. Von Anfang an entsteht eine einzigartige Beziehung zwischen den Geschwisterkindern und jedem einzelnen Zwilling, die sich unabhängig von den Eltern entwickelt. Helfen Sie Ihren Kindern dabei, wenn Sie merken, dass diese Hilfe brauchen. Ansonsten halten Sie sich so weit wie möglich heraus. Erklären Sie dem älteren Kind, wie es beiden Zwillingen gerecht werden kann. Jedem auf seine Weise. Am Anfang kann es für die größeren Geschwister eine Überforderung

sein, sich auf zwei Neuankömmlinge gleichzeitig zu konzentrieren. Ebenso wie die Eltern, muss es das erst lernen und seine Erfahrungen machen.

Privilegien betonen

Oft hilft es auch, den Kindern die Vorteile des Großseins bewusst zu machen. Erklären Sie ihm z. B., dass die Kleinen warten müssen, bis Sie von Ihnen etwas bekommen, Ihr großes Kind sich das Gewünschte aber schon selbst nehmen kann. Sie können auch besondere Vorrechte schaffen, die nur für „große Kinder" gelten bzw. geeignet sind.

Exklusivzeit einbauen

Tun Sie als Mutter Ihr Bestes, täglich Exklusivzeit für Ihr großes Kind zu haben. Am besten finden Sie – wenn sich der Alltag etwas ein-

▼ Die Kleinen genießen die Zuwendung der Großen von Anfang an.

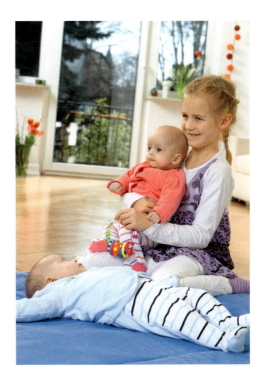

gespielt hat – eine ritualisierte halbe Stunde, in der das große Kind Sie allein in Anspruch nehmen darf. Dies kann während einer Schlafenszeit Ihrer Zwillinge sein. Noch besser ist es vielleicht, wenn jemand anders einen kurzen Spaziergang mit den Zwillingen macht und Sie allein mit Ihrem großen Kind zu Hause bleiben: zum Kuscheln, Vorlesen oder Spielen. So macht das Geschwisterkind die Erfahrung: „Die Zwillinge müssen meinetwegen auch mal weg!" Haben Sie vorher gemeinsam mit Ihrem älteren Kind einen Kurs, wie zum Beispiel Kinderturnen, besucht, behalten Sie dies bei, möglichst ohne die Babys. Die beiden können währenddessen im Kinderwagen von jemandem in der Nähe der Turnhalle spazieren gefahren werden.

Natürlich wird es Tage geben, an denen dies nicht funktioniert, weil die Babys sich nicht an ihren Rhythmus halten oder krank sind. Ihr älteres Kind wird in diese Fälle dann aber als Ausnahmen ansehen, über die es großzügig hinwegsehen kann!

Beide Eltern kümmern sich
Wir finden es sehr wichtig, dass ältere Geschwisterkinder auch einmal beide Elternteile gemeinsam ohne die Zwillinge für sich haben. Oft teilen Eltern sich dauernd zwischen den Kindern auf, meist ist es dann der Vater, der wesentlich mehr Zeit mit dem älteren Kind verbringt. Dies genießt das Kind sicherlich sehr; es wird aber auch das Bedürfnis haben, Mama und Papa zusammen um sich zu haben, so wie es vor der Geburt der Zwillinge war.

Helfen lassen
Lassen Sie Ihr Kind helfen, wenn es will. Vielleicht hat es Vorschläge, was zu tun ist, wenn die Babys weinen. Oder eine Spielidee für seine Geschwister. Greifen Sie, wann immer möglich, die Vorschläge Ihres Kindes auf – das gibt Ihrem großen Kind das Gefühl, wichtig zu sein und einen Beitrag zum Familienleben zu leisten.

Vermeiden Sie zu viele Verbote in Zusammenhang mit den Babys. Wird das größere Kind zum Beispiel ständig aufgefordert, ruhig zu sein, weil die Babys schlafen, wird es früher oder später aggressiv reagieren und den „Kleinen" die Schuld geben. Bedenken Sie, dass die Zwillinge sich in der ersten Zeit nur selten von lauten, vertrauten Geräuschen stören lassen.

Konstanze

»Eifersucht?!

Als Julia „große Schwester" von Zwillingen wurde, war sie 15 Monate alt, und alle riefen bestürzt: „Die arme Kleine!" Kurz vor der Geburt ihrer Schwestern jedoch mutierte Julia kurzerhand zum Papakind, und ich, das unbewegliche Walross, hatte bei ihr nichts mehr zu melden. Die Eifersucht war damit zunächst mal mein Problem! Dass plötzlich zwei Babys zum Rudel gehörten, akzeptierte sie sofort. Wie andere Geschwister auch imitierte sie fortan alles, was wir mit den Babys machten, sie spiegelte sogar Tonfall und Stimmungen. Die beiden waren robuster, als sie aussahen, und Julia durfte so viel wie möglich Hand anlegen. Bald konnte sie sie besser auseinanderhalten als jeder andere und wurde ihre unermüdliche Lehrerin für alle Lebenslagen. Sie hatte gerade erst die Worte „meins" und „deins" gelernt und akzeptierte von Anfang an, dass diese weder für Mama und Papa noch für die Spielsachen uneingeschränkt galten."

Familie werden

Familien müssen ihre Familienregeln finden. Sie sind viel mehr als ein Paar oder ein Elternteil plus Kinder, sondern ein kompliziertes Geflecht, in dem jedes Mitglied seinen Platz, seine Rechte und seine Aufgaben finden muss. Zwar sind Ihre Kinder noch klein und sich dessen in keiner Weise bewusst, aber Sie als Eltern geben die Richtung an, in die Ihre Familie laufen soll.

Sie handeln – oft unbewusst – nach Ihren Werten, die Sie in Bezug auf Familie als die richtigen erachten. Oft angelehnt an die eigenen Eltern – ob im positiven Sinne übernommen oder eher als ein „Ich mache jetzt alles ganz anders". Wie gehen wir miteinander um? Was ist uns im Leben mit Kindern wichtig? Wie wollen wir unsere Kinder erziehen? Wie wollen wir unser Familienleben gestalten? Wer gehört für uns alles zur Familie? All dies sind Fragen, die Sie sich vielleicht nicht bewusst stellen, auf die Sie aber schon von Geburt Ihrer Kinder an Antworten geben. Gut ist es immer, wenn Sie sich als Eltern einig sind. Dazu müssen Sie erst einmal Ihre eigene Position erkennen, darüber reden und – wie immer, wenn mehrere Menschen gemeinsam leben – in manchen Punkten Kompromisse finden. Tun Sie dies schon zu diesem frühen Zeitpunkt, bleibt Ihnen später sowohl mit trotzigen Kleinkindern als auch mit pubertierenden Jugendlichen viel Ärger erspart!

An einem Strang ziehen

„Das Problem der modernen Familie liegt darin, dass jeder die Hosen anhat."
George Sitwell (englischer Schriftsteller)

Früher war klar, dass die Mutter zuständig für familiäre Belange ist; sie gab die Regeln vor im Umgang mit Kindern und deren Erziehung. Heute – und vor allem bei Zwillingseltern – ist dies meist anders. Gerade im ersten Halbjahr mit Zwillingen sind beide Elternteile gefordert und die Väter – wie unsere Erfahrung zeigt – im Umgang mit den Kindern sicher. Dies kann – muss aber nicht – problematisch werden, wenn Eltern verschiedene Ansichten über den Umgang mit den Kindern haben und sich gegenseitig missionieren wollen. Zum einen entlastet die gemeinsame Sorge um die Kinder, aber um ein harmonisches Familienleben zu führen, heißt dies auch: unterschiedliche Verhaltensstile akzeptieren lernen. Der eine wirft die Kinder in die Luft und fängt sie wieder auf, der andere findet dies viel zu gefährlich. Der eine findet es nicht so schlimm, wenn Kinder mal was Süßes essen, der andere will allergiefreie Nahrung bis zum Kindergarten. Der eine zieht ihnen den karierten Strampler zum geblümten Body an, der andere findet dies unmöglich und wählt nur passende Farbkombinationen. Beide sind aber Eltern! Es wird sich durchs ganze Leben ziehen, dass man unterschiedlich vorgeht.

Die Grundfrage für Eltern mit unterschiedlichen Meinungen bleibt immer: Wo sind mei-

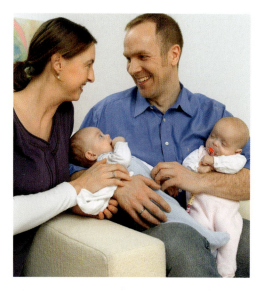

▲ Besprechen Sie schon früh, welche Werte für Sie in der Erziehung wichtig sind.

ne unverrückbaren Werte, was steht für mich nicht zur Debatte? Ist es das pünktliche Zubettbringen, damit der Rhythmus sich aufbauen kann, oder die passende Farbkombination? An diesen Werten müssen Sie festhalten – lassen Sie bei anderen Gelegenheiten, bei denen Sie zwar innerlich den Kopf schütteln, fünf gerade sein.

Alleinerziehend mit Zwillingen

Beinahe jede fünfte Familie ist eine Familie mit einem alleinerziehenden Elternteil. Meist sind es die Mütter, die im ersten Lebenshalbjahr allein mit ihren Kindern leben. Sie tragen die Verantwortung für die Kinder faktisch alleine, auch wenn der Kindsvater sich mit um die Kinder kümmert. Der Alltag spielt sich eben dort ab, wo die Kinder hauptsächlich wohnen.

Sie und Ihre Kinder sind eine komplette Familie! Sie als Mutter entscheiden – ohne oft anstrengende Diskussionen – wo es langgehen soll, und definieren damit die „Familienwerte". Sie managen diese Familie allerdings auch alleine und schultern die damit verbundene Verantwortung ohne hilfreiches Gegenüber. „Du kannst nie in Standby gehen als Alleinerziehende", äußerte eine alleinerziehende Mutter – gerade kurz nach der Geburt müssen Sie dies aber! Auch nach dem Wochenbett benötigen Sie im ersten Halbjahr Unterstützung wann immer möglich. Hilfreiche Tipps dazu finden Sie in unserem Kapitel „Delegieren" (siehe S. 216).

Als Einelternfamilie sind Sie nicht allein. Organisationen wie zum Beispiel der „Verband alleinerziehender Mütter und Väter" bieten in vielen lokalen Gruppen Beratung und Unterstützung. Im Serviceportal Familie des Bundesministeriums für Familie, Senioren, Frauen und Jugend finden Sie unter dem Stichwort „Alleinerziehend" ebenfalls Ansprechpartner. Informieren Sie sich und nutzen Sie diese Hilfen. Tipps und moralische Unterstützung finden Sie vor allem in den Netzwerken für Alleinerziehende. Wir haben Ihnen im Anhang hilfreiche Anlaufstellen aufgelistet.

Auf sich selber achten

Die Kinder sind hilflos und brauchen uns. Wir lieben sie und wollen das Beste für sie. Aber dazu brauchen wir Kraft, müssen essen, schlafen und uns gut fühlen. Das heißt, wir müssen auf unsere eigenen Bedürfnisse achten. Es schadet Kindern nicht, von jemand anderem im Kinderwagen ums Haus gefahren zu werden, während ich in Ruhe mit meinem Partner auf dem Sofa hocke, endlich die Kommode streiche oder mich ausruhe und einfach etwas für mich tue. Was den Kindern schadet, ist ein steter Wechsel der Personen, die sich um sie kümmern. Sie haben ja ein Bedürfnis nach möglichst viel Ordnung und Struktur in ihrem Leben.

Natürlich mag es sein, dass Ihre Kinder lieber im elterlichen Bett angekuschelt an ihre Mutter liegen. Ganz ehrlich, dies macht Zwillingseltern schon recht früh keinen Spaß mehr! Vier Arme, die zusätzlich um sie herumwuseln, zwei – zwar kleine, aber agile – Menschen, die sich kreuz und quer zum Schlafen ins Bett legen, gerne nachts Geräusche von sich geben – das alles führt zu Nächten, in denen vermutlich die Kinder gut, die Eltern aber schlecht bis gar nicht schlafen.

Ziehen Sie eine Grenze, wenn Sie dies nicht wollen. Ihre Kinder werden gedeihen und sich geliebt fühlen, auch wenn sie die Nächte gemeinsam in ihrem eigenen Bett ohne Eltern verbringen. Schmusen und kuscheln Sie mit ihnen tagsüber ausgiebig – aber erhalten Sie sich Ihr Territorium, wenn Ihnen dies wichtig ist. Natürlich gibt es immer Ausnahmefälle, kranke Kinder, die Sie lieber bei sich liegen haben, ängstliche Kinder, die einen schlechten Traum hatten. Nur Ausnahmen sind eben nicht die Regel!

Sie müssen gerade bei Zwillingen nicht dauernd auf Ihre Kinder konzentriert sein. Kinder können akzeptieren, dass Eltern nicht 24 Stunden am Tag Zeit zum Spielen haben. Außerdem haben die beiden sich; es mag in bestimmten Situationen vorkommen, dass Sie den Eindruck gewinnen, dass der Bruder oder die Schwester viel wichtiger ist als Sie als Mutter oder Vater! Sie dürfen duschen und es schadet der Entwicklung Ihrer Kinder in keiner Weise, wenn die beiden diese Zeit angeschnallt im Auto-Kindersitz und damit gut gesichert vor der Dusche verbringen.

Lassen Sie die beiden zuschauen und dabei sein, wenn Sie aufräumen, spülen oder andere notwendige Hausarbeiten erledigen. Singen Sie den beiden ein Lied vor, sprechen Sie mit Ihnen, damit sie wissen, dass Sie da sind.

Wie werden wir beiden gerecht?

Zwillingseltern beschäftigen sich schon in der Schwangerschaft häufig mit den Fragen „Wie werden wir beiden Kindern gerecht?" und „Kann ich beide Kinder gleich viel lieben?". Ganz sicher können Sie sie genug lieben, Ihr Herz wird groß genug sein für alle Ihre Kinder und noch genügend Platz haben für all die Menschen, die Ihnen wichtig sind! Wie eine Zwillingsmutter mal so treffend sagte: „Die Liebe wächst mit jedem Kind, die muss man nicht teilen."

Es ist überdies ganz natürlich, dass Sie Zeit brauchen, um mit jedem Ihrer Kinder vertraut zu werden. Im Alltag passiert es sehr schnell, dass Sie die beiden als „Einheit" sehen. Steuern Sie gegen, indem Sie sich zwingen, beide getrennt mit ihren Namen anzusprechen. Führen Sie ein Tagebuch über Ihre Kinder, so achten Sie darauf, über jedes Kind einzeln etwas zu schreiben. Viel später, wenn die beiden lesen und dieses Tagebuch verstehen können, werden sie es Ihnen danken! Fotografieren Sie Ihre Kinder mal zu zweit, aber ebenso häufig auch einzeln. Bei eineiigen Zwillingen sollten Sie zur Sicherheit notieren, welches Kind auf welchem Bild zu sehen ist. Es ist völlig normal, wenn Sie eineiige Kinder nicht sofort vonein-

Die ersten sechs Monate

> ## WISSEN
>
> ### Was wäre, ... wenn ein Kind krank und das andere Kind gesund ist?
>
> Ist ein Zwilling erkrankt oder behindert, fühlen Sie sich als Eltern vermutlich häufig zerrissen. Das erkrankte Kind braucht möglicherweise zeitaufwändige Behandlungen, die im Vordergrund Ihres Alltagslebens stehen. Das gesunde Kind bekommt nicht die Aufmerksamkeit, die Sie ihm gerne geben würden.
> Forscher haben festgestellt, dass diese Zwillinge voneinander profitieren. Das behinderte oder erkrankte Kind lernt von seinem Bruder oder der Schwester, während das gesunde Kind soziale und emotionale Kompetenzen erlernt. Andererseits ist es gerade für das gesunde Kind wichtig, auch Kontakte und Spielmöglichkeiten mit anderen gesunden Kindern zu pflegen. So sehr die Trennung dann ab und an auch schwerfällt, ermöglichen Sie Ihren Zwillingen beides, die Zeit miteinander und ohne einander zu verbringen.
> Werden Sie beiden Kindern gerecht, indem Sie jedem Kind möglichst das geben, was es braucht. Planen Sie zum Beispiel für den gesunden Zwilling ebenso Exklusivzeit ein wie Sie es für ein älteres Geschwisterkind tun würden. Nutzen Sie die Angebote, die wir Ihnen unter „Delegieren" zusammen gestellt haben. Praktische Hilfen lassen Sie die Anforderungen besser bewältigen. Nutzen Sie aber auch psychologische Unterstützung, wenn Sie sich mutlos fühlen.

ander unterscheiden können. Natürlich kann es auch vorkommen, dass Sie sich in bestimmten Momenten zu einem Kind mehr hingezogen fühlen als zu dem anderen. Lassen Sie dies nur nicht zu einem Dauerzustand werden, weil zum Beispiel ein Kind mehr schreit und Ihre Kräfte womöglich überfordert. Mir hat es in solchen Situationen oft geholfen, konkrete Notizen zu machen, zum Beispiel in einem Tagebuch über die Kinder. Dabei ist darauf zu achten, was jeder der beiden an diesem Tage alles getan hat. Dies möglichst detailliert festzuhalten hilft Ihnen, alle Facetten Ihrer Kinder zu sehen. Selten hat ein Kind den ganzen Tag geschrien! Meist hat es auch zum Beispiel seine Hände genau betrachtet, gegen einen Luftballon getreten oder gejuchzt, als Mama mit ihm geschmust hat.

Zwillingseltern haben immer beide Kinder vor Augen! Erscheint Ihnen eines Ihrer Kinder als extrem unruhig, so mag dies vielleicht damit zusammenhängen, dass der andere Zwilling extrem ruhig ist und nicht damit, dass dieses Kind auffällig unruhig wäre. Beiden gerecht werden heißt weniger, beide gleich zu behandeln, sondern vor allem, jedem das zu geben, was er gerade braucht. Vielleicht braucht ein Zwilling Ruhe, während der andere gerne wild durch die Luft gewirbelt werden möchte. Dann wirbeln Sie den einen, während der andere ruhig danebenliegt und zuschaut. Vielleicht wollen aber auch beide schmusen – dann nehmen Sie beide in den Arm und genießen die Augenblicke mit beiden Kindern.

Geteilte elterliche Zuwendung erscheint mir nach dreizehn Jahren Leben mit Zwillingen eher ein Problem der Eltern als eines der Kinder zu sein! Im Vergleich zu „normalen" Geschwisterkindern haben Zwillinge den Vorteil, dass immer jemand an ihrer Seite ist, mit dem sie eng verbunden sind. Sie als Eltern werden sogar häufig bemerken, dass Ihre gut gemeinten Versuche, sich individuell mit einem Kind zu beschäftigen, von Ihrem Kind boykottiert werden. Viel lieber hält es geradezu unruhig nach seinem Geschwister Ausschau.

Die ersten sechs Monate managen

Kinder großziehen ist eine vielschichtige Aufgabe mit neuen Herausforderungen, die man durchaus mit einem Job vergleichen kann. Dieser erfordert vielfältige Fähigkeiten: Organisationstalent, Entscheidungsstärke, tägliches Projektmanagement, Planen und Umsetzen – alles, was eine Führungskraft in einem Unternehmen tagtäglich erlebt. Der Unterschied: Ihr Unternehmen ist zu Hause.

Es ist – wenn Sie die ersten Kinder erwarten – eine neue, unbekannte Aufgabe. Von morgens bis abends zu Hause eingespannt zu sein in eine Tätigkeit, die man noch nicht kennt. Oft fühlt man sich unsicher, weil man sich auf das Leben mit Kindern nicht perfekt vorbereiten kann.

Geben Sie sich 100 Tage Zeit – wie man es bei jeder neuen Herausforderung machen sollte. Akzeptieren Sie einfach, dass es gute und schlechte Tage gibt. Haben Sie im Berufsalltag nicht auch schon einmal gedacht: „Wie bin ich jemals auf die Idee gekommen, diesen Beruf in dieser Firma ausüben zu wollen?" Nun, das wird Ihnen als Mutter oder Vater zu Hause nicht anders gehen. Aber Sie werden Tage erleben, an denen alles sensationell gut läuft und Sie wissen, Sie sind am richtigen Platz und lieben es!

Den Alltag aktiv gestalten – grundlegende Infos

Sie sind plötzlich mehr fremdbestimmt. Zwei kleine, liebenswerte Wesen, auf die Sie sich so lange gefreut haben, beeinflussen, wie Ihr Tag abläuft, wie viel Sie schlafen, wo Sie Ihre Zeit verbringen. Hand aufs Herz: Waren Sie vor der Geburt der Kinder nur selbstbestimmt? Gab es nicht auch Menschen, die Ihre Planungen durcheinandergewürfelt haben, seien es Vorgesetzte oder andere Familienmitglieder?

Es wird oft behauptet, hauptberufliche Erziehungspersonen – ob Mütter oder Väter – seien abgeschnitten von der Außenwelt und liefen Gefahr, in soziale Isolation zu geraten, weil ihnen die Kontakte, Gespräche und Erfolgserlebnisse eines Arbeitsplatzes fehlten. Da sind Sie gefragt. Wer tagtäglich alleine im Wohnzimmer hockt, auf die Kinder starrt, sie durchaus liebevoll versorgt und abends zu Bett geht, um morgens wieder genauso zu starten, dem kann es passieren, dass er vereinsamt. Sie haben es in der Hand, etwas dagegen zu tun.

Suchen Sie Kontakte zu anderen Zwillingseltern und pflegen Sie diese. Sie finden andere Zwillingseltern zum Beispiel in Geburtsvorbereitungskursen, über regionale Internetforen oder in Zwillingstreffs, die es in vielen Städten gibt. Lernen Sie abzugeben, um sich kleine Inseln im Alltag ohne Kinder zu schaffen. Pläne machen und dem Alltag Struktur geben schafft Freiräume, die Sie individuell füllen können, ob mit Besuchen, ausgiebigen Telefonaten oder Kursen, die für Eltern und Kinder gemeinsam angeboten werden. So schaffen Sie sich Kontakte, die Ihnen guttun.

Sehr hilfreich ist es zudem, den Ist-Zustand „Ich habe zwei kleine Kinder, die von mir abhängig sind und die ich versorgen will" zu akzeptieren und sich darauf einlassen. Es werden schneller, als Sie es erwarten, die Zeiten kommen, in denen Ihre Kinder unabhängiger werden und nicht mehr von Ihnen betreut werden wollen! Genießen Sie die Zeit des engen Zusammenseins mit Ihren Kindern.

Eine Vorstellung entwickeln

Zwei Kinder im ersten halben Jahr gleichzeitig zu versorgen, groß zu ziehen und ihnen all die Liebe zu geben, die Sie für sie haben und die Sie ihnen mitgeben wollen, ist eine erfüllende, anspruchsvolle und ungemein befriedigende Aufgabe. Natürlich ist das erste Halbjahr mit Ihren Kindern fordernd, aber Sie werden die Herausforderungen bewältigen. Leider erzählen Ihnen viele Menschen um Sie herum nur von den Anstrengungen und nicht von der Freude, zwei Kinder die Welt erobern zu sehen – wie es ist, mitzuerleben, wie zwei Kinder das erste Mal lächeln, sich freuen, wenn man mit ihnen singt und spricht und vor allem, wie die beiden sich aneinander freuen.

Pläne machen beginnt am besten damit, sich erst einmal vorzustellen, wie man es gerne hätte. Viele Menschen haben zum Beispiel ein oft unbewusstes morgendliches Ritual. Fällt dies einmal weg, fängt der Tag schon schlecht an! Vielleicht lesen Sie morgens in Ruhe die Zeitung bei einer Tasse Kaffee? Vielleicht drehen Sie eine Runde um den Block? Egal, was es ist, nehmen Sie sich fest vor, dies auch nach der Geburt der Kinder beizubehalten!

Das Zauberwort vom Rhythmus

Zwillingseltern schwören darauf: Ein durchgeplanter Tag mit vielen Punkten zum Festhalten und Andocken erleichtert das Leben ungemein. Ist das nicht auch ohne Zwillingskinder so? Empfinden wir nicht häufig den Alltag als einfacher, wenn wir unseren Aufgaben feste Zeiten zuweisen und unseren Tag strukturieren? Die Aufgabe von Kindern ist es, gerade in den ersten sechs Monaten, sich an die Welt der Erwachsenen zu gewöhnen, sich einzuleben und ihren Platz darin zu finden. Gleichzeitig haben sie immens viel mit ihrer körperlichen und seelischen Entwicklung zu tun. Sie sind noch nicht in der Lage, ihre Arbeit zu strukturieren – helfen wir ihnen dabei! Und nebenbei auch noch uns selbst, denn die Erfahrung von Zwillingseltern zeigt: Auch Zwillingseltern hilft ein strukturierter Tagesablauf sehr!

Im Alltag der Kindererziehung gilt „Rhythmus" als Synonym für immer wiederkehrende Aktivitäten, für Rituale, die sich täglich wiederholen, möglichst zur gleichen Zeit in der gleichen Umgebung. Man kann dies mit „gepflegte Langeweile" umschreiben. Für Erwachsene mögen solche Wiederholungen langweilig sein. Für Babys,
- die in eine ihnen unbekannte Welt hinein geworfen sind,
- die sich körperlich an diese Umgebung anpassen müssen,
- die im ersten Halbjahr aus der Rückenlage bis hin zum Krabbeln kommen,
- deren Sehsinn sich ausweitet,
- die sich ohne Sprache mit der Welt verständigen müssen, um an etwas Überlebenswichtiges wie Nahrung zu kommen –

für die ist es eine enorme Hilfe, wenn diese Umwelt berechenbar für sie ist und nicht auch noch tägliche Überraschungen birgt. Dann kann sich ein Baby in Ruhe „zurücklehnen" und sich darauf konzentrieren, sich in seiner Umgebung zurechtzufinden und mit der Welt seiner Familie vertraut zu werden. Es muss nicht auf der Hut sein, was der Tag ihm so bringt. Der Kopf ist frei für das Wichtige!

Schaffen Sie also von Beginn an möglichst viele Pfeiler zum Festhalten, ohne natürlich die Bedürfnislage der Kinder zu ignorieren.

Werden Zwillinge überhaupt gleichzeitig wach? Haben sie gleichzeitig Hunger? Lässt sich überhaupt ein gemeinsamer Rhythmus finden? Ja! Geht es Ihnen nicht so, wenn Sie mit Ihrem Partner gemeinsam im Urlaub sind und zusammen etwas unternehmen? Überfällt Sie dann nicht auch zur ungefähr gleichen Zeit der große Hunger zum Mittagessen? Schauen Sie sich nicht an und einer sagt: „Sollen wir nicht hier etwas essen?" Gut, es mag sein, dass bei Ihnen der Hunger noch klein und bei Ihrem Partner größer ist. Sie essen trotzdem gemeinsam etwas.

Ihre Zwillinge erleben exakt dasselbe. Sie haben das gleiche Umfeld und unternehmen in der Regel in den ersten sechs Monaten ihres Lebens alles gemeinsam. Nur ausnahmsweise ändert sich der Rhythmus, z. B. bei Krankheit eines Kindes.

Was Kinder in den ersten sechs Monaten brauchen

Kinder brauchen Nahrung, Schlaf, frische Luft und vor allem Ihre Liebe und Zuwendung. Dies klingt grob vereinfacht, umfasst aber doch so viel. Im Buch beleuchten wir in vielen Kapiteln jeden dieser Aspekte genau und bieten viele Tipps. An dieser Stelle geben wir Ihnen eine kurze Zusammenfassung, die zunächst einmal ausreichend dafür ist, einen realistischen Plan für den Alltag zu entwickeln.

Essen und Schlaf. In den ersten Wochen kann es sein, dass die Babys alle zwei bis drei Stunden hungrig sind und in der Regel nach den Mahlzeiten sofort wieder einschlafen. Allmählich verändern und stabilisieren sich die Trink- und Schlafenszeiten. Mit drei bis vier Monaten können die Babys Trinkpausen von drei bis vier Stunden entwickeln und in der Nacht oft schon eine längere Zeit schlafen. Dies ist bei Zwillingen nicht anders als bei Einlingen. Anders als Eltern oft befürchten, melden sich beide Kinder kurz hintereinander oder sogar gleichzeitig mit ihrem Hunger und erleichtern Ihnen so den Alltag.

Der typische „Mittagsschlaf" taucht selten vor dem ersten Geburtstag auf. Meist machen die Babys bis dahin einen ausgiebigen Vormittags- und Nachmittagsschlaf. Zwillingseltern, die einen Vergleich mit Einzel-Geschwisterkindern haben, berichten oft, dass ihre Zwillinge aneinandergekuschelt in einem Bett früher längere Schlafperioden hatten als die älteren Einzelkinder.

Frische Luft. Die Kinder und vor allem auch Sie müssen an die frische Luft. Wenn Ihre Kinder eine Woche alt sind, können Sie mit einer Stunde täglich im Freien beginnen und diese Zeit allmählich auf bis zu zwei Stunden pro Tag steigern. Frische Luft fördert bei Babys außerdem den Schlaf. Gute Gründe für den täglichen Spaziergang, der auch Ihnen eine Abwechslung bringt und gut verknüpfbar ist mit anderen Aktivitäten. Die Ruhe und der regelmäßige Schlaf sind für die Struktur Ihres Alltags überdies hilfreich und tun damit allen gut!

Zuwendung. Menschen brauchen Zuwendung, erst recht Babys, die noch völlig abhängig von Ihrer Umwelt sind! Das Gefühl von Geborgenheit, eine der wichtigsten Grundlagen für die Entwicklung des Urvertrauens, vermitteln Sie in erster Linie durch Körperkontakt, Streicheln und Körperwärme. Nutzen Sie jede Gelegenheit, ausgiebig mit Ihren Zwillingen zu kuscheln und seien Sie sicher, es kann nicht zu viel sein. Sie können beide gleichzeitig in jeweils einen Arm nehmen und zu dritt kuscheln, das tut Ihnen und den Babys gut.

Den Alltag aktiv gestalten – Tipps und Hinweise

Viele Zwillingsmütter oder -väter, die ihre Kinder zu Hause betreuen, berichten davon, dass sie kaum zur Ruhe kommen und die Tage völlig unberechenbar verlaufen. Wie soll man da eine Struktur hineinbringen können?

Das Schlafverhalten der Kinder auch im Verlauf des Tages prägt das Leben von Familien in den ersten Lebensmonaten entscheidend. Zwillingseltern sind im Dauereinsatz, wenn ihre Kinder keinen gemeinsamen Rhythmus entwickeln. Die hormonellen und körperlichen Veränderungen der Mutter, wenig Schlaf in der Nacht und einfach die gesamte Veränderung der Lebenssituation führen dann oft zu völlig verständlichen Erschöpfungszuständen bei den Eltern.

Führen Sie ein Schlafprotokoll

Ein Protokoll der Schlafgewohnheiten und -umstände im Laufe des Tages ist immer hilfreich, um den Ist-Zustand besser zu verstehen. Schriftliche Notizen, seien sie auf Papier oder elektronisch gespeichert, sind das A und O, um Regelmäßigkeiten, einen Rhythmus, zu erkennen. Die Erfahrung vieler Eltern zeigt, dass Babys sich nicht auf die Minute genau tagtäglich an ihre Uhrzeiten halten, aber doch innerhalb bestimmter Zeitfenster von ungefähr einer Stunde. Diese genau zu kennen ist für Sie als Zwillingseltern sehr wichtig, um Ihren Tag mit den beiden Kindern liebevoll und konsequent zu strukturieren.

Vielleicht schaffen Sie sich eine schöne Kladde an, in der Sie alles Wichtige festhalten. Dazu gehören natürlich auch die kleinen, intensiven Momente wie das erste Lächeln oder der Tag, an dem Ihre Kinder Hand in Hand nebeneinander schlafen. Sie werden sie später gerne durchblättern und sich freuen, dass Sie dies genau festgehalten haben, und Ihre Kinder werden natürlich auch stolz auf „ihr" Album und das exakte Datum ihres ersten Zahnes sein. In diesem Kapitel geht es vor allem um den Tag, den Sie mit Ihren Kindern verbringen. Dem nächtlichen Schlaf widmen wir uns ausgiebig im Kapitel „Die größten Herausforderungen in den ersten sechs Monaten" (siehe S. 198).

Julia

»Ruhe – ein Fremdwort!

Feline und Simon waren dreieinhalb Monate alt. Die beiden schliefen zu völlig unterschiedlichen Zeiten ein und wachten noch unterschiedlicher auf. Eigentlich konnte ich nie aus dem Haus, ohne dass ich einen von beiden wecken musste. Dabei war mir der Kontakt in der Zwillings-PEKiP-Gruppe, die ich nach langem Suchen gefunden hatte, so wichtig. Doch immer war ich gestresst, mindestens ein Kind schlief und hatte also gar nichts davon und ich fragte mich ernsthaft, ob ich nicht einfach besser zu Hause bleiben sollte, bis die beiden in den Kindergarten kämen! Irgendwann musste es doch besser werden.
In einer Stunde sprachen wir über die Schlafgewohnheiten unserer Kinder. Unsere Gruppenleiterin Petra behauptete, nahezu alle Kinder entwickelten einen bestimmten Rhythmus. Ich war skeptisch. Petra bat uns, in der kommenden Woche einfach mal drei

Tage möglichst ruhig zu Hause zu verbringen und an diesen Tagen möglichst genau aufzuschreiben, wann unsere Kinder müde wurden, ob es dafür Anzeichen gab, wann sie einschliefen und vor allem, wann sie wach wurden. Sobald die Kinder müde wirkten, sollten wir sie sofort hinlegen.

Bestärkt durch Petra und die anderen in der PEKiP-Gruppe nahm ich mir vor, die nächsten drei Tage ohne Besuche und Termine zu verbringen und Feline und Simon zu beobachten. Schaden konnte es schließlich nicht. Tatsächlich gestalteten sich diese drei Tage vergleichsweise harmonisch und ruhig. Natürlich machten wir drei unseren täglichen Spaziergang, natürlich brüllte auch mal einer von beiden, aber alles in allem war es sehr viel angenehmer als in der Woche zuvor. Meine Notizen schaute ich mir vor der PEKiP-Stunde noch einmal an – und tatsächlich, es gab Regelmäßigkeiten. Schön und gut, aber es kann ja nun nicht das Leben sein, nichts mehr zu unternehmen!

So sah mein Schlafprotokoll vom Montag aus.

Feine		Simon	
wacht auf	5.50 Uhr	wacht auf	6.15 Uhr
zupft sich am Ohr, gähnt	9 Uhr	brüllt	9.05 Uhr
hingelegt, schläft sofort ein	9.10 Uhr	hingelegt, brüllt 5 Min., schläft ein	9.15 Uhr
wacht auf	11.15 Uhr	wacht auf	11 Uhr
gähnt, zupft am Ohr	13.45 Uhr	wird unruhig, quengelt	13.30 Uhr
wacht auf	16.15 Uhr	wacht auf	16 Uhr
hingelegt	19 Uhr	hingelegt	19 Uhr
döst	bis 19.30 Uhr, schläft ein	jammert vor sich hin, auf den Arm genommen und getragen, schläft auf dem Arm ein	19.45 Uhr

Die beiden Folgetage verstärkten diesen Eindruck. Feline zupfte weiter am Ohr, Simon wurde laut bei Müdigkeit. Es kristallisierte sich heraus, dass beide Kinder
- morgens zwischen 5.30 und 6.30 Uhr aufwachten,
- zwischen 8.30 und 9.45 Uhr müde wurden und dann einen 1,5- bis 2-stündigen Vormittagsschlaf machten,
- zwischen 13 und 14 Uhr Anzeichen von Müdigkeit zeigten und für 1–2 Stunden schliefen und
- zwischen 15 und 16 Uhr aufwachten und bis zur Schlafenszeit um 19 Uhr wach blieben.«

Diese Tage in unserem Beispiel lassen vermuten, dass Felines Zeichen für Müdigkeit Rückzug ist: sie gähnt, sie döst und zupft an ihrem Ohr. Solche kleinen Zeichen zeigen viele Babys! Andere Babys schreien ihre Müdigkeit heraus. Sie wirken unruhig, quengelig, brüllen sogar. Viele Eltern berichten davon, dass ihre Kinder sich regelrecht wie Simon in den Schlaf schreien. Feline wird vermutlich, wie die überwältigende Mehrheit der von uns befragten Zwillingseltern bestätigt, weiterschlafen und sich nicht am Gebrüll ihres Bruders stören.

Hält man Babys nach diesen ersten Anzeichen von Müdigkeit wach, um sie zu einem späteren Zeitpunkt schlafen zu legen, kann es passieren, dass die Kinder vor lauter Übermüdung nicht mehr in den Schlaf finden. Vielleicht kennen Sie dieses Übermüdungsphänomen auch von sich selbst. Man ist zu überdreht, um einzuschlafen. Zwillinge verhalten sich in diesem Punkt nicht anders als Einlinge.

Allerdings ist es für Zwillingseltern sehr viel anstrengender. Sie müssen zwei übermüdete Kinder ertragen! Natürlich sind diese Versuchstage nicht der Alltag. Man soll mit den Kindern etwas unternehmen und es ist wichtig, Kontakte zu anderen zu pflegen. Aber auch wenn Ihnen der Aufwand, drei Tage „Auszeit" zu nehmen und Protokoll zu führen, sehr aufwendig erscheint, halten Sie durch. Ein Tag reicht oft einfach nicht aus, um Regelmäßigkeiten bei den Kindern zu erkennen.

Den Alltag strukturieren: Aktivitäten planen

Genießen Sie ein paar Tage abgeschottet von der Umwelt, um die Zeitfenster Ihrer Kinder kennenzulernen. Schlafen Sie, wenn die beiden auch schlafen, füttern Sie die beiden, wenn sie Hunger haben, und legen Sie sich

▼ Regelmäßige Spaziergänge mit den Kindern geben Ihrem Alltag Struktur.

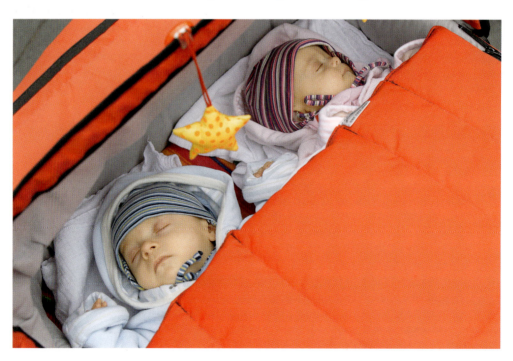

DIE ERSTEN SECHS MONATE MANAGEN

> **WISSEN**
>
> **Unterwegs womit?**
>
> Generell gehören Ihre Kinder nicht für längere Zeit in einen Autokindersitz, da sie darin nur in einer leicht gestauchten Haltung liegen können. Dies ist für Rücken und Hüften der Kinder nicht optimal. Längere Ausflüge sollten Sie daher eher mit einem Kinderwagen unternehmen, in dem die Kinder in ihren Babytragetaschen rückengerecht liegen und schlafen können.

zum Kuscheln zwischen sie, wenn sie wach sind. Notieren Sie alles, was Ihnen wichtig erscheint. Dermaßen gerüstet gehen Sie Termine an!

In unserem Beispiel würde sich eine PEKiP- oder Eltern-Kind-Gruppe am Vormittag anbieten. Feline und Simon sind früh wach, man kann in Ruhe mit ihnen kuscheln, die beiden füttern, wickeln und anziehen, um sich gegen 8.30 Uhr auf den Weg zur PEKiP-Gruppe zu machen. Alle Kinder schlafen im Kinderwagen ein! Bei einem Start der Gruppe um 9.30 Uhr hätten die beiden ungefähr eine Stunde geschlafen oder würden in der ersten halben Stunde der Gruppe wach.

Ähnlich können Sie mit allen Terminen verfahren, sei es beim Kinderarzt oder anderen Unternehmungen. Schwierig wird sich am Vormittag vermutlich ein Termin gegen 11 Uhr gestalten. Der beschriebene Rhythmus zeigt, dass beide vormittags noch einmal schlafen und zwischen 10 und 12 Uhr aufwachen. Auch wenn sie gegen 10 Uhr aufwachen, wird es mit Füttern, Wickeln und Anziehen hektisch, um gegen 11 Uhr rechtzeitig anzukommen. Feste Termine am Nachmittag werden den Schlafrhythmus dieser beiden Kinder vermutlich durcheinanderbringen. Nachmittags könnte ein Treffen mit anderen Eltern und deren Kindern zu Hause oder ein Spaziergang mit einem Halt in einem Café zum Plauschen oder ein Einkaufsbummel mit Kinderwagen für alle entspannter sein. Hier gilt es, das Heim am besten kurz vor dem Einschlafen der Kinder zu verlassen und sich das Wissen zunutze zu machen, dass Babys im jeweiligen Gefährt gerne und ausdauernd schlafen. Sie durch Herausnehmen aufzuwecken sollte idealerweise erst mit dem Aufwachen geschehen.

Die Erfahrung von Zwillingseltern zeigt, dass ein Termin pro Tag völlig ausreichend ist. Dies gilt übrigens auch für Einlinge; die Entwicklung der Kinder im ersten Lebenshalbjahr erfordert immer wieder Ruhepausen für die Kleinen, in denen sie das Erlebte verarbeiten können. Zwillingseltern sind allerdings geneigter, sich daran zu halten, weil es ungleich schwieriger ist, zwei übermüdete und überreizte Kinder zu beruhigen als eines!

Julias Beispiel zeigt, dass es wichtig ist, täglich eine Struktur beizubehalten: morgens wach werden – trinken – wickeln – vor die Tür oder ab ins Bett. Um Zeit zu gewinnen, versorgt sie die Kinder im gleichen Zeitfenster. Wie sie aus ihrem Protokoll ersehen hat, werden die Kinder in einem ähnlichen Zeitfenster wach. Es spricht nichts dagegen, den noch schlafenden Zwilling zu wecken, um ihn möglichst zur gleichen Zeit zu stillen oder ihm die Flasche zu geben.

Flexibler Rhythmus: kein Selbstwiderspruch

Nehmen Sie Ihre Planungen als ein Grundgerüst, als eine Stütze für den Alltag. Natürlich gibt es Faktoren, die Ihre Pläne durcheinanderbringen können: die Krankheit eines Kindes oder anderen Familienmitglieds, der 65. Geburtstag Ihres Vaters, der groß mit der ganzen Familie gefeiert wird, oder eine Urlaubsreise. Nehmen Sie diese Tage, an denen alles anders ist, möglichst gelassen hin, versuchen Sie, Ihr Grundgerüst in einigen Punkten beizubehalten, und kehren Sie in Ihrem Alltag möglichst schnell wieder dahin zurück.

Ihre Kinder werden im ersten Lebensjahr viele Entwicklungssprünge durchleben und viel Neues lernen. Dies merken Sie im Alltag vor allem daran, dass plötzlich alles anders wird. Schlafrhythmen ändern sich, ein Kind, das vorher ruhig ausgeglichen mit Hingabe ein Mobile lange betrachten konnte, quengelt, sobald es darunter liegt. Strukturen haben „Halbwertszeiten"! Solche Zeitpunkte zeigen an, dass man nachjustieren und verändern sollte. Vielleicht verschieben sich die Schlafzeiten Ihrer Kinder, vielleicht erfordert es neue Anregungen durch neue Spiele und Aktivitäten.

Unser Tipp

Klappt es mit dem bisherigen Rhythmus nicht mehr, verbringen Sie wieder mal zwei oder drei Tage möglichst „in Klausur" mit Ihren Kindern. Beobachten Sie sie genau und notieren Sie Anhaltspunkte, für einen neuen Rhythmus. Ganz nebenbei können Sie selbst die Ruhe genießen!

Und wo bleiben die Eltern?

Wo bleiben wir als Eltern, fragen manche Teilnehmer unserer Kurse. Gerade die ersten drei Lebensmonate Ihrer Kinder fordern Ihnen viel ab. Nicht nur die Kinder, auch Sie müssen sich komplett umstellen auf das Leben mit Kindern bzw. mit zwei Kindern mehr. Für viele bedeutet es, im Beruf zumindest eine Weile zu pausieren und sich auf einen neuen Lebensrhythmus einzulassen. Unsere Betonung von Strukturen im Alltag und eines gleichförmigen Rhythmus soll nicht nur den Kindern den Start ins Leben erleichtern, sondern vor allem auch Ihnen helfen, Freiräume zu finden. Regelmäßigkeiten im Alltag, die man früh sät, erntet man häufig sehr lange! Kinder, die von früh an gegen 19 Uhr zu Bett gehen, werden dies gewohnheitsmäßig noch bis in die Grundschulzeit ohne größeren Widerspruch tun. Regelmäßige Tagschlafzeiten Ihrer Kinder verhelfen Ihnen zu Verschnaufpausen, in denen Sie selbst zum Schlafen kommen, ein Buch lesen, ein Telefonat mit Freunden führen oder sich die Sonne auf den Rücken scheinen lassen können! Regelmäßiges Schlafengehen Ihrer Kinder am frühen Abend bietet beiden Elternteilen einige Stunden, die Sie für sich selbst nutzen können.

Zu Beginn unseres Kapitels haben Sie die Frage „Wie starte ich ideal in den Tag?" beantwortet. Haben Sie ein morgendliches Ritual, das den Tag für Sie gelingen lässt? Hat Ihnen das Schlafprotokoll gezeigt, dass Ihre Kinder ab fünf Uhr das erste Mal wach werden, kann dies heißen, dass Sie sich von Ihrem Wecker eine halbe Stunde vorher wecken lassen, um Ihre eigene Zeit zu haben. Ist Ihnen dies zu früh, könnten Sie die Schlafenszeit der Kinder am Vormittag nutzen, um Ihren „eigenen" Tag zu beginnen.

Den Alltag aktiv gestalten – ein Plan wird konkreter

Falls Sie Notizen zu Ihrem idealen Tag gemacht haben, können Sie diese nun zur Hand nehmen, um basierend darauf ein hilfreiches Grundgerüst für Ihren Alltag zu entwerfen. Sie können dies mithilfe der folgenden Tabelle, aber auch in jeder anderen Form tun.

Berücksichtigen Sie die Essens- und Schlafzeiten Ihrer Kinder, planen Sie Zeiten für Spaziergänge und andere Aktivitäten ein. Ihre Kinder und auch Sie brauchen Ruhephasen, in denen Sie sich einfach genießen und kuscheln. Auch Eltern müssen essen, schlafen und benötigen Zeiten, in denen sie für sich sind – notieren Sie am besten auch hierfür Zeitfenster. Diesen Plan können Sie immer wieder überarbeiten, wenn es notwendig wird. Beispielhaft der erste Plan von Julia, die uns mit Simon und Feline durch das Kapitel begleitet hat.

Tagesplan

Zeit	Ablauf
Morgen	Julias Wecker geht um 5 Uhr. Sie duscht in Ruhe und trinkt eine Tasse Tee beim Zeitunglesen Feline und Simon wachen zwischen 5.30 und 6.30 Uhr auf füttern, wickeln, kuscheln, anziehen, miteinander beschäftigen, Vorbereitungen fürs Rausgehen gegen 8.30 Uhr das Haus mit den Kindern verlassen
Vormittag	gegen 10 Uhr: Kinder füttern, wickeln, kuscheln, miteinander beschäftigen. Eventuell ein Kursprogramm. Kinder schlafen vermutlich auf dem Heimweg etwas
Mittag	gegen 13/14 Uhr: Kinder füttern und wickeln, Julia isst selbst zu Mittag
Nachmittag	Die Kinder werden gegen 15 Uhr noch mal schlafen und vermutlich gegen 16 Uhr wach werden. Kinder füttern, wickeln, kuscheln, miteinander beschäftigen. Eventuell Besuch zu Hause
Gegen 18 Uhr	langsame Vorbereitungen fürs Zu-Bett-Gehen, ruhige Aktivitäten, füttern, wickeln, ausziehen, Zu-Bett-Geh-Ritual
Abend	gegen 19 Uhr: Kinder gehen ins Bett, Eltern haben „frei"

Die größten Herausforderungen in den ersten sechs Monaten

Die Kinder sind zu Hause, der Alltag kann starten! Das erste Halbjahr ist eine faszinierende Zeit: Ihre Kinder entwickeln sich rasant und Sie werden viele schöne und eindringliche Momente mit ihnen erleben. Viel Neues kommt auf Sie zu, was diese erste Zeit herausfordernd machen kann. Unsere Tipps können Ihnen helfen, positiv Einfluß auf die größten Herausforderungen zu nehmen.

Zwei Mitbewohner mehr zu Hause, die schlafen wollen, gewickelt werden müssen und den Tag mit Ihnen verbringen – mit denen Sie spazieren gehen, Besorgungen machen und die überall dorthin mitkommen, wo Sie hingehen – die nicht nur größer, sondern auch immer mobiler werden und die Welt um sie herum erobern wollen. All das erleben Sie mit Ihren Kindern. In der Rückschau bleibt vielen Zwillingseltern das Gefühl, die Zeit sei verflogen. Während dieses ersten Halbjahres hingegen fühlen Sie sich als Zwillingseltern vielfältig gefordert, in manchen Momenten vielleicht sogar überfordert.

Die Wohnumgebung gestalten

Ganz allgemein gilt:
- kurze und einfache Wege für Eltern!
- wichtige Utensilien effektiv erreichbar!
- Platz für alle, nicht nur für die Zwillinge!

Mit zunehmender Mobilität der Zwillinge im Laufe des ersten Lebensjahres bejahen viele Zwillingseltern: „Es sind zwei Köpfe, vier Arme und vier Beine!" Zwei Köpfe haben Ideen und vier Arme und Beine die Möglichkeit, diese Ideen gemeinsam auszuführen! So faszinierend dieses Zusammenspiel ist, so stark erfordert es ungefähr ab dem vierten Lebensmonat Sicherheitsmaßnahmen.

Der beste Ort zum Wickeln

Als Räumlichkeit für den stationären Wickelplatz kommen meist das Badezimmer, das Schlafzimmer der Eltern oder das Kinderzimmer in Frage. Wichtige Entscheidungskriterien sind, dass es:
- Platz für Wickeltisch und Zubehör bietet und
- praktisch fürs nächtliche Wickeln ist.

Bietet Ihr Badezimmer genügend Platz, so hat dies den Vorteil, dass Sie dort meist eine Heizquelle zur Verfügung und außerdem bessere Waschgelegenheiten für die Kinder haben. Sonst steht der Wickeltisch am besten im Kinderzimmer, auch wenn die Kinder dort anfangs noch nicht schlafen. Das Problem mit dem warmen Wasser können Sie dort mit einer Thermoskanne lösen, aus der per Knopfdruck warmes Wasser in die Waschschüssel läuft.

Wohnen Sie auf mehreren Etagen, ist es am effektivsten, Wickelutensilien auf allen Etagen zu platzieren. Sie brauchen nicht zwingend einen Tisch zum Wickeln. Dies kann genauso gut schnell auf einer waschbaren Unterlage auf dem Boden erfolgen. Kaufen Sie Körbe oder Kisten, in die Sie Windeln, Feuchttücher, Wechselwäsche und andere notwendige Utensilien packen, und legen Sie ein großes, flauschiges Handtuch dazu. So müssen Sie nicht für jeden Windelwechsel zum stationären Wickeltisch.

Der beste Aufenthaltsort am Tag

Entwicklung im ersten Lebensjahr geschieht auf dem Boden! Die Kinder kommen aus der Rückenlage erst im Laufe der Zeit auf die Beine. Daher benötigen sie tagsüber einen Aufenthaltsort auf dem Boden, natürlich in Ihrer Nähe. Haben Sie ein Haus mit mehreren Etagen, fragen Sie sich, wo Sie sich am meisten aufhalten – meist ist dies das Erdgeschoss. Platzieren Sie dort, zum Beispiel im Wohnzimmer, zwei breite Fitnessmatten. Legen Sie darauf eine etwas weichere Unterlage, z. B. eine Decke. Zusätzlich ist es angenehm, eine gut waschbare Unterlage darüberzulegen, z. B. ein Spannbetttuch, und dies fest um die Ecken der Konstruktion zu wickeln. Diese Liegefläche soll nicht in Zugluft liegen.

So haben die Kinder eine breite „Liegewiese", auf der sie mit Spielzeug spielen, das Drehen und Wenden üben, aber auch einmal schlafen können. Sie als Eltern können sich gut zu Ihren Kindern setzen oder legen, um mit beiden im Arm ein kleines Nickerchen einzuschieben.

Gut aufgehoben

Sobald die Kinder mobiler werden, wird Sicherheit im Wohnbereich ein wichtiges Thema. Machen Sie den Selbstversuch. Krabbeln Sie selbst einmal durch Ihr Zuhause und betrachten Sie es mit Kinderaugen. An was kommen Sie heran, was gefährlich sein könnte?

- Alles, was an Schnüren hängt und von Kinderhand erreichbar ist, lässt sich auch herunterziehen, wie z. B. Tischlampen oder Wasserkocher. Räumen Sie solche Utensilien immer weiter nach oben, je mobiler Ihre Kinder werden.
- Sichern Sie Ihre Steckdosen von Anfang an mit Kindersicherungen.
- Bewahren Sie Putzmittel, Medikamente und Alkohol in abschließbaren Schränken auf und hängen Sie den Schlüssel in der Nähe des Schranks an einem Nagel weit oben auf.
- Wenn Sie Schutzgitter in Türen und an Treppen befestigen, rütteln Sie zur Vorsicht selbst daran, um die Haltbarkeit zu prüfen.
- Sichern Sie Fenstergriffe gegen das Öffnen durch Kinder.
- Sichern Sie Treppen.
- Sichern Sie Schubladen mit Schubladensicherungen und Türen mit Türsicherungen so, dass Ihre Kinder sich nicht die Finger einklemmen.
- Beseitigen Sie giftige Zimmerpflanzen, Kinder nehmen gerne Dinge in den Mund!
- Beseitigen Sie rutschige Teppiche und andere Stolperfallen. Denken Sie dabei vor allem an sich selbst: Falls Sie eines der Kinder tragen, sollten Sie möglichst nicht über etwas stolpern oder ausrutschen.
- Befestigen Sie alle Möbelstücke im Haus fest an der Wand. Wackelnde Regale oder Raumteiler, die umfallen können, sind eine potenzielle Gefahrenquelle.

Es gibt Kinder, deren größtes Vergnügen es im Krabbelalter ist, Blumenerde aus den Töpfen zu räumen. Entwicklungspsychologisch ist dies durchaus verständlich und entspricht dem natürlichen Forscherdrang; aus Elternsicht ist dies sehr lästig. Sie können die Blumentöpfe mit speziellen Schutzgittern sichern oder den sagenumwobenen Nylonstrumpf über die Blumenerde bzw. Hydrokultur spannen. Falls zwei Köpfe und vier Hände diesen Schutzmechanismus kurzzeitig knacken, bleibt die radikale Möglichkeit, für eine Weile keine Zimmerpflanzen mehr zu haben. Alle Zwillingsfamilien, die sich dafür entschieden haben, haben irgendwann wieder Zimmerpflanzen besessen!

Laufstall: ja oder nein?

Die grundlegende Frage hinter der Anschaffung eines Laufstalls ist: Kann ich meine Räume so kindersicher gestalten, dass nichts passiert, wenn ich den Raum verlassen muss? Natürlich ist dies noch nicht direkt nach der Geburt der Kinder zwingend. Der Entwicklungskalender zeigt, wie mobil Ihre Zwillinge im Laufe des ersten Lebensjahres werden. Lernen Ihre Kinder den Laufstall erst dann kennen, wenn sie mobil geworden sind, ist Frust bei den Kindern wahrscheinlich. Sie sehen nicht ein, warum sie so lange darauf hingearbeitet haben, sich fortbewegen zu können, und dann daran gehindert werden! Einen Aufenthalt im Laufstall werden sie deshalb nur unter größtem, lautstarkem Protest hinnehmen.

Braucht man bei Zwillingen angesichts des zitierten Satzes „Zwei Köpfe, vier Arme und vier Beine" zwingend einen Laufstall? Nicht zwingend, sichern können Sie die Kinder auch auf andere Weise. Ein Laufstall erscheint dabei oft als die einfachste Möglichkeit, benötigt aber viel Fläche. Für Zwillinge ist ein Laufstall mit der Mindestgröße 1,40 m x 1,40 m notwendig. Haben Sie in den Zimmern Ihrer Wohnung oder Ihres Hauses so viel Platz? Können Sie den Laufstall so aufbauen, dass auch Sie als Eltern sich noch in dem Zimmer fortbewegen können und sich wohl fühlen? Sollte dies nicht der Fall sein, bieten mobile Gittersysteme, die im Laufe der Zeit erweitert oder umgebaut werden können, eine gute Alternative zu einem Laufstall. Zwar haben diese Systeme keinen Boden wie ein Laufstall, aber dies können Sie durch eine Picknickdecke oder eine andere nach unten isolierende Unterlage wettmachen. Der Vorteil dieser Systeme liegt darin, dass Sie sie problemloser als einen Laufstall einsetzen können.

Haben Sie sich für eine Lösung entschieden, schaffen Sie das Mobiliar frühzeitig an. Machen Sie Ihre Kinder, bevor sie mobil werden, mit dem Laufstall oder dem Gittersystem vertraut, indem Sie sie zum Spielen oder Ausruhen hineinlegen. Ihre Kinder werden es genießen, einen Rückzugsort zu haben. Ihre ersten Steh- und Gehversuche können Sie dank der Gitter mit Hilfe und sicherer machen als im freien Raum. Und schließlich haben sie einen zusätzlichen, interessanten Spielbereich, den sie schon früh schätzen lernen.

Birgit

»Ein Haus für Kinder

Wir wohnen in einem Reihenendhaus aus den 50er Jahren mit einem engen Treppenhaus. Absolut kein Platz für einen Zwillingskinderwagen. Also wohin damit, da wir auch keine Garage am Haus haben? Die Lösung war eine Zwillingskinderwagen-Garage direkt neben der Haustür im Vorgarten. Gerade so groß, wie wir sie brauchten, aus Holz und Dachpappe. Dort konnte der Kinderwagen auch problemlos abtrocknen, wenn wir in den Regen geraten waren. Und wenn es draußen kalt war? Wir nahmen die Decken aus dem Wagen mit ins Haus. So waren sie warm, wenn wir sie wieder für die Kinder brauchten und der Kinderwagen draußen im Kalten gestanden hatte.«

Die grössten Herausforderungen in den ersten sechs Monaten

Schlafen

Wie im Entwicklungskalender genauer beschrieben, müssen alle Babys lernen, dass nachts Schlafenszeit ist. Eine Nachtruhe von sechs und mehr Stunden am Stück, wie wir Erwachsene sie definieren, funktioniert für Babys oft nicht vor dem sechsten Monat. Das gilt für Einzelkinder ebenso wie für Zwillingskinder. Alle Eltern – nicht nur Sie als Zwillingseltern – müssen sich also für eine Weile auf wenig Schlaf und gestörte Nachtruhe einstellen und Strategien dafür finden, trotzdem zur Ruhe zu kommen. Viele Bücher, von denen Sie einige im Anhang aufgeführt finden, beschäftigen sich damit, wie man den nächtlichen Schlafrhythmus von Babys liebevoll beeinflussen kann. Für Sie als Eltern von Zwillingen bieten diese Bücher ebenso viele Anregungen wie für andere Eltern; Zwillinge schlafen nicht anders als Einzelkinder. Viele Familien berichten sogar, dass ihre Zwillinge früher und besser als die Geschwister durchgeschlafen haben, weil sie sich gemeinsam in einem Bett offenbar gegenseitig guttun!

▼ Zwillinge fühlen sich aneinander gekuschelt wie im Mutterleib in einem Bett wohl.

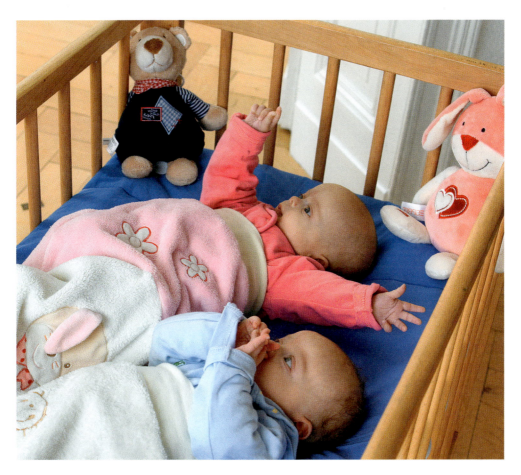

DIE ERSTEN SECHS MONATE

Schlafrhythmen

Wir könnten hier noch viel über den Schlaf von Babys schreiben, doch leider reicht der Platz dafür nicht. Wir möchten Ihnen jedoch ein Buch empfehlen, das uns gut gefallen hat, weil es den Ansatz verfolgt, die Babys nicht schreien zu lassen, sondern einfühlsam auf ihre Bedürfnisse eingeht. Eine kleine Leseprobe finden Sie hier.

„Babys durchlaufen dieselben Schlafrhythmen wie Erwachsene, doch diese Zyklen sind kürzer, dafür zahlreicher. Babys schlafen mehr Stunden pro Tag als Erwachsene und durchlaufen weitaus häufiger Zwischenstadien des kurzen Erwachens. Anders als Erwachsene finden Babys häufig nach diesem kurzen Erwachen nicht schnell wieder zurück in den Schlaf. Es gibt zwei Gründe dafür, dass ein Baby schläft, wie es schläft.

- Der erste Grund ist entwicklungsbedingt. Das Schlafmuster des Babys begünstigt sein Gehirnwachstum sowie die körperliche Entwicklung.
- Der zweite Grund ist das Überleben. Babys verbringen einen Großteil ihres Schlafs in der Leichtschlafphase. So wachen sie in unangenehmen oder gefährlichen Situationen schnell auf, etwa wenn sie Hunger haben, die Windel voll ist, sie sich nicht wohlfühlen oder Schmerzen haben.

Jedes einzelne Schlafstadium ist wichtig für das Wachstum und die Entwicklung des Babys. In dem Maße, in dem das Baby älter wird, reift auch sein Schlafzyklus. Das Erlangen der Schlafreife ist ein biologischer Prozess."

Elizabeth Pantley, Kirsten Sonntag: Schlafen statt Schreien: Das liebevolle Einschlafbuch

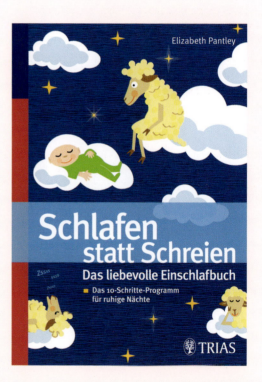

Ein Bett oder zwei Betten?

Fast alle Zwillingseltern fragen sich, ob es besser ist, die Zwillinge von Beginn an in einem Bett oder getrennt in zwei Betten schlafen zu lassen. In der überwiegenden Zahl der Fälle scheinen die Kinder sich in einem gemeinsamen Bett wohler zu fühlen. Es wirkt, als ob die Kinder sich gegenseitig brauchten, um zur Ruhe zu kommen. Immerhin haben sie eine lange Zeit gemeinsam in viel beengteren Verhältnissen verbracht – und das ist ihnen vertraut. In einem Bett mit den Maßen 70 × 140 cm können die Kinder gut das erste Halbjahr gemeinsam schlafen (siehe Grafik S. 156). Gerade wenn Sie die Kinder anfangs gerne in Ihrem Schlafzimmer bei sich haben wollen und im ersten Jahr auch haben sollen, ist dies aus Platzgründen die bessere Variante. Die Kinder können zunächst quer nebeneinanderliegen, dann längs nebeneinander und schließlich längs Fuß an Fuß.

Sie können Ihre Kinder also beruhigt von Beginn an in ein gemeinsames Bett legen. Sollte dies wider Erwarten nicht funktionieren, weil sich die Kinder doch gegenseitig stören, haben Sie schnell das zweite Bett aufgestellt und lassen Ihre Kinder getrennt schlafen.

Wie kommen Sie selbst zu genügend Schlaf?

Sie haben tagsüber viel zu tun und schlafen nachts vermutlich nicht so viel, wie Sie es bisher gewohnt waren. Dies wird sich ändern!

Doch wie können Sie sich in der aktuellen Situation zu mehr Schlaf verhelfen?

Schlafen Sie, wenn Ihre Kinder schlafen! Wenn Ihre Kinder tagsüber schlafen, dann sollten Sie dies ebenfalls tun! Putzen Sie in dieser Zeit nicht, räumen Sie nicht alles auf – legen Sie sich hin und schlafen Sie eine Runde.

Schlafen Sie, wenn die Kinder betreut sind! Haben Sie Verwandte, Bekannte oder vielleicht einen Babysitter, der Ihre Kinder zwei Stunden spazieren fährt? Nutzen Sie diese Zeit ohne Kinder und legen Sie sich hin.

Erstellen Sie gemeinsam einen Plan! Stimmen Sie sich als Eltern ab. Wie können Sie die Betreuung der aufwachenden Kinder so aufteilen, dass Sie beide zu etwas Schlaf kommen? Sie müssen nicht beide gleichzeitig aufstehen und die Kinder versorgen. Gibt es bei Ihnen eine „Nachteule", der es weniger ausmacht, bis nach Mitternacht wach zu bleiben? Dann sollte dieser Elternteil eine Nachtmahlzeit übernehmen, während der andere früh zu Bett geht und dafür die erste Mahlzeit am Morgen übernimmt. Am Wochenende bietet es sich an, sich abzuwechseln, damit beide zu mehreren Stunden ungestörten Schlafes kommen.

Falls Sie als Mutter stillen und unter Ihrem Schlafdefizit sehr leiden, können Sie gemeinsam mit Ihrer Hebamme überlegen, ob es für Sie – und damit für die Kinder – besser sein könnte, nachts oder tagsüber eine Flaschenmahlzeit mit abgepumpter Muttermilch zu geben, damit Sie zu mehr Ruhe kommen.

Andreas
»Zu zweit schläft es sich besser!

„Ausgerechnet Zwillinge!" ging mir durch den Kopf. Ich hatte in erster Ehe früh das erste Kind bekommen und mich damals reichlich überfordert gefühlt: nachts aufstehen, wickeln, Flasche füttern, eigentlich ständiges Schlafdefizit. Natürlich sind da Momente, in denen das kleine Wesen friedlich auf dem Arm einschläft und man von einem tiefen Gefühl des Glücks erfüllt wird, aber es gab auch Momente, in denen ich mich sehr hilflos fühlte. Nicht ganz überraschend hatte ich also Visionen im Kopf von zwei schreienden Wesen, die uns die Nacht zum Tage machen würden.

Ich kann nur sagen: Das, was kam, war viel besser! Natürlich sind „die Jungs" nachts wach geworden, aber mit vier Monaten, passend zu Weihnachten, haben Jan und Lars das erste Mal nachts sechs Stunden am Stück durchgeschlafen – lange vor dem Zeitpunkt, zu dem mein erstes Kind dies getan hat. Und sie haben damit nur aufgehört, wenn sie krank waren! Ich bin fest davon überzeugt, ohne wissenschaftliche Beweise zu haben, dass die Tatsache, ein vertrautes Geschwister immer in der Nähe zu haben, einen beruhigenden Einfluss auf die Babys hat."

Mit Zwillingen mobil

Vielleicht fragen Sie sich: Wie schaffe ich es nur, mit zwei Babys das Haus zu verlassen ohne direkt wieder zur nächsten Mahlzeit der Kinder zurückkehren zu müssen? Viele Eltern mit schon älteren Geschwisterkindern im Kindergartenalter haben in der Schwangerschaft große Bedenken, ob sie die notwendige Mobilität aufrechterhalten können. Wenn ab und an diese Befürchtungen auch bei Ihnen auftauchen, so ist dies also völlig normal! Alle Zwillingseltern kennen diese Momente. Sie werden dies wie all die anderen Familien schaffen: mit Organisationsgeist und der Gelassenheit, dass manche Dinge eben ihre Zeit brauchen. Bei aller guten Vorbereitung werden Sie ungefähr eine halbe Stunde Vorlaufzeit einkalkulieren müssen, bis Sie mit den Kindern auf der Straße stehen, bereit zu neuen Taten.

Raus aus dem Haus im Alltag!

Beginnen Sie, wenn Ihre Kinder eine Woche alt sind, mit einer Stunde täglich im Freien und steigern Sie diese Zeit allmählich auf ein bis zwei Stunden pro Tag. Schützen müssen Sie Ihre Kinder vor Zugluft und vor direkter Sonne. Eltern neigen dazu, Neugeborene und kleine Babys zu warm anzuziehen. Fassen Sie Ihre Kinder ab und zu an. Wenn sich ihre Haut im Nacken und zwischen den Schulterblättern warm und trocken anfühlt, ist alles in Ordnung.

Wie kommen Sie konkret mit Zwillingen oder mit Zwillingen und Geschwisterkindern so aus dem Haus, dass es sich lohnt, etwas zu unternehmen? Hier einige Tipps dazu:

Wie viel Zeit habe ich?

Wenn Ihre Kinder getrunken haben, die Windeln gewechselt und die beiden angezogen sind, sollten Sie zur Vorsicht noch eine halbe Stunde einrechnen, bis Sie mit den Kindern im Kinderwagen/im Fahrradanhänger/in der Tragemöglichkeit bereit auf der Straße stehen oder im Auto sitzen. Gerade im ersten Halbjahr richtet sich der verfügbare Unternehmungszeitraum meist nach den Mahlzeiten der Kinder. Liegt der Rhythmus Ihrer Zwillinge bei ungefähr drei Stunden, haben Sie realistischerweise maximal zwei Stunden, in denen Sie außer Haus sein können. Vielleicht haben Sie die Möglichkeit eine Mahlzeit unterwegs oder bei Bekannten, die auf dem Weg liegen, zu geben? Dann verlängert sich dieser Zeitraum entsprechend. Nehmen Sie sich aber lieber zu wenig als zu viel vor!

Die grössten Herausforderungen in den ersten sechs Monaten

Wo will ich hin und wie komme ich hin?
Überlegen Sie sich vorab, am besten sogar schon am Abend vorher, wohin Sie möchten und wie Sie am besten dorthin kommen, mit dem Auto, mit dem öffentlichen Nahverkehr oder zu Fuß mit dem Kinderwagen?
- Mit dem Auto: Entscheiden Sie vorab, wo Sie parken wollen und können. Wählen Sie ein Parkhaus, das einen Aufzug besitzt, in den Sie mit Ihrem Kinderwagen hineinpassen.
- Mit dem öffentlichen Nahverkehr: Suchen Sie sich die passende Bus- oder Bahnverbindung vorher heraus und überlegen Sie, wo Sie am besten und unbehindert aussteigen können. Nicht alle U-Bahn-Stationen verfügen über einen Aufzug. Der Transport von Kinderwagen auf Rolltreppen ist seit einiger Zeit nicht mehr gestattet.

Was nehme ich mit?
Packen Sie das, was Sie mitnehmen wollen, am Abend vorher. Am besten haben Sie eine gepackte Ausgehtasche bereit, die Sie nur bei Bedarf mit neuen Windeln und frischem Zubehör auffüllen. Hier eine Anregung, was in eine solche Tasche auf jeden Fall hineingehört:
- vier Windeln
- zwei Bodys, zwei Pullis/T-Shirts
- zwei Strampler/Hosen
- Strümpfe
- Flasche mit Wasser/Tee
- zwei Spucktücher
- zwei Schnuller und Schnullerbänder

Für Flaschenkinder:
- vier Flaschen
- Milchpulver, abgekochtes Wasser in der Thermoskanne
- Trichter und Messlöffel

Für Eltern:
- Geld, Papiere, Haustürschlüssel
- etwas zu knabbern und zu trinken

Am besten schlüpfen Sie nach der Versorgung der Kinder schnell in Schuhe und Mantel, hängen Ihre gepackte Tasche und den Wickelrucksack um und machen sich wie unten beschrieben auf den Weg!

Was hilft mir, schnell hinauszukommen?
Wollen Sie mit dem Kinderwagen unterwegs sein, stellen Sie die Babywannen oder Softtragetaschen in Ihrer Wohnung so bereit, dass Sie die Kinder nach dem Wickeln und Anziehen nur dort hineinlegen müssen. Der Kinderwagen selbst sollte gut erreichbar stehen. Lagern Sie ihn üblicherweise zum Beispiel im Keller, bitten Sie Ihren Partner, der morgens zur Arbeit geht, den Wagen hochzutragen und angekettet vor dem Haus abzustellen. Planen Sie, mit dem Auto unterwegs zu sein, halten Sie die Autokindersitze in der Wohnung in Ihrer

▼ Gute Planung lässt Ihnen Zeit für ausgiebige Spaziergänge.

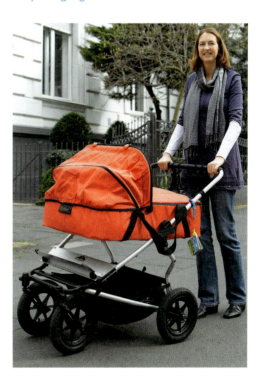

Nähe bereit, sodass Sie die Kinder sofort dort hineinsetzen können.

Zwillinge tragen

Das Tragen von Zwillingen, ob gleichzeitig oder einzeln, ist grundsätzlich möglich und hat ganz unterschiedliche Vorteile. Tragen
- entspricht der Natur des Menschen, entwicklungspsychologisch ist der Mensch ein Tragling,
- stärkt die Bindung zwischen Eltern und Kindern,
- wird dem Urbedürfnis nach Nähe gerecht,
- hat eine positive Wirkung auf die Entwicklung der Kinder: stärkt den Gleichgewichtssinn und die Sinnessysteme, fördert durch die Anhockspreizhaltung die Ausreifung der Hüfte, und unterstützt den Rücken entwicklungsgemäß,
- hilft bei Blähungskoliken durch die Körperwärme und die leichte Bewegung.

Neben diesen generellen positiven Aspekten des Tragens ist es letztendlich einfach praktisch!

Wenn ein Kind schreit, können Sie es im Tuch oder Tragesack am Körper getragen gut beruhigen und haben trotzdem ein bis zwei freie Hände, zum Beispiel für das andere Kind.

Beim Transport Ihrer Zwillinge können sie beispielsweise das eine Baby am Körper, das andere auf dem Arm oder beide Kinder zeitgleich am Körper tragen und haben so eine Hand frei zum Ab- und Aufschließen. Sehr praktisch, wenn Sie im oberen Stockwerk ohne Fahrstuhl wohnen und beide Kinder erst einmal zum Kinderwagen befördert werden müssen. Auch wenn Sie mit Zwillingen und einem Geschwisterkind unterwegs sind, hat das Tragen Vorteile. Haben sie ein älteres Geschwisterkind, können Sie es im Zwillingswagen auf der einen Seite sitzen lassen, ein Zwillingsbaby legen Sie in der Softtasche auf die andere Seite und das zweite Zwillingsbaby wird in der Tragehilfe am Körper getragen. Haben Sie ein kleineres Geschwisterkind, können Sie die großen Zwillinge im Kinderwagen schieben und das Baby in der Tragehilfe am Körper tragen.

Tragehilfen gibt es viele – ob Tuch, elastisches Moby-Wrap, Sling oder Komforttrage, entscheiden Sie am besten durch Ausprobieren. Generell gilt: Die Tragehilfe muss Ihnen passen. Mit einem Tuch sind Sie sehr flexibel, was die unterschiedlichen Tragevarianten (Baby liegend oder sitzend auf dem Rücken oder vor dem Bauch tragen) anbelangt, wenn es eine ausreichende Länge für Sie hat. Die Bindetechniken erlernen Sie schnell – keine Sorge. Ein Tragesack ist von Beginn an etwas einfacher zu handhaben und wird deshalb von Vätern favorisiert. Am besten suchen Sie sich einen Trageberater oder fragen Ihre Hebamme um Rat.

Wenn die Babys noch klein sind, können sie zusammen in einem Tragetuch mit der Wickelkreuztrage getragen werden, der sichersten Bindetechnik für beide. Oder Sie verwenden einen Zwillingstragesack. Frühgeborene können so im wahrsten Sinne etwas „nachgetragen" werden. Der Zwillingstragesack eignet sich durchaus ab einem Gewicht von 1600 Gramm pro Kind, wird aber ab 5 kg pro Kind für den Träger ungemütlich. Gut bedient sind Sie in jedem Fall mit zwei Tragehilfen – für jedes Kind eine. So können Sie beide Kinder am sichersten gleichzeitig tragen, ein Kind in einem Tuch vor dem Bauch und eines in einem Tragesack auf dem Rücken oder umgekehrt. Am gemütlichsten ist es sicherlich, wenn jedes Elternteil ein Kind trägt. Auch Sie sollten das Tragen als angenehm und nicht als Tortur empfinden. Testen Sie ihre körperlichen Möglichkeiten. Sind Ihnen beide Kinder zu schwer zum gleichzeitigen Tragen? Dauert es unter

Umständen sehr lange, bis beide Kinder in einer oder zwei Varianten verstaut sind?

Fühlen Ihre Kinder oder Sie sich gar nicht wohl mit dem Tragen, sollten Sie andere Transportmöglichkeiten bevorzugen. Sie werden auch ohne eine Tragehilfe gut entwickelte Kinder großziehen und eine wunderbare Eltern-Kind-Bindung aufbauen können.

Mobil mit mehr als zwei Kindern

Familien, die schon ältere Geschwisterkinder haben, fürchten sich häufig vor mangelnder Mobilität. Wie sollen die älteren Kinder rechtzeitig zum Kindergarten kommen und dort abgeholt werden, wie behält man lieb gewonnene Freizeitaktivitäten mit den Geschwisterkindern bei? Mit drei oder mehr Kindern aus dem Haus zu gehen erfordert mehr Vorbereitung und eine längere Vorlaufzeit. Im Kapitel „Gut vorbereitet" (siehe S. 59) finden Sie viele Anregungen, welche vielfältigen Zusatzausstattungen für den Kinderwagen zu haben sind, von Rollbrettern über Buggypods bis hin zu Geschwistersitzen. Ebenso können Sie Tragehilfen zusätzlich zum Kinderwagen nutzen.

Die Grundfragen
- Wie viel Zeit habe ich?
- Wo will ich hin und wie komme ich hin?
- Was nehme ich mit?
- Was hilft mir, schnell hinauszukommen?

mit allen dazugehörigen Tipps und Kniffen gelten für Familien mit Geschwisterkindern ebenso. Nutzen Sie zusätzlich private Netzwerke, wo immer möglich! Können andere Kindergarteneltern Ihr älteres Kind mit zum Kindergarten nehmen oder abholen? Lassen sich Spielgruppen und Aktivitäten für Geschwisterkinder gemeinsam mit anderen Familien organisieren? Schwimmen gehen mit jungen Zwillingen und älteren Geschwisterkindern ist für ein Elternteil allein kaum möglich – gemeinsam mit Freunden, die nur ein Kind dabeihaben, kann ein angenehmer Ausflug daraus werden, da man nun zu zweit auf die Kinder achten kann.

Urlaub mit Zwillingen

Mit Zwillingen im ersten Lebensjahr auf Reisen zu gehen erfordert eine gute Vorbereitung. Sie nehmen vergleichsweise viel Gepäck mit. Neben Kleidung für die Eltern und zwei oder mehr Kinder, kommen je nach gewähltem Urlaubsziel Reisebetten, Kinderwagen oder andere Transportmöglichkeiten sowie Spielzeug, Schmusetiere, vielleicht auch Windeln und Nahrung dazu.

Wollen Sie einen Urlaub, in dem Sie möglichst viel Arbeit abgeben können, empfiehlt sich die Wahl eines speziell für Familien geeigneten Hotels. Man kocht für Sie, das Zimmer wird regelmäßig gesäubert und man ist auf die Bedürfnisse von Familien mit Kindern eingestellt. Notwendiges Equipment müssen Sie nicht an den Urlaubsort transportieren, sondern erhalten dort Reisebetten und zumindest Einlingskinderwagen zur Ausleihe. Trotzdem kann es empfehlenswert sein, sich vorher ausführlich im Hotel nach der Ausstattung für Zwillinge zu erkundigen. Wollen Sie Ihren Zwillingskinderwagen mitnehmen, fragen Sie auch nach der Breite der Wege, Aufzüge und Türen. Mit meinen Zwillingen machte ich vor einigen Jahren Urlaub in einem Hotel, in dem mir sofort auffiel, wie breit Wege und Türen waren – geradezu ein Paradies für Zwillingsfamilien! Fragen Sie nach, ob das Zimmer tatsächlich Platz für zwei Reisebetten bietet oder ob es vielleicht Familienzimmer mit zwei verbundenen Räumen gibt.

Vielleicht sagt Ihnen ein Hotel nicht zu und Sie bevorzugen einen Aufenthalt in einem Ferienhaus, in dem Sie sich selbst verpflegen und für sich allein sind. Dies lässt Ihnen natürlich mehr Freiräume. Klären Sie auch dort vorher die Größe der Räume ab. Lassen sich zwei Reisebetten so aufstellen, dass noch genügend Platz bleibt? Wie breit sind Türen und Wege?

Bei schon mobilen Zwillingen müssen Sie am ersten Tag vor Ort einige Zeit darauf verwenden, Ihr Zimmer kindersicher zu gestalten. Achten Sie wie zu Hause auf herabhängende Schnüre, auf Tischkanten und Steckdosen. Sie kennen Ihre Kinder am besten und wissen, was sie „leisten" können!

Lange Flugreisen bedeuten für Kinder – und damit auch für die Eltern – häufig Stress, da man sich im Flugzeug nur wenig bewegen kann und recht beengt sitzt. Entweder benötigen Sie für jedes Kind einen Platz mit einem Rückhaltesystem oder jedes Elternteil hat während des Gesamtfluges ein Kind auf dem Schoß. Dies sollten Sie vor Reiseantritt bedenken. Eine lange Autofahrt wiederum kann auch anstrengend sein, vor allem wenn Ihre Kinder während der Fahrt wach sind. Einige Familien schwören darauf, nachts zu fahren, weil Ihre Kinder während der Fahrt schlafen. Manche Kinder finden solche Fahrten aber offensichtlich so spannend, dass sie wach bleiben, mal einer oder beide gleichzeitig. Behelfen Sie sich in diesem Fall damit, den Anreisetag mit entsprechenden Pausen annähernd wie zu Hause zu gestalten.

Zugreisen mit Zwillingen und Zwillingskinderwagen sind unserer Meinung nach nicht zu empfehlen. Ein Zwillingswagen, egal ob „nebeneinander oder hintereinander", passt nicht durch die Zugtüren und durch die Gänge. Wenn Sie Zug fahren wollen oder müssen, empfiehlt sich die Reise mit Tragemöglichkeit zu zweit oder Autokindersitzen auf jeden Fall in einem Familienabteil.

Der Rhythmus Ihrer Kinder wird sich am Tag nach der Anreise vermutlich verschieben und damit diesen zweiten Tag etwas anstrengender für Sie machen. Der gewohnte Rhythmus pendelt sich aber zügig wieder ein, sodass Sie Ihren Urlaub auf jeden Fall noch genießen können.

Konstanze

》Ohne Auto unterwegs

Bei den ersten Ausflügen mit drei Kindern, die noch nicht laufen konnten, hatte die Leichteste stets das Privileg, in der Bauchtrage zu reisen, die anderen beiden im Zwillingswagen, wobei auf einer Seite die Tasche der Zwillingsschwester lag, auf der anderen Seite war der Sitz für die große Schwester hochgeklappt.
Ohne Zwillingswagen unterwegs, kann man mit Zwillingen im Zug deutlich gemütlicher reisen als im Auto. Wir stopften unseren kleinen Skoda bis obenhin voll mit den Dingen, die man mit drei Babys unbedingt braucht, recherchierten Lage und Öffnungszeiten des Drogeriemarktes am Zielort, und so gerüstet fuhr mein Mann mit einem Kind im Auto los. Ich ließ mich mit zwei Babys in Autoschalen zum Bahnhof bringen, im Rucksack Mutterproviant, Spucktücher, Wechselklamotten für Kinder und mich und mindestens eine Plastiktüte zum Einknoten von Windeln. Im Abteil machte ich dasselbe wie zu Hause: Stillen und Wickeln, nur das Einschläfern besorgte das Rattern des Zuges für mich. In den Sitzen konnten sie angeschnallt bleiben, wenn ich mal aufs Klo musste, und es fanden sich immer Mitreisende, die glücklich und stolz die beiden derweil bewachten."

Effektiv im Haushalt

Hausarbeit ist meist lästig. Nun kommen noch zwei neue Familienmitglieder dazu, denen Sie viel lieber Ihre Zeit widmen möchten. Was kann Ihnen helfen, den Haushalt trotzdem effektiv zu bewältigen?

„Ordnung ist das halbe Leben": Wem gehört was?

Machen Sie es sich leichter und beherzigen Sie die folgenden Tipps erfahrener Zwillingseltern, denn Ordnung ist das halbe Leben!

Einen Korb und Platz pro Kind. Am Wickeltisch, an jeder Stelle, an der Sie wickeln, und im Bad platzieren Sie für jedes Kind einen Korb mit notwendigen Utensilien, die je nach Platz einem Kind zugeordnet sind. Hängen Sie darüber ein Namensschild, sodass auch andere sich an Ihr System halten können.

Eine Farbe pro Kind. Legen Sie für jedes Ihrer Kinder eine Farbe fest und schaffen Sie die Utensilien für die Kinder in diesen Farben an. Schnuller, Flaschen, Handtücher, Waschlappen in Grün gehören Felix, alles in Blau gehört zu Lukas. Notieren Sie die Farben auf einem Zettel an der Pinnwand, damit andere Personen sich ebenfalls daran halten können.

Einen Aufräumkorb pro Zimmer. Stellen Sie in jedem Zimmer mindestens einen Korb auf, in den man Spielzeug und andere herumliegende Gegenstände werfen kann. So sieht ein Zimmer schnell wieder ordentlich aus.

Nie mit leeren Händen gehen. Nehmen Sie immer etwas mit, das herumliegt, woandershin gehört und erledigt werden muss. Diese schon sehr alte Regel ist erfahrungsgemäß sehr hilfreich!

Wäscheberge bewältigen

Wäsche muss gewaschen werden und natürlich fällt bei zwei gleichaltrigen Babys die doppelte Portion schmutziger Kleidung an. Mit einigen wenigen Hilfsmitteln erleichtern Sie sich auch diese notwendige Arbeit.

Wäschetrockner. Ein Wäschetrockner ist hilfreich. Vor allem Kleidung für Babys ist überwiegend trocknergeeignet und Sie ersparen sich das Aufhängen der Wäsche.

Podest fürs Waschen. Stellen Sie Ihre Waschmaschine und Ihren Trockner auf ein Podest, sodass Sie sie leichter befüllen können. Ihr Rücken wird sich darüber freuen!

Wäschekisten. Stellen Sie neben Ihrer Waschmaschine Kisten oder Körbe auf und bringen Sie ein Brett darüber an. An diesem Brett befestigen Sie ein Hinweisschild, wie die Wäsche in der darunterstehenden Kiste gewaschen werden soll, und stellen das entsprechende Waschmittel dazu. So kann jede Person, die an der Waschmaschine vorbei kommt, problemlos eine Maschinenladung waschen.

Bügelhilfen. Bügeln Sie nur das, was dringend gebügelt werden muss. Am besten bügeln Sie sowieso nicht selbst. Wohnt Ihre Mutter oder Schwiegermutter in der Nähe, die gerne bügelt? Oder gibt es in Ihrer Umgebung einen Bügelservice?

„Fünf gerade sein lassen". Flecken passieren, gerade im ersten Lebenshalbjahr! Ziehen Sie wegen eines kleinen Flecks nicht direkt das Kind komplett um. Wenn ein Kind schmutzig wird, müssen nicht beide Kinder umgezogen werden, nur weil sie ursprünglich die gleiche Kleidung trugen!

Kochen und Einkäufe

Nutzen Sie Hilfe anderer, um sicherzustellen, dass Sie sich auch weiterhin ausgewogen und vollwertig ernähren, denn Essen hält Leib und Seele zusammen. Einkäufe und Zubereitung lassen sich oft vereinfachen, lesen Sie dazu unsere Anregungen.

Vorkochen lassen. Vielleicht haben Sie liebe Freunde oder Verwandte, die gerne kochen und sich freuen, für Sie vorzukochen und Ihre Tiefkühltruhe mit passenden Portionen zu füllen? Nutzen Sie diese Hilfe oder bitten Sie darum, wenn Sie gefragt werden, wie man helfen kann.

Schnell kochen. Wenn Sie selbst kochen, nutzen Sie einen Schnellkochtopf, Dampfgarer oder die Mikrowelle. Erstellen Sie eine Einkaufsliste, die Sie so aufhängen, dass Sie sofort ergänzen können, wenn Ihnen auffällt, dass etwas fehlt.

Einkaufshilfen. Gehen Sie mit Ihrem Zwillingswagen nur dann einkaufen, wenn es wirklich unumgänglich ist oder Einkaufen Ihnen einfach sehr viel Spaß macht. In allen anderen Fällen lassen Sie andere einkaufen. Vielleicht gibt es einen Schüler oder eine Schülerin in der Nachbarschaft, der oder die gegen ein kleines Entgelt Ihre Einkäufe erledigt?

Lieferservice. Nutzen Sie die Möglichkeiten, sich beliefern zu lassen. Vielleicht liefert Ihr Supermarkt nach Hause? Prüfen Sie, ob es in Ihrem Einzugsbereich einen Lieferservice – oft von Bio-Bauernhöfen – für Gemüse und vieles mehr gibt. Bestellen Sie Windeln und Drogerieartikel über Internetanbieter ins Haus.

Hilfsmittel

Zwillingseltern brauchen Hilfsmittel! Es sind meist die vermeintlichen Kleinigkeiten, die lästig sind, uns aufhalten und uns das Leben erschweren. Lassen Sie sich also nicht von wohlmeinenden Menschen beirren, die Ihnen sagen, dass man alles selbst spülen kann. Oder dass zwei Milchflaschen für Ihre Kinder völlig ausreichend sind, da man sie nach jedem Füttern in einem großen Kochtopf auskochen kann. Es ist Ihre Zeit, die kostbar ist!

Technik. Technische Haushaltshilfen sind immer gut für Sie. Kaufen Sie eine Spülmaschine, wenn Sie bisher keine hatten. Schaffen Sie einen möglichst großen Vaporisator mit Zeitschaltuhr zum Sterilisieren der Flaschen an, wenn Sie sich für Flaschennahrung entschieden haben. Nutzen Sie einen Wäschetrockner.

Lieber zu viel als zu wenig. Falls Sie Ihre Kinder mit der Flasche füttern, kaufen Sie 16 Flaschen mit den entsprechenden Aufsätzen. Sie werden Ihre Kinder anfangs ungefähr acht Mal pro Tag füttern. Mit 16 Flaschen decken Sie den kompletten Tagesbedarf Ihrer Kinder ab, ohne dass Sie nach jeder Mahlzeit die benutzten Flaschen aufwendig reinigen müssen. Abends kochen Sie benutzte Flaschen und Sauger gründlich aus, während Sie sie nach den Mahlzeiten nur kurz ausspülen.

Anette

»Das bisschen Wäsche

Die Steigerung von „helfen" ist „helfen lassen". Erst recht, wenn man neben Zwillingen noch weitere Kinder großzieht – wie in unserem Fall. Und da die Hilfe nicht vom Himmel fällt, haben wir sie rechtzeitig vorher organisiert. Bei der Suche haben wir Vermittlungsportale, Kontakte und Schwarze Bretter genutzt. In den Portalen kann man die Haushaltshilfen auch direkt ohne eigene Anzeige suchen. Die moderne digitale Variante über das Internet hat dabei klar gewonnen, wir haben mehrfach unsere Hilfen hierüber gefunden, waren immer sehr zufrieden und bekamen auch noch Lob von anderen: „Wo habt ihr denn die nette Frau wieder her?"«

Erste Erfahrungen mit dem Löffeln

In den ersten sechs Lebensmonaten erhalten Säuglinge mit Muttermilch alles, was sie für Entwicklung und Wachstum benötigen. Für nicht gestillte Kinder deckt eine industriell hergestellte Säuglingsmilchnahrung die Bedürfnisse ab. Frühestens mit Beginn des fünften Monats und nicht später als mit Beginn des siebten Monats kann Beikost, also zusätzliche Breinahrung, eingeführt werden. Ab diesem Zeitpunkt reicht Milch allein nicht mehr aus, den steigenden Bedarf an Nährstoffen und Energie zu decken. Als Beikost wird alles bezeichnet, was Babys außer Muttermilch oder Säuglingsmilchnahrung bekommen, zum Beispiel Gemüse, Obst, Kartoffeln, Butter, Öl, Fleisch und Getreide sowie die daraus hergestellten Breie.

Woran bemerken Sie, dass der beste Zeitpunkt zum Start gekommen ist? Beobachten Sie Ihre Kinder. Schauen sie Ihnen immer interessierter beim Essen zu oder öffnen und schließen sogar passend zu Ihren Bewegungen den Mund? Scheinen sie nach dem Stillen oder der Flaschenmahlzeit noch nicht satt? Wagen Sie einen Versuch!

Bemerken Sie diese Verhaltensweisen nur bei einem Ihrer Zwillinge? Probieren Sie es dennoch zunächst bei beiden aus. Nur wenn ein Zwilling sich konsequent verweigert, lassen Sie ihm noch etwas Zeit. Das Beispiel seines Bruders bzw. seiner Schwester wird ihn oder sie erfahrungsgemäß schnell anspornen, ebenfalls einen Brei zu kosten!

Bei frühgeborenen Zwillingen geht man altersmäßig vom errechneten Entbindungstermin aus, nicht von ihrem tatsächlichen Geburtstag. Sie können also ganz beruhigt sein, wenn Ihre frühgeborenen Kleinen sich später für den Löffel interessieren als andere Zwillinge oder Einzelkinder um sie herum. Häufig allerdings legen Frühchen ein enormes Tempo in ihrer Entwicklung vor. Besprechen Sie am besten mit Ihrem Kinderarzt, wann es Zeit für den ersten Brei wird.

Praktische Löffeltipps für Zwillingseltern

Für die ersten Löffelversuche setzen Sie Ihre Kinder am besten nebeneinander in die Autokindersitze oder in zwei Wippen. Für einen Hochstuhl müssen Kinder selbstständig gut sitzen können, dies ist in der Regel nicht vor dem 10. Lebensmonat der Fall.

Das besondere Lätzchen. Für viele Zwillingseltern hat es sich bewährt, in der Anfangsphase des Löffelns statt zweier Lätzchen ein großes Bettlaken zu benutzen. Schneiden Sie zwei ausreichend große Löcher für die Köpfe der Kinder hinein und legen Sie dieses Laken über die beiden. Keine Angst, den Kindern gefällt das meist sehr gut! Für Sie hat dies den Vorteil, dass vier kleine Hände, die gerne in Bewegung sind, Ihnen den Brei und den Fütterlöffel nicht aus der Hand schlagen können. Setzen Sie sich vor Ihre Kinder auf den Boden und füttern Sie den Brei abwechselnd, ein Löffel für den links sitzenden, ein Löffel für den rechts sitzenden Zwilling.

Daraus kann man ein Ritual machen, das allen Spaß bringt. Ihre Kinder werden erkennen, um was es geht, sobald ihnen das Laken umgehängt wird, und sich freuen. Vielleicht singen Sie ein spezielles Lied dazu – oder lassen eine bestimmte Melodie zum Essen laufen? Ihre Kinder werden sich schnell daran gewöhnen und Sie werden sehen, die beiden merken sich sehr genau, wer zuletzt den Löffel bekommen hat! Lautstarker Protest bei einem „Fehler" von Ihnen wird die Folge sein.

Wenn die beiden etwas geübter sind und selber einen Löffel in die Hand nehmen möchten, steigen Sie um auf die normalen Lätzchen.

▼ Gemeinsame Mahlzeiten von Anfang an erleichtern den Alltag und machen allen Spaß.

Ein Teller, ein Löffel. Es ist völlig unproblematisch, Ihren Kindern den gleichen Brei zu geben und dies mit demselben Löffel zu tun. Nur wenn Ihre Kinder sich sehr unterschiedlich entwickeln und Ihr Kinderarzt Ihnen eine spezielle Ernährung für eines Ihrer Kinder empfiehlt, sollten Sie darauf verzichten. Besprechen Sie dies im Zweifelsfall mit ihm. Unterschiedliche Geschmacksvorlieben hingegen sind durchaus normal – immerhin haben Sie ja zwei Kinder! Es ist überhaupt nicht schlimm, wenn Ida nur Apfel und Paul nur Banane isst.

Es ist bei Zwillingen nicht notwendig, den Brei speziell warm zu halten. Ihre Zwillinge essen nicht doppelt so lange wie ein Kind. Sie füttern den warmen Brei zügig abwechselnd. Ihre Kinder werden freudig dabei sein und auf „ihren" Löffel warten. Wenn sie aber nicht mehr wollen, weil sie satt sind, ist die Mahlzeit beendet.

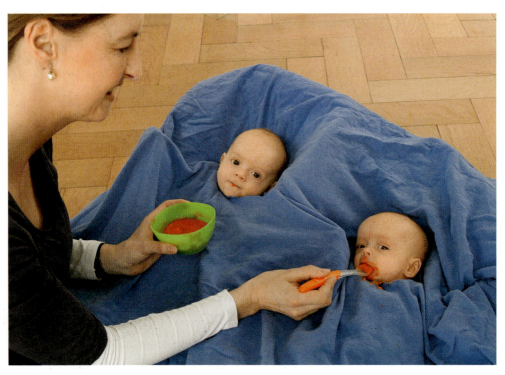

Zwillinge streiten als Babys in der Regel nicht bei gemeinsamen Mahlzeiten, sie haben Hunger und wollen essen! Vielleicht quengeln sie, wenn es nicht schnell genug geht, aber sie werden sich durch Streit nicht vom Essen ablenken lassen.

Dies ist (noch) nicht die Zeit, Ihren Kindern gute Essmanieren beizubringen! Wenn Ihre beiden offensichtlich keinen Hunger mehr haben, sondern das Essen mit viel Spaß ausprusten, dann hören Sie einfach auf zu füttern und stellen Sie das Essen weg. Wie sagte unser Kinderarzt immer so schön: „Es ist noch kein Kind freiwillig verhungert."

Und anschließend noch ein bisschen Milch.
Bei den ersten Breimahlzeiten essen Kinder erfahrungsgemäß noch nicht genug, um danach vollständig satt zu sein. Die Kinder signalisieren deutlich Hunger und werden nach der Breimahlzeit wie gewohnt zum Stillen angelegt. Bei Stillkindern wird mit der gesteigerten Breimenge die Trinkmenge an der Brust allmählich reduziert, sodass quasi gleichzeitig abgestillt wird.

Für Kinder, die Flaschennahrung bekommen, empfiehlt es sich, die Milchflaschen schon vorbereitet neben dem Brei stehen zu haben, sodass nach der Mahlzeit sofort die Milch weiter gefüttert werden kann.

Wenn Ihre Kinder nicht essen wollen

Für Babys erfordert es viel Koordination, vom Löffel zu essen. Vor allem das richtige und rechtzeitige Schlucken müssen sie erlernen. Oft schieben sie anfangs den Brei mit der Zunge nach vorne aus dem Mund. Dies ist kein Zeichen dafür, dass sie ihn nicht mögen, sondern dass das Schlucken noch nicht richtig klappt! Pausieren Sie in diesem Fall mit dem Löffel. Essen soll nicht zum Machtspiel werden, sondern Freude machen. Nach ein paar Tagen können Sie es erneut mit einem anderen Nahrungsmittel probieren. Was Sie sonst noch tun können, um Ihren Kindern das Löffeln schmackhaft zu machen:

- Lassen Sie die beiden mit einem geeigneten Löffel spielen.
- Füttern Sie ihre Kinder von Ihrem eigenen Teller.
- Wenn die ersten Zähne da sind, können Sie ihren Kindern ungesalzene Reiswaffeln, Dinkelstangen oder Brotkanten anbieten, um sie zum Essen zu motivieren.

Abstillen

Wenn beide Kinder voll gestillt werden und Sie mit dem Zufüttern beginnen, gelingt das Abstillen fast automatisch. Durch das regelmäßige Steigern der Breimenge sind die Kinder schon gut gesättigt und trinken weniger aus der Brust. Sie regen die Milchproduktion dadurch weniger stark an, sodass sich die Milchmenge allmählich reduziert. Gleichermaßen funktioniert das Abstillen, wenn Sie Muttermilch abpumpen und mit der Flasche füttern. Sie reduzieren die Abpumpzeit kontinuierlich – und reduzieren so die abgepumpte Milchmenge. Um diesen Prozess zu unterstützen, verzichten Sie auf anregende Speisen und Getränke. Dazu gehören Fenchel in jeder Form, die Teemischung Fenchel-Anis-Kümmel, Malzkaffee und Malzbier, alkoholfreies und alkoholhaltiges Bier, Sekt und Bockshornkleeprodukte.

Milchbildungshemmend wirken Pfefferminze, Salbei und kühlende Umschläge, wie Kohlblätter, Quark und weiche Coldpacks. Haben Sie sehr viel Muttermilch, können Sie begleitend zum Zufüttern über den Tag verteilt einen Liter Salbeitee trinken und die Brust nach jedem Stillen oder Pumpen kühlen. Eine gute Unterstützung bietet auch das homöopathische

Mittel Phytolacca D2. Nehmen Sie zu jeder Mahlzeit, die Ihre Kinder zu sich nehmen, eine Tablette oder fünf Globuli ein.

Wenn Sie eine gute Reduzierung Ihrer Milchmenge bemerken, können Sie sowohl das homöopathische Mittel als auch alle anderen Maßnahmen langsam ausschleichen. Sehr selten reichen diese Maßnahmen zum Abstillen nicht aus. In diesem Fall kann Ihr Frauenarzt ein abstillendes Medikament – einen Prolaktinhemmer – verschreiben. Das Stillen unter Medikamentengabe muss im Einzelfall entschieden werden, eventuell werden Sie leichte Kreislaufschwankungen spüren. Haben Sie Geduld mit sich und Ihren Kindern! Mit allen Fragen zum Stillen, Abstillen, Abpumpen und Zufüttern können Sie sich an Ihre Hebamme und Ihre Stillberaterin wenden.

Der erste Brei

Der erste Brei sollte ein Gemüsebrei sein, meist ist dies Karottenpüree oder Pastinake. Nach und nach können Sie Kartoffeln dazugeben und schließlich zu einem vollständigen Gemüse-Kartoffel-Fleischbrei übergehen, da er das Eisen enthält, das Ihre Kinder für ihre Entwicklung brauchen. Die meisten Eltern füttern diesen Brei mittags, damit sich der Verdauungstrakt tagsüber an die neue Nahrung gewöhnen kann.

Fertiger Brei sollte nicht für längere Zeit warm gehalten, sondern sofort verfüttert werden. Im Kühlschrank kann ein fertiger Gemüsebrei bis zu 24 Stunden aufbewahrt werden, bei Zimmertemperatur sollte er nicht lange stehen. Breireste sollten Sie auf keinen Fall wieder aufwärmen. Entnehmen Sie dem vollen Gläschen nur die zu verfütternde Menge zum Aufwärmen, der Rest hält sich drei Tage im Kühlschrank.

Gläschen oder selber kochen?

In Deutschland gelten strenge Qualitätsmaßstäbe für Fertigprodukte, teilweise höhere gesetzliche Qualitätsnormen als für andere Lebensmittel. Sie können also auch bei Gläschennahrung sicher sein, das Beste für Ihre Kinder zu tun! Es gibt ein großes Angebot an Fertigprodukten; bei der Auswahl der geeigneten Beikost helfen Ihnen viele Internetangebote wie z. B. das des Forschungsinstituts für Kinderernährung (siehe Anhang).

Natürlich sparen Fertigprodukte ebenso Zeit und Arbeit, allerdings sind die Kosten für die Ernährung Ihrer Zwillinge dadurch erheblich höher. Bei der Selbstzubereitung sparen Sie nicht nur Geld, sondern Sie können auch über die Zusammensetzung des Essens selbst entscheiden und – wenn Sie dies wollen – für längere Zeit auf Salz, Zucker und Gewürze bewusst verzichten. Die Kinder brauchen diese Zusätze nicht und sie können schädlich für Zähne oder Nieren sein.

Wenn Sie selber kochen, beachten Sie, dass viele Speisen für Kinder unter einem Jahr noch nicht verträglich sind, da der Magen-Darm-Trakt diese noch nicht verarbeiten kann. Hierzu gehören zum Beispiel Olivenöl, Rotkraut oder Rosenkohl. Außerdem sollten Sie noch keine stark nitrathaltigen Lebensmittel wie Spinat, grünen Salat oder Pilze verwenden.

Gerade zu Beginn des Zufütterns ist ein selbst zubereiteter Gemüsebrei bei Zwillingen häufig vorteilhaft, da Sie die Menge, die Sie für beide Kinder benötigen, besser abschätzen können. Oft ist ein Gläschen zu wenig und das zweite dazu zu viel!

Den Milch-Getreide-Brei und den Getreide-Obst-Brei (Rezepte ab S. 265) bereiten die meisten Zwillingseltern selbst zu, um direkt die entsprechenden Mengen für zwei Kinder verfügbar zu haben. Für eine Mahlzeit, die Sie

Ihren Kindern unterwegs geben, ist es allerdings oft sinnvoll und hygienischer, zwei Gläschen Fertigbrei mitzunehmen.

Tipps zur Selbstzubereitung
Entscheiden Sie sich für die Selbstzubereitung, benötigen Sie einen guten Pürierstab und Gefrierbehälter. Die meisten Eltern kochen direkt mehrere Portionen auf einmal, lassen rasch abkühlen und füllen portionsweise zum Einfrieren ab. Gerade zu Beginn reicht es oft aus, Eiswürfelbehälter mit Deckel zum Einfrieren zu benutzen und für die Mahlzeit die notwendige Anzahl „Eiswürfel" aufzutauen. Wird der Gemüsebrei mit Kartoffeln angereichert, bereiten Sie gleich beides zusammen zu und frieren ein.

Das später hinzukommende Fleisch können Sie getrennt zubereiten und einfrieren oder direkt mit verarbeiten. So können Sie sicher sein, dass Sie die eingefrorenen Portionen weiterverwenden können.

Tiefgefrorener Brei ist bei −18° C einige Monate haltbar. Im Kühlschrank können Sie über Nacht die Portionen auftauen und dann direkt vor dem Füttern im Wasserbad oder in der Mikrowelle aufwärmen. Rühren Sie immer gründlich um während des Aufwärmens, um eine gleichmäßige Erwärmung sicherzustellen.

Zum Brei auch immer ein Getränk
Babys brauchen keine zusätzlichen Getränke, bis sie Beikost zu sich nehmen, außer an sehr heißen Tagen oder bei Krankheiten. Sobald sie Brei essen, wird die Nahrung fester und dies kann dazu führen, dass Ihre Kinder öfter Durst haben. Bieten Sie Ihren Kindern, ruhig aus einem gemeinsamen Trinkbecher, zu jeder Breimahlzeit etwas zu trinken, wie Wasser oder ungesüßten Tee, an. Als Trinkgefäß eignet sich die Nuckelflasche im ersten Halbjahr bestens.

Allergenarme Ernährung

Das Allergie-Risiko Ihrer Kinder steigt, je mehr Familienmitglieder eine Allergie aufweisen. In diesem Fall sollten Sie nach Absprache mit Ihrem Kinderarzt Ihre Kinder allergenarm ernähren, um nahrungsbedingte Allergien in den ersten Lebensjahren hinauszuzögern oder sogar zu verhindern. Ihre Hebamme, Ihr Kinderarzt oder eine Ernährungsberatung können Ihnen hier am besten weiterhelfen.

Das Forschungsinstitut für Kinderernährung hat hierzu eine aktualisierte Broschüre mit dem Titel „Empfehlungen für die Ernährung von Säuglingen und Kindern mit einer Lebensmittelallergie" herausgegeben, die Sie über die im Anhang aufgeführte Adresse beziehen können.

Christina
»Müsli und Zitronen

Auf die Beikosteinführung war ich nicht scharf, mein Mann hingegen schon. Schließlich konnte er so endlich auch beim Füttern miteinbezogen werden. Hannah, die uns das Essen vom Teller wegschaute, bekam Beikost mit fast sechs Monaten, Luise ließ sich mehr Zeit. Von Anfang an waren sie auf alles neugierig, vom Müsli bis zu Zitronen. Dafür essen sie nur halbe Portionen. Dass die beiden wie die Spatzen essen, sorgt mich nicht. Sie sind quicklebendig und voll Energie.«

Delegieren

Das erste Halbjahr mit Zwillingen ist faszinierend, voller Veränderungen – psychisch wie physisch – und vergeht wie im Flug. Es ist die Zeit, in der Sie Ihren Kindern so nah sind wie vielleicht niemals wieder, Ihre Kinder Sie aber auch stark fordern, ab und an auch überfordern. Trotz allem: Sehen Sie es als Ihre Hauptaufgabe, die faszinierende Entwicklung Ihrer Kinder zu genießen!

Leider verschwindet all das, was zu tun und zu erledigen ist, nicht von selbst. Auch wenn es keine Heinzelmännchen gibt, die unerkannt nachts Arbeit wegschaffen, so gibt es doch viele Möglichkeiten, Arbeit abzugeben. Der größte Feind dagegen sind Klischees und Idealvorstellungen, die wir von unserer Umgebung irgendwann im Leben übernommen haben:

- Bis ich alles erklärt habe, hab ich es selbst gemacht.
- Mir macht das keiner gut genug.
- Andere schaffen das auch.
- Ist zu teuer, das Geld sparen wir lieber.

Erkennen Sie sich wieder?! Vielleicht können wir mit unseren Tipps die „Kunst des Abgebens" etwas erleichtern.

Die Kunst des Abgebens

Zwillingseltern unterschätzen oft das Hilfspotenzial in ihrer Umgebung. Man mag nicht selbst um Hilfe bitten und ist wiederum enttäuscht darüber, dass kaum jemand auf einen zukommt und aktiv Hilfe anbietet. Oder die Schwiegermutter großzügig das Falsche sagt: „Bring die Kinder einfach mal vorbei, ich passe dann auf sie auf!" – wobei Ihnen nur einfällt, wie lange es für Sie dauert, alles zusammenzupacken, was notwendig ist, die Kinder ins Auto zu verfrachten, mit ihnen zur Schwiegermutter zu fahren – und beschließen, dass dies alles für zwei freie Stunden der Mühe nicht wert ist! Wenn Sie doch nur einfach zu Ihnen nach Hause käme!

Was Zwillingseltern oft nicht ausreichend bedenken, ist, dass es für Ihre Umgebung schwer vorstellbar ist, was wirklich hilft. Für Ihren Freundes- und Familienkreis sind Zwillinge Neuland. Man kennt sich aus mit einem Kind als Familienzuwachs und ist entsprechend verunsichert, was den Umgang mit zwei gleichaltrigen Babys betrifft. Helfen Sie den Menschen, die Ihnen helfen wollen! Sagen Sie konkret, was Sie brauchen – und Sie werden erleben, wie andere Ihren konkreten Bitten gerne nachkommen. Doch zunächst müssen Sie dies selbst wollen und dies am besten, bevor Sie zu erschöpft sind, um genau zu formulieren, welche Hilfe Sie benötigen.

Innere Widerstände oder der „Perfektionismus-Wahn"

Es sind vor allem Frauen, sagt man, die sich schwer damit tun, Aufgaben nicht perfekt zu erledigen oder sogar an andere abzugeben. Doch auch Männer neigen oft dazu, sich zu viel auf einmal vorzunehmen. Der Philosoph Wilhelm Schmid fasste dies kurz in dem Ausspruch: „Aller Stress resultiert aus dem Versuch, in einen Augenblick mehr zu packen, als der Augenblick verträgt."

Was sind unsere inneren Antreiber, die uns dazu bringen Wäsche zu bügeln, auch wenn dies objektiv betrachtet unnötig ist? Was lässt uns die Wohnung spiegelblank putzen, statt zu schlafen, wenn unsere Kinder nachmittags zwei Stunden vor sich hin schlummern? Meist haben wir Glaubenssätze in unserer Kindheit und Jugend übernommen. Oft besagen diese, dass Anerkennung und Zuneigung verdient werden müssen. Dass wir immer gut und am besten perfekt sein müssen, um den Ansprüchen anderer zu genügen.

Es gibt viele Bücher, die sich detailliert mit diesen Themen befassen; einige davon haben wir Ihnen im Anhang aufgeführt. Doch vielleicht finden Sie im Folgenden auch ohne nähere Analyse einige Punkte, wo Sie ansetzen können, um die Hilfe anderer anzunehmen!

Was könnte ich abgeben?

Schreiben Sie ALLES, was Ihnen einfällt, stichwortartig auf Karten, angefangen vom Aufräumen bis hin zum Zimmerstreichen. Egal, ob Sie diese Tätigkeit schon reduziert haben oder nicht: Was liegt Ihnen am meisten auf der Seele, bei welcher Aufgabe denken Sie am ehesten „Oje, nicht schon wieder!" Ganz unter uns, bei mir ist es das Wäschewaschen mit all seinem Drumherum – das Bügeln wiederum stört mich gar nicht so sehr! Legen Sie sich diese Karten, bei denen Sie „Oje..." denken, einmal obenauf!

Ideen für Hilfen in der Familie und im Bekanntenkreis

Liegt Ihre in der Nähe wohnende Mutter oder Schwiegermutter Ihnen in den Ohren mit „Kind, sag was, ich helfe dir!"? Lassen Sie sie die Ihnen auf der Seele liegenden Aufgaben an einem festen Tag in der Woche tun. Auch wenn sie dies nicht macht wie Sie – was zählt ist, dass es jemand für Sie erledigt!

Bitten Sie eine gute Freundin, beim Kinderarzt für Sie anzurufen und die Termine, die Sie vorher genau notiert haben, dort abzusprechen. In der Regel kann eine andere Person dies zu günstigeren Zeiten tun als Sie; meist müssen Sie gerade füttern, wenn die Praxis öffnet, und denken erst wieder an das Telefonat, wenn die Praxis geschlossen hat.

Lassen Sie jemand anderen den Großeinkauf erledigen, sowohl im Drogeriemarkt als auch im Supermarkt. Es sei denn, Sie kaufen gerne selbst ein – dann lassen Sie die Kinder bei jemand anderem zu Hause und fahren Sie selbst los! Dies kann am Wochenende der Partner sein, gute Freunde, Verwandte oder ältere Schüler aus der Nachbarschaft, die sich gerne ein kleines Trinkgeld dazuverdienen.

Das tägliche Kochen kann störend sein – und Sie dürfen es nicht vergessen, weil Sie als Eltern selbst essen müssen! Vielleicht haben Sie Freunde, die wunderbar kochen können? Oder eine – durchaus auch weiter entfernt wohnende – Mutter oder Schwiegermutter, die dies gerne tut? Bitten Sie darum, dass für Sie vorgekocht und portionsweise eingefroren wird! Dies macht demjenigen, der kocht, vergleichsweise wenig Mühe und hilft Ihnen weiter.

Hilfen von außen

Organisationen, wie zum Beispiel die Familienhilfen, sind für Sie da, wenn Sie Hilfe benötigen. Gegen einen geringen Unkostenbeitrag kommen Mitarbeiter zu Ihnen nach Hause und packen an – Sie müssen sich nur dort melden!

Fensterputzen muss ab und an sein. Fragen Sie im Bekanntenkreis, in der Spielgruppe herum, schauen Sie im Netz Kleinanzeigen durch oder hängen Sie einen Zettel ans Schwarze Brett im Supermarkt: „Fensterputzer gesucht!" Sie werden erstaunt sein, wie kostengünstig dieser Service sein kann!

Eine Haushaltshilfe übersteigt vielleicht Ihren finanziellen Spielraum, denken Sie. Seit einiger Zeit ist Hilfe im Haushalt steuerlich absetzbar. Wie sich dies für Sie finanziell auswirkt, können Sie auf den Seiten der Minijobzentrale ohne großen Aufwand berechnen. Oder Sie lassen sich zur Geburt von der Verwandtschaft statt vieler Strampler einen Gutschein über „Putzfrauenstunden" schenken – oder Sie richten ein Konto ein, auf das genau dafür eingezahlt werden kann. Auch wenn Ihnen dies verrückt erscheint oder gerade bei älteren Familienangehörigen Kopfschütteln hervorruft: Eine Unterstützung im Haushalt brauchen Sie unserer Meinung nach mehr als das zehnte Paar Strampler für Ihre Kinder!

Man kann natürlich sagen: „Dann steht der Haushalt eben hintan." Aber oft stört es uns doch selbst, wenn Unordnung und Schmutz sich ausbreiten, und wir fühlen uns selbst nicht wohl. Wir hatten zum Beispiel im ersten Lebensjahr meiner Söhne eine Haushaltshilfe, die einmal pro Woche am späten Nachmittag für drei Stunden kam, das Nötigste säuberte und aufräumte. Es war an diesem Abend einfach ein erhebendes Gefühl, in einem sauberen und ordentlichen Wohnzimmer zu sitzen, und wir haben uns immer darauf gefreut.

Am besten suchen Sie eine Hilfe schon am Ende der Schwangerschaft. So können Sie sich kennenlernen und Sie haben auch schon Entlastung in den etwas anstrengenderen letzten Schwangerschaftswochen.

Kinderbetreuung im ersten Lebenshalbjahr

Gerade sind die Kinder da und schon soll man über das Abgeben nachdenken! Oft tun sich Eltern schwer mit der Vorstellung, ihre wenigen Monate alten Kinder auch für kurze Zeit jemand anderem zu überlassen. Dies ist ein erster kleiner Abschied, von denen sich noch viele durch Ihr gemeinsames Leben mit den Kindern ziehen werden.

Entwicklungspsychologisch gesehen ist eine Fremdbetreuung in der Regel für Kinder unproblematisch, wenn die Betreuungsperson langsam mit den Kindern vertraut gemacht wird und eine Konstante ist, die Kinder also nicht heute zu Oma Elfi und morgen zu Onkel Tom und am dritten Tag zu Freundin Karin gebracht werden. Kinder schätzen nun einmal die „gepflegte Langeweile"!

Vor dem ersten Fremdeln, das im zweiten Lebenshalbjahr auftritt, ist es zudem wesentlich einfacher, Kinder mit einer weiteren Betreuungsperson vertraut zu machen, als gegen Ende des ersten Lebensjahres. Zwillinge tun sich leichter mit einer Fremdbetreuung als Einlingskinder, da sie immer jemanden dabeihaben, der ihnen vertraut ist.

Vor allem wenn Sie schon ältere Kinder haben, sollten Sie sich im ersten Halbjahr der Zwillinge Hilfe bei der Kinderbetreuung gönnen. Wie schon im Kapitel „Aus Einzelkindern werden Geschwister" (siehe S. 181) ausgeführt, ist es für Ihre älteren Kinder wichtig, Exklusivzeit mit Ihnen zu haben. Ihr älteres Kind wird sich freuen, die Babys werden gerne mit einer vertrauten Person unterwegs sein.

DELEGIEREN

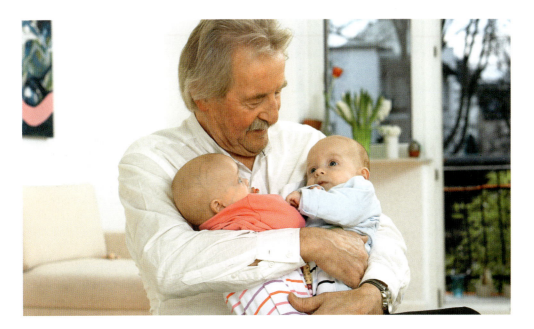

▲ Ob Opa oder Oma – Großeltern sind oft eine Hilfe im Alltag.

Nachfolgend finden Sie Informationen zur stundenweisen Betreuung Ihrer Kinder, mehr zur Halb- und Ganztagsbetreuung finden Sie ab Seite 255.

Wer passt zu uns?

Was wünschen Sie sich? Jemanden, der die Kinder einfach mal ein Stündchen im Kinderwagen ausfährt, damit Sie mit dem Geschwisterkind in Ruhe basteln können? Wäre es schön, wenn jemand zu Hause bei den Kindern wäre, während Sie in Ruhe einkaufen gehen? Soll diese Person die Kinder auch füttern und wickeln oder nur fürs Spielen und fürs Beaufsichtigen während des Schlafs da sein? Notieren Sie Ihre Wünsche, damit es später keine Missverständnisse gibt.

Überlegen Sie sich, was Ihnen wichtig ist. Welche Person stellen Sie sich für Ihre Kinder und Ihre Familie vor? Einen Mann, eine Frau, eher Schülerin oder schon im Beruf oder im Studium stehend, eine ältere Dame oder einen älteren Herrn? Man kann nicht sagen, das eine ist besser als das andere – es ist Ihre Entscheidung, wie es für Sie am besten passt.

Die betreuende Person darf keine Angst davor haben, zwei gleichaltrige Kinder zu beaufsichtigen, und braucht unseres Erachtens ein Maß an Sicherheit und Gelassenheit, das man bei jüngeren Schülern noch nicht finden kann. Aus diesem Grunde waren unsere Babysitter immer volljährig und hatten schon vorher Erfahrungen im Umgang mit Babys gesammelt.

Den wichtigsten Baustein bildet das persönliche Gespräch, denn nur so können Sie feststellen, ob die „Chemie stimmt" – was unerlässlich ist!

Haben Sie jemanden gefunden, dem Sie Ihre Kinder anvertrauen möchten, ist es wichtig, im Vorhinein abzusprechen, welcher Erziehungsstil von Ihnen verfolgt wird. Legen Sie zum Beispiel Wert darauf, dass Ihre Kinder vor allem im Bett beruhigt werden, falls sie aufwachen, sollte eine Betreuungsperson dies wissen und unbedingt mittragen, damit sie nicht Ihr Kind sofort hochnimmt und durch die Gegend trägt, bis es wieder eingeschlafen ist. Dies ist auch für Ihre Kinder wichtig, damit sie die Sicherheit vertrauter Rituale in der Zeit haben, in der Sie als Bezugspersonen nicht anwesend sind.

Wie finde ich eine gute Betreuungsperson?

Empfehlungen von Bekannten, Aushänge, Kleinanzeigen, aber auch Internetportale helfen Ihnen bei der Suche. Es lohnt sich zudem, bei Familienbildungsstätten, Volkshochschulen oder beim DRK nachzufragen. Diese Institutionen bieten häufig Fortbildungen für Personen an, die als Babysitter oder sogenannte „Leihgroßeltern" arbeiten möchten, und führen eine entsprechende Kartei. Ein solches „Babysitterdiplom" bietet meist eine gute Basis für die Beaufsichtigung von Kindern und zeigt Ihnen, dass Bewerber ihre Aufgabe so ernst nehmen, dass sie Freizeit darauf verwenden sich fortzubilden.

Formale Rahmenbedingungen

Damit Sie die Kosten für die Kinderbetreuung steuerlich geltend machen können, müssen Sie einen Vertrag mit der jeweiligen Betreuungsperson machen. Musterformulare hierzu können Sie im Netz herunterladen; wir haben Links im Anhang aufgeführt.

Kinderbetreuer müssen in Ihrem Haushalt gesetzlich unfallversichert sein. Sie sind für die Anmeldung innerhalb der ersten Woche beim Unfallversicherungsträger zuständig. Der Jahresbeitrag beläuft sich auf eine überschaubare

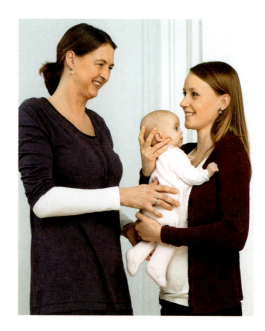

▲ Babysitter sind eine Bereicherung für die Familie, wenn die „Chemie" stimmt.

Summe, meist deutlich unter 50 Euro pro Jahr. Im Schadensfall werden sämtliche Behandlungs- und Rehabilitationskosten getragen. Eine private Unfallversicherung ersetzt die gesetzliche nicht. Der Versicherungsschutz greift auf allen unmittelbaren Wegen vor oder nach der Beschäftigung. Ansprechpartner für die Unfallversicherung zur Absicherung von Betreuungskräften sind die Gemeindeunfallversicherungsverbände und Unfallkassen. Auch hierzu finden Sie Informationen im Anhang.

Babysitter

Babysitter sind meist Schülerinnen, Studentinnen und junge Berufstätige, die stundenweise gegen ein Entgelt auf Ihre Kinder aufpassen. Wählen Sie Ihren Babysitter so sorgfältig aus, dass Sie ein gutes Gefühl haben, wenn er zur Betreuung kommt. Bleiben Sie die ersten Male in der Nähe und beobachten

Sie, wie sich das Zusammenspiel zwischen Kindern und Betreuung entwickelt. Babysitter sollten nicht häufig gewechselt werden, damit die Kinder eine gute Beziehung zu ihnen aufbauen können.

Der Babysitter sollte sich in der Wohnung auskennen, um auf unvorhergesehene Situationen besser reagieren zu können, und über alle notwendigen Schlüssel verfügen. Ebenso gehört eine Telefonliste zur Grundausstattung, auf der die Nummern stehen, unter denen Sie erreichbar sind, aber auch die Nummern des Kinderarztes und des kinderärztlichen Notdienstes.

Leihomas und Leihopas

Viele ältere Menschen stellen sich gerne als Hilfe zur Verfügung, oft über ehrenamtliche Organisationen. Das Miteinander steht bei „Leihomas" oder „Leihopas", wie sie gerne genannt werden, im Vordergrund. Daher kommen sie eher in regelmäßigen Abständen vorbei – anders als Babysitter, die Sie nur für bestimmte Anlässe benötigen.

Au-pair-Betreuung

Vielleicht haben Sie die räumlichen Möglichkeiten, ein Au-pair aufzunehmen. Bei diesem Konzept lebt ein junger Mensch aus einem anderen Land für eine bestimmte Zeit, meist ein Jahr, bei Ihnen als gleichberechtigtes Familienmitglied, also als eine große Schwester oder ein großer Bruder für die anderen Kinder. Leichte Hausarbeit, aber vor allem die Betreuung der jüngeren „Geschwister" gehören zum Aufgabenspektrum von Au-pairs. Die Arbeitszeit eines Au-pairs ist auf maximal 30 Stunden an fünf oder sechs Tagen, inklusive Babysitting am Abend, festgelegt. Weitere Rahmenbedingungen: ein eigenes Zimmer, freie Verpflegung, 260 € monatliches Taschengeld (Stand 11/10), bezahlter Urlaub, eine Unfall-, Haftpflicht- und Krankenversicherung für das Au-pair sowie die Finanzierung eines Sprachkurses.

Claudia

»Babysitter und Co

Als unsere Zwillinge vier Monate und unsere Tochter gut zwei Jahre alt waren, haben wir uns „unsere Lisa" gesucht, ein 18-jähriges Mädchen aus unserem Ort. Lisa brachte bereits ein wenig Babysittererfahrung mit. Sie ist sehr kinderlieb, geduldig und hat viel Fantasie. Gerne vertrauten wir ihr unsere Kinder an. Wir gewöhnten die Kinder langsam an Lisa. Wenn sie kam, blieb ich zunächst im Haus, ließ aber Lisa mit den Kindern alleine, sodass sie sich kennenlernen konnten. Ich gab ihr ein paar Infos zur Tagesform der Kinder oder Tipps, was sie gerade gerne spielten. Schließlich konnte ich während dieser Zeit einmal allein Dinge im Haus erledigen, die sonst liegen blieben.
Nach einer Eingewöhnungsphase nutzte ich die Zeit, in der Lisa kam, um mit der großen Tochter zur Musikschule oder zum Einkaufen zu gehen. Mein Mann und ich haben später sogar einen Tanzkurs begonnen, um so als Paar eine kurze gemeinsame, aber regelmäßige Auszeit zu haben. Nach meiner Erfahrung ist es für alle von Vorteil, sich einen Babysitter so früh wie möglich zu organisieren, um Flexibilität zu gewinnen. Für die Kinder ist es außerdem nur gut, wenn sie auch noch Anregungen von Dritten bekommen, nicht nur von Familienmitgliedern.«

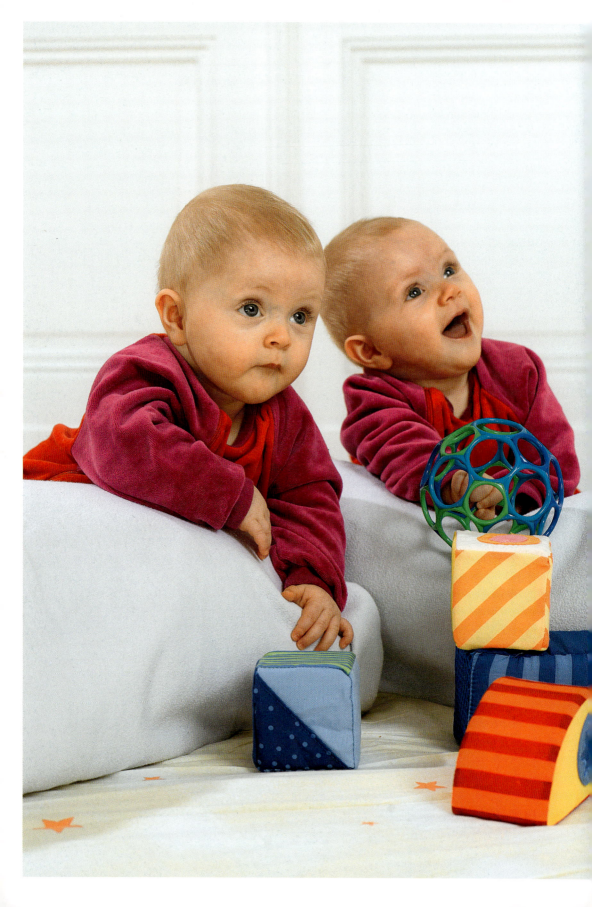

Das zweite halbe Jahr

Vieles hat sich gut eingespielt im Alltag, Eltern kommen zum Durchatmen und Innehalten. Gleichzeitig fordert der wachsende Aktionsradius der mobilen Kinder Aufmerksamkeit. Es ist ein völlig neuer Blick auf Kinder, die juchzend durch die Wohnung krabbeln. Wieder stehen Sie fasziniert vor einer rasanten Entwicklung!

Zwillinge durch dick und dünn

Ihre Kinder sind schon so groß! Aus den ca. 2500 Gramm leichten, ca. 45 cm langen Babys, die gemeinsam noch gut auf Ihre Brust passten, sind große Kinder geworden, die sich auf irgendeine Art durch den Raum bewegen und vieles wollen – nur nicht mehr ruhig auf Ihrer Brust liegen. Es wird in diesem rasanten Tempo weitergehen!

Im zweiten Lebenshalbjahr wird viel deutlicher, was Zwilling sein bedeutet. Gemeinsam ziehen die beiden los, robbend, krabbelnd, rutschend. Es ist so beruhigend, den Bruder oder die Schwester dabeizuhaben, wenn man die ersten Stufen erklimmen will. Oder entdeckt, dass der Fußboden, auf dem man herumkrabbelt, plötzlich anders aussieht, und nicht weiß, ob man sich trauen soll, den bekannten Holzboden zu verlassen und auf dem unbekannten Fliesenboden weiterzukrabbeln. Ein kurzer Blick zurück auf den Bruder oder die Schwester und man kann es wagen. Kurze Zeit später folgt Nummer zwei.

Gemeinsam in die Welt

Diese oft lautlose Verständigung miteinander ist faszinierend und man möchte meist einfach nur danebensitzen und staunen. Allerdings fehlt dazu häufig die Muße, denn Ihre Kinder können Sie mit dieser Verständigung gut auf Trab halten. Kindersicherungen sind gut und hilfreich – und doch werden Sie bemerken, dass Ihre beiden diese auch schon mal gemeinsam knacken, wenn sie nicht sehr gründlich angebracht worden sind. Es ist die Zeit des Mobilseins und das wollen sich Ihre Kinder einfach nicht verbieten lassen – so vernünftig dies auch wäre! Ab und an erscheint es sogar, als ob sich beide absprechen, wie im folgenden Elternbeitrag geschildert.

So anstrengend dies oft für Sie ist, so einzigartig ist es aber auch. Im zweiten Lebenshalbjahr stellen Sie immer wieder fest, wie sich Ihre Kinder gegenseitig anregen, miteinander „unterhalten" und gemeinsam ihren Alltag gestalten. Auch wenn die beiden unterschiedlich agieren, der eine mutig vorpreschend, der andere eher abwartend zurückhaltend – sie gehen gemeinsam durch dick und dünn!

Sich Halt geben
Die Natur hat es gut eingerichtet. Kinder werden mobil, aber es setzt auch die Trennungsangst ein, die Kinder dazu bringt, vertraute Menschen und eine vertraute Umgebung zu bevorzugen. Am vertrautesten ist neben den Eltern – vielleicht manchmal sogar vor den Eltern – der Zwillingsbruder oder die Zwillingsschwester. Wie tröstlich für Eltern und Kinder, dass der emotionale Halt auf so vielen Schultern ruht!

Tief Luft holen und innehalten

Das zweite Lebenshalbjahr, in dem sich meist vieles eingespielt hat und Routine geworden ist, bietet mehr Gelegenheiten zum Luftholen

Zwillinge durch dick und dünn

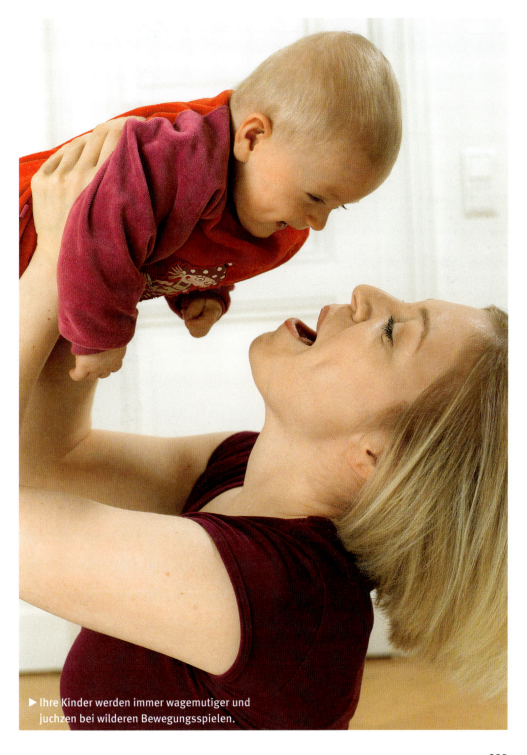

▶ Ihre Kinder werden immer wagemutiger und juchzen bei wilderen Bewegungsspielen.

Das zweite halbe Jahr

und Innehalten. Sicherlich sind Sie von Ihren Kindern weiterhin sehr gefordert im Alltag, aber Ihre gewonnene innere Sicherheit im Umgang mit den beiden lässt Ihnen die Chance, sich mental zu entspannen.

In unserem Kapitel über das zweite Lebenshalbjahr erfahren Sie zunächst wieder, was eigentlich passiert in der Entwicklung Ihrer Kinder – es ist eine ganze Menge! Nie wieder entwickelt sich ein Mensch so rasant wie im gesamten ersten Lebensjahr.

Viele Hinweise sollen Ihnen helfen, den Alltag so zu gestalten, dass Freiräume für Sie bleiben und größer werden. Freiräume, die Sie vielleicht dazu nutzen wollen, um wieder ins Berufsleben zurückzukehren oder sich neuen Aufgaben zuzuwenden. Was Sie mit Zwillingen dabei bedenken sollten und wie Sie dies organisieren können, haben wir für Sie zusammengestellt.

Vielleicht war das erste Halbjahr mit Ihren Zwillingen geprägt von einer schwierigen Geburt oder Erkrankungen, die dazu geführt haben, dass sich bei Ihnen noch nicht so viel eingespielt hat. Vielleicht haben Sie länger gebraucht, um sich in das Familienleben mit Zwillingen und Geschwisterkindern hineinzufinden. Das macht nichts, nutzen Sie die Anregungen aus dem Kapitel „Die ersten sechs Monate", solange sie hilfreich sind, und lesen Sie dann hier weiter, wenn es für Sie passt!

Gemeinsam können Sie stolz auf zwei meist doch wundervolle Wesen blicken. Sehen Sie

▼ Es wird immer spannender zu sehen, was der andere gerade tut.

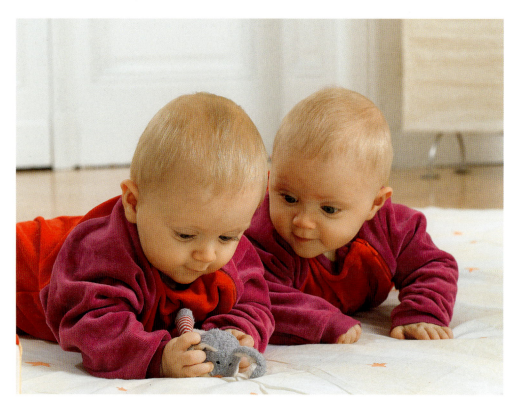

auch wieder auf sich als Paar und schaffen Sie sich kleine gemeinsame Ruheinseln. Greifen Sie vielleicht ein Hobby wieder auf, das Sie vor den Kindern gemeinsam genossen haben. Oder gehen Sie wieder einmal alleine spazieren oder abends aus. Es kann aber auch die gemeinsame Mahlzeit sein, wenn die Kinder im Bett liegen – tun Sie das, was Ihnen guttut!

Julia

»Sie werden größer

Maria und Roman hatten es eilig und erblickten zehn Wochen zu früh das Licht der Welt. Danach entspannten sie sich und beschränkten ihr Dasein auf Essen und Schlafen, während gleichaltrige Kinder bereits versuchten sich zu drehen. Es sollte nicht so bleiben. Vollkommen unerwartet setzte Roman sich eines Tages in Bewegung. Erst drehte er sich, dann begann er zu robben und schließlich probte er den Kniegang. Maria folgte ihm in allem drei Wochen später, wobei sie das Krabbeln als optimale Fortbewegungsart entdeckte. Jetzt, im zehnten Lebensmonat, kam Bewegung in die Sache!

Gemeinsam waren beide mir immer überlegen, weil sie in kürzester Zeit Strategien entwickelten, die bis heute greifen: 1. in unbeobachteten Momenten gemeinsam zupacken; 2. weisungsgebundenes Arbeiten (Rollenspiel mit wechselnder Besetzung); 3. Ablenkungsmanöver – Kind 1 täuscht an der linken Front einen Angriff vor, während Kind 2 rechts außen alle (Kinder-)Träume wahr werden lässt.

An ihrem ersten Geburtstag standen beide das erste Mal senkrecht, nur ein paar Wochen später konnten sie laufen und halten immer noch alles, insbesondere mich, in Bewegung.«

DAS ZWEITE HALBE JAHR

Die wichtigsten Meilensteine des zweiten Halbjahres

Zwillinge wachsen im gleichen Maß wie alle Kinder, ausgehend von ihrem leichteren Geburtsgewicht
- am Ende des ersten Lebensjahres ca. 70 bis 80 cm lang mit einem verdreifachten Geburtsgewicht
- Ab dem achten Lebensmonat kommen bei den meisten Kindern die ersten Zähne.

Gegenseitige Anregung prägt die geistige Entwicklung
- „Objekt-Permanenz" festigt sich: Man sucht die Eltern oder den Zwilling auch schon mal im Nebenraum.
- Dreidimensionalität der Welt und Oberbegriffe werden erkannt.
- Absichtliches Handeln: eine Schnur hilft, die Ente auf Rädern zu mir zu bringen!

Zwei Kinder entwickeln sich motorisch – vielleicht mit verschiedenen Vorlieben
- Mobil sein ist alles: vom Kreisrutschen zum Stehen und Sitzen
- lachend gemeinsam unterwegs
- alles greifen – egal wie klein
- Gegenstände nehmen, drehen, wenden und gegeneinanderschlagen macht gemeinsam mehr Spaß!

Vorsichtig hinaus in die Welt – gut, dass wir zu zweit sind!
- Fremdeln und Trennungsangst – Halt beim Geschwister und bei den Eltern
- Dabei sein ist alles: helfen und den Alltag mitgestalten
- Kommunikation – Zwillinge unter sich und mit anderen
- Die Kinder verstehen vieles, zeigen nach Aufforderung auf Bekanntes
- plappern, bilden Klangketten
- Satzmelodie, Lachen, Interagieren zwischen Zwillingen selbstverständlich
- Das erste – für Eltern verständliche – Wort kommt später als bei Einlingen.

Das zweite Lebenshalbjahr

Spannende Monate kommen auf Sie zu, in denen Ihre Kinder sich und die Welt immer mehr auf eigene Faust erkunden. Jeden Tag werden Sie neue Fähigkeiten an ihnen entdecken, die sie jeder für sich und gemeinsam entwickeln.

7.–9. Monat – wie Ihre Kinder sich entwickeln

Der Zeitraum zwischen dem siebten und neunten Lebensmonat ist geprägt von wachsender Mobilität und Interesse am Alltag der Erwachsenen. Die Sinne schärfen sich weiter und vor allem die Veränderungen im kognitiven Bereich lassen Ihre Kinder immer weiter neugierig und wissbegierig die Welt erkunden und erobern.

Gewicht und Größe

Im Alter von acht Monaten wiegen die meisten Babys sieben bis neun Kilo und sind ungefähr 70 cm lang. Die Gewichts- und Größenkurven im gelben Vorsorgeheft verraten Ihnen, ob Ihre Zwillinge im Verhältnis zu ihrer Größe das richtige Gewicht haben. Die meisten Kinder liegen gewichtsmäßig im Bereich um die stark gedruckte Mittellinie; aber auch alle Abweichungen nach oben oder unten, die innerhalb der gestrichelten Begrenzungslinien liegen, sind normal. Frühgeborene, die sehr leichtgewichtig bei ihrer Geburt waren, wachsen proportional weiter, bleiben allerdings oft unterhalb dieser gestrichelten Linie.

Spätestens mit acht Monaten brechen als erste Milchzähne die unteren Schneidezähne durch. Während es bei zweieiigen Zwillingen durchaus vorkommen kann, dass ein Kind mit acht Monaten alle Zähne hat und der Bruder oder die Schwester gerade stolz den ersten Zahn präsentiert, läuft diese Entwicklung bei eineiigen Zwillingen in der Regel wie alle Reifungsvorgänge nahezu zeitgleich ab. Beides ist völlig normal.

Die kognitive Entwicklung

In diesem Alter entwickeln Kinder ihren eigenen Kopf. Nehmen Sie eines Ihrer Kinder auf den Arm, will es vielleicht – anders als noch vor wenigen Wochen – nichts anderes als wieder herunter und viel lieber mit Bruder oder Schwester weiterspielen. Dies zeigt sich deutlich auch beim Essen: Fest zusammengekniffene Lippen, wild fuchtelnde Hände oder das Wegdrehen des Kopfes sprechen eine eindeutige Sprache.

Die Objektpermanenz, also die Erkenntnis, dass Dinge auch dann noch existieren, wenn man sie nicht mehr sieht oder hört, stabilisiert sich in diesem Alter. Dies zeigt sich zum Beispiel darin, dass Kinder nach Verlorenem suchen oder einem heruntergefallenen Baustein nachschauen. Oder ein Zwilling nach dem Bruder oder der Schwester sucht, wenn er oder sie gerade nicht im Zimmer ist. Sie bemerken diese Fähigkeit auch daran, dass eines Ihrer Kinder oder beide gemeinsam nach einer Weile im Nebenzimmer zu Ihnen in die Küche

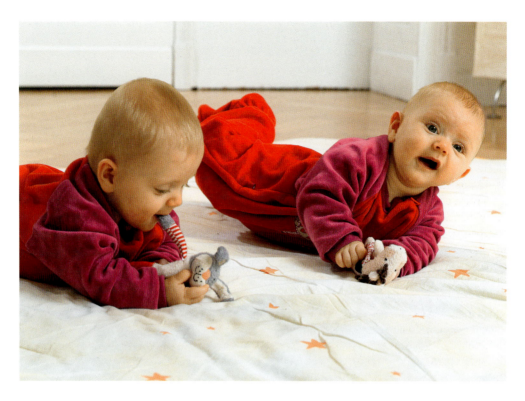

▲ Betrachten und Bewegen, Zwillinge können unterschiedliche Vorlieben entwickeln.

robben um nachzuschauen, was Sie gerade tun! Die Dreidimensionalität der Welt wird Babys zwischen sieben und neun Monaten bewusst. Sie begreifen, dass kleinere Dinge in größere hineinpassen, aber nicht umgekehrt. Sortieren wird zu einer Lieblingsbeschäftigung. So landen zum Beispiel Bauklötze einer bestimmten Größe alle zusammen in der einen Kiste. Oft werden Sie Ihre beiden friedlich in Bauchlage vor einer Kiste sehen, in die sie gemeinsam Dinge einsortieren.

Der Weg zu den ersten Schritten

Nun wird die letzte Drehmöglichkeit gefestigt: das aktive Drehen vom Bauch auf den Rücken. Mobilität ist alles! Zwischen sieben und neun Monaten wird immer irgendeine Art der Fortbewegung angewendet. Zunächst können die Kleinen kreisen, rollen, schließlich gegen Ende dieses Stadiums robben oder „Po-rutschen" und vielleicht in einigen Fällen auch schon krabbeln. Zum Krabbeln müssen die Kinder auf die Knie kommen, was sie probehalber immer mal wieder machen. Das Gewicht dann gleichmäßig auf Hände und Unterschenkel zu verteilen und schließlich überkreuz Arme und Beine zu bewegen erfordert viel Koordination und gelingt oft erst gegen Ende des neunten Monats. Die meisten Kinder robben zunächst, d. h., ihr Bauch berührt den Boden und sie ziehen sich auf aufgestützten Unterarmen in Bauchlage vorwärts. Allerdings beginnt das Robben fast immer rückwärts – sehr zum Ärger der Kinder. Erst nach viel Üben klappt es mit der gewünschten Vorwärtsbewegung. Durch häufiges vor- und rückwärts Schaukeln im Vierfüßerstand bereiten sie sich schließlich auf das Krabbeln vor. Wenige Kinder ziehen sich im neunten Monat schon mal an Sofas hoch und versuchen ihre ersten Seitschritte. Sie werden sich wundern, wie schnell Ihre Zwillinge im neunten Lebensmonat plötzlich sind. In Windeseile geht es vom Rücken auf den Bauch und los in die Welt! Positionen können beliebig gewechselt werden. Nach einer Weile angestrengten und konzentrierten Übens schaffen es die Kinder, sich aus dem Stand vorsichtig zu Boden gleiten zu lassen. Sie lernen, dass es besser ist, sich rückwärts von einem Bett oder Sofa auf den Boden zu begeben, und ganz wagemutig erklimmen sie ihre ersten Treppenstufen.

Die Hand-Hand- und die Hand-Auge-Koordination werden immer ausgefeilter. Dinge werden aufgenommen, von einer Hand in die andere gelegt, gedreht, gewendet und genau untersucht. Möglicherweise greifen Ihre Kinder auch schon mit beiden Händen gleichzeitig nach verschiedenen Dingen.

Die Gegenstände, nach denen Ihre Kinder greifen, werden mit der Zeit immer kleiner, bis die Kinder frühestens gegen Ende des neunten Lebensmonats mit Daumen und Zeigefinger wie mit einer Pinzette kleinste Steinchen und Brotkrümel aufheben und einer eingehenden Untersuchung unterziehen. Dies nennt man den Pinzettengriff.

Gezieltes Greifen führt schon mal dazu, dass Zwillinge sich gegenseitig den Schnuller aus dem Mund ziehen und versuchen, ihn in den eigenen Mund zu stecken. Oder, wie es bei meinen Zwillingen einmal vorkam, kurzerhand der eine ein dem anderen aus dem Mund herausragendes Brotstück greift, um es selbst genüsslich aufzuessen!

Jeder in seinem Tempo
Ihre Zwillinge können, müssen sich aber nicht parallel entwickeln. Die Entwicklung der Grobmotorik ist ein reifungsbedingter Prozess, daher ist es nicht verwunderlich, wenn dieser Prozess bei einiigen Zwillingen weitgehend zeitgleich auftritt. Aber auch für zweieiige Zwillinge gilt das Prinzip der gegenseitigen Anregung. Beginnt ein Zwilling zu robben, wird dem anderen bewusst, dass so etwas überhaupt geht, und er wird dadurch ermuntert, es selbst auszuprobieren. Andererseits lässt sich häufig beobachten, dass sich eine Art Rollenverteilung zwischen den Kindern ergibt. Ein Kind erledigt das grobmotorische Spektrum, während das andere Kind sich eher der Feinmotorik zuwendet. Dies ging in einem Fall auch so weit, dass ein Zwilling, der immer unterwegs war, dem anderen, der in Ruhe irgendwo lag, ein Spielzeug vorbeibrachte. Was den Kindern, die heute um einiges älter sind, nicht geschadet hat. Beide bewegen sich und sind zufrieden in der Welt. Seien Sie also beruhigt, wenn Sie bei Ihren Kindern auch solche Besonderheiten feststellen!

Die Beziehung zur Umwelt und zum Geschwister

Immer mehr wächst das Verständnis für Sprache als Mittel der Kommunikation. Sprachlaute werden imitiert und Sie bemerken, wie Ihre Kinder auf bestimmte Worte wie z. B. ihren eigenen Namen oder auch ein klares „Nein" reagieren. Einfache Fragen, wie „Wo ist der Ball?", werden dadurch beantwortet, dass man sich dorthin wendet oder zeigt. Beim Anschauen eines Bilderbuchs werden Ihre Kinder in der nächsten Zeit bereits auf die Dinge deuten können, die Sie gerade nennen.

Erste Silben werden zu Klangketten wie „bababa" und „gagaga" zusammengefügt und das Sprechen Ihrer Kinder ähnelt in Melodie, Sprachrhythmus und Redefluss immer mehr einer Sprache, wenn auch einer sehr exotischen. Beide werden sich weiter gerne miteinander „unterhalten" und merken durchaus, dass Sie als Erwachsene nicht verstehen, um was es nun genau geht! Ab und an wird es Ihnen passieren, dass das wechselseitige Plaudern Ihrer Zwillinge und lautstarkes Lachen plötzlich stoppt, sobald Sie in Erscheinung treten. Aus großen Augen strahlen Ihre Kinder Sie dann an – und schweigen hartnäckig, bis Sie das Zimmer wieder verlassen. Wie gerne hätte man in so einem Moment verstanden, was eigentlich besprochen wurde!

Lautstärke wird variiert. Lautes Schreien wechselt sich mit leisem Flüstern ab und das größte Vergnügen der Kinder ist gesichert, wenn Sie dies imitieren.

Gefühle der Kinder äußern sich verstärkt nach außen durch Mimik. Freude und Ärger, aber auch Angst, Traurigkeit oder Neugier sind deutlich am Gesichtsausdruck zu erkennen. Dazu kommt, dass Babys in dieser Zeit beginnen, die Gefühle anderer einzuschätzen und nachzuahmen. Erste Anzeichen von Mitgefühl zeigen sich, wenn mitgeweint wird, wenn der Bruder oder die Schwester weinen. Man steckt sich sozusagen mit Gefühlen an.

Erstes Fremdeln

Einer der großen Meilensteine in dieser Zeit ist die Unterscheidung, die die Kinder nun zum ersten Mal zwischen bekannten und unbekannten Personen treffen – das Fremdeln oder auch Trennungsangst genannt. Ihre Kinder werden sich Fremden gegenüber vielleicht schüchtern und ängstlich zeigen, besonders wenn sie müde oder aufgeregt sind. Sie verstehen nun, dass es vertraute Menschen gibt und solche, die sie eben nicht kennen. Zum Teil reagieren die Kinder auch auf eine fremde Umgebung ängstlicher als vorher.

Manche Babys haben keine Probleme mit dem Loslassen, andere schon – das hängt vom Charakter ab. Es kann sein, dass eines Ihrer Kinder völlig unbeeindruckt bleibt, wenn es in fremder Umgebung ist, während der Bruder oder die Schwester sich an Sie klammert. Meist allerdings durchleben Zwillinge diese Phase ähnlich, vermutlich stecken sie sich auch in dieser Gefühlslage gegenseitig an. Andererseits bieten sie sich gegenseitig Sicherheit und flüchten vielleicht weniger zu Mama oder Papa, sondern auch in Richtung des Bruders oder der Schwester!

Wachsam mit allen Sinnen

Alle Sinne differenzieren sich weiter aus. Die Kinder sehen, hören, schmecken, riechen und fühlen immer besser als früher. Das macht sie neugieriger und begieriger, ihre Umwelt zu erkunden.

Die Augen können schon recht genau auf einen Gegenstand gelenkt werden und diesen intensiv betrachten. In diesem Zeitraum entwickelt sich die Sehfähigkeit Ihrer Babys in Klarheit und Tiefe hin zu der eines Erwachsenen. Zwar ist die Kurzsicht noch etwas besser ausgeprägt als die Fernsicht, trotzdem werden Menschen und Dinge auch am anderen Ende des Raumes gut erkannt.

Die Ohren sind immer auf Empfang! Auch die leisesten Geräusche wie das Ticken einer Uhr werden wahrgenommen und zu orten versucht. Rufen Sie einen Namen, wird das jeweilige Kind durch Hinwenden zu Ihnen reagieren. Meine Kinder haben sehr gerne vor einem Lautsprecher gelegen, wenn Musik dort herauskam, und haben andächtig und ruhig wie selten der Musik gelauscht.

Kinder haben in diesem Alter schon genaue Vorstellungen davon, was ihnen schmeckt oder nicht, und zeigen dies deutlich. Auch der verfeinerte Geruchssinn heizt die Neugier Ihrer Kinder an. Im Haus ebenso wie draußen in

Das zweite Lebenshalbjahr

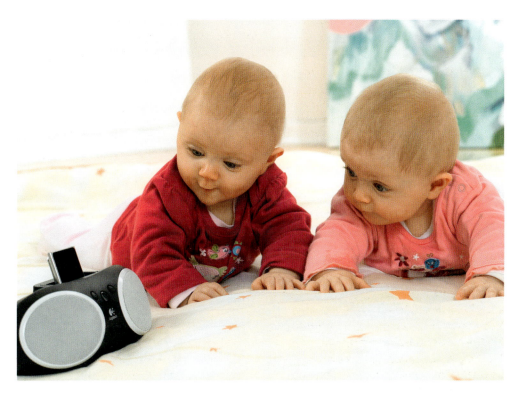

▲ Im zweiten Halbjahr kann sich die Aufmerksamkeit immer länger auf etwas richten.

der Natur erschnuppern sie viele verschiedene Gerüche. Es hilft Ihren Kindern bei der Unterscheidung, wenn Sie Geschmack und Geruch benennen: „Das riecht aber muffig!" oder „Oh, das schmeckt ja salzig!"

Weiterhin ist der Tastsinn der vorherrschende Sinn, wenn es um das Erkunden neuer Gegenstände geht. Dinge werden gegriffen, gewendet, zwar auch betrachtet, aber letztendlich zur abschließenden Prüfung immer noch in den Mund genommen.

Spielend lernen

Ihre Kinder begreifen Ihren Alltag immer mehr. Dies spiegelt sich auch in ihrem Spielverhalten wider. Mit viel Spaß werden Alltagsgegenstände wie Löffel oder Waschlappen benutzt, um so zu tun, als ob man essen oder sich waschen würde. Reime und Lieder, die zum Mitmachen anregen, faszinieren Kinder in diesem Alter, wenn auch nur – durchaus altersgemäß – für kurze Zeit. Die große Geschicklichkeit der Hände und die ausgereifte Koordination führen dazu, dass Dinge geworfen, gerollt oder gestapelt werden und Geräusche erzeugt werden. Alles, was irgendwie geht, wird gegeneinandergehauen und sorgt bei zwei gleichzeitig mit Topfdeckeln musizierenden Kindern schon mal für ein ohrenbetäubendes Konzert. Passend zur Entwicklung des dreidimensionalen Verständnisses gibt es eine Vorliebe für ineinander stapelbare Gefäße oder Klötze. Die Vorliebe fürs „Guck-guck-Spiel" setzt sich fort, ebenso wie der Wunsch nach beständigen Wiederholungen. Dazu kommt, dass Kinder in diesem Alter „ihr"

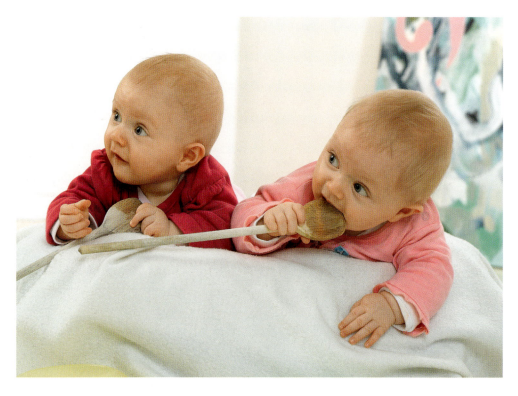

▲ Das Erkunden mit dem Mund bleibt eine wichtige Methode, die Welt zu erfassen.

Spielzeug nur unter lautstarkem Protest aus der Hand geben. Dies kann zu heftigsten Auseinandersetzungen zwischen Ihren Zwillingen führen, wenn beide gleichzeitig Lust auf ein Spielzeug haben. Kaufen Sie alles doppelt!

Etwa die Hälfte aller neun Monate alten Babys beginnt nun mit „geliehenen Geschenken". Sie geben einen Gegenstand her und nehmen ihn sich wieder. Seien Sie Spielkamerad oder schauen Sie Ihren Kindern auch mal dabei zu, wie sie sich gegenseitig Klötze in die Hand geben.

Guter Schlaf

Das Schlafbedürfnis Ihrer Kinder sinkt. Etwa 14 von 24 Stunden des Tages schlafen Babys zwischen dem sechsten und neunten Monat, dies allerdings in einem mittlerweile doch recht stabilen Tag-Nacht-Rhythmus. Kurzzeitig kann dieser Rhythmus aus den Fugen geraten. Die Kinder saugen ihre Umwelt geradezu in sich auf und haben durch ihre gesteigerte Mobilität viele Eindrücke, die es zu verarbeiten gilt. Dazu kommt, dass sie durch die ständige Bewegung körperlich schneller ermüden. Oft finden Sie ein Kind oder beide in Bauchlage schlafend, als ob der Schlaf sie mitten im Robben überfallen hätte. Abends sind Kinder ab und an überdreht und kommen nicht zur Ruhe. Oder eines Ihrer Kinder träumt in der Nacht heftig von den vielen Erlebnissen des Tages und wacht plötzlich davon auf. Hinzu kommt, dass das Fremdeln zu einer Verschlechterung des nächtlichen Schlafes führen kann, wenn die Kinder das Schlafengehen als Trennung von Mutter und Vater

DAS ZWEITE LEBENSHALBJAHR

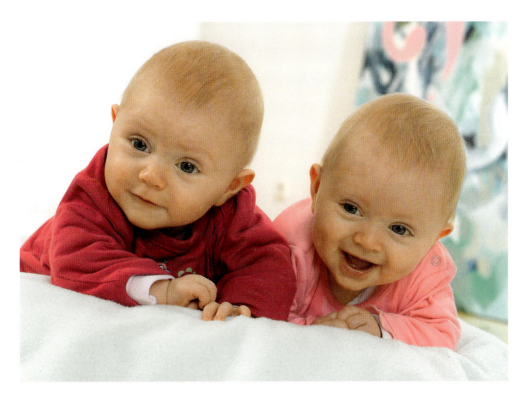

▲ Gemeinsam wird mit viel Spaß der Weg ausgekundschaftet.

verstehen. Hier zeigt sich allerdings wieder der Zwillingsvorteil. Bruder oder Schwester sind ja immer noch dabei, dies baut die nächtliche Trennungsangst meist schneller als bei Einlingskindern ab. Behalten Sie einen regelmäßigen Tagesablauf mit ausreichenden Ruhephasen bei ebenso wie ein ruhiges Zu-Bett-Geh-Ritual. Ein oder zwei ruhige Tage, in denen Sie den neuen Rhythmus Ihrer Kinder beobachten und notieren, können ebenfalls hilfreich sein.

Seien Sie aufmerksam

Unterstützen Sie die motorische Entwicklung

Ihre Kinder sind zu zweit mobil, spätestens jetzt müssen Sie Ihr Zuhause kindersicher gestalten. Kindersicherungen an Zimmer- und Schranktüren, Steckdosen und Schubladen, Verriegelungen an Fenstern – schauen Sie noch einmal im Kapitel „Gut aufgehoben" (siehe S. 199) nach, wie Sie mit der Mobilität und dem Einfallsreichtum von zwei Köpfen, vier Armen und vier Beinen umgehen. Ihre Kinder brauchen viel Bewegungsfreiheit, um Fortbewegung zu üben. Schaffen Sie am besten eine große Liegefläche, auf der sie sich frei bewegen können. „Hürdenkrabbeln" ist eine der Lieblingsbeschäftigungen gegen Ende dieses Zeitraums. Bauen Sie regelrechte Hindernisparcours für Ihre Zwillinge, in die Sie Kissen, Sofas und sich selbst einbeziehen. Wiederholungen liebend, werden Ihre Kinder unermüdlich vorwärts auf Kissen klettern, sich rückwärts wieder herunterlassen, über Sie oder auch mal den Zwilling robben, um auf das Sofa zu kommen.

Ermutigen Sie Ihre Kinder zur Fortbewegung. Legen Sie sich doch einfach mal mit auf den Boden und robben Sie eine Runde mit den beiden oder einem von beiden! Lauflernhilfen hingegen sind gefährlich und für die Bewegungsentwicklung sogar schädlich, da die Kinder darin in einer den Rücken überfordernden aufrechten Haltung sitzen und ihre Beine in eine so ungünstige Stellung gezwungen werden, dass dies zu einer falschen Fußhaltung führt. In diesen mit Rollen versehenen Gestellen erreichen Kinder zudem erstaunliche Geschwindigkeiten und stürzen vielleicht an Teppichkanten und Türschwellen oder sogar Treppen hinunter. Fördern Sie stattdessen das, was von den Kindern selbst kommt. Das selbst initiierte Training von Muskeln und Bewegungsabläufen unterstützt den Entwicklungsprozess viel mehr!

Der eigene Wille fordert Grenzen
Ihre Kinder beobachten teilweise mit hochkonzentriertem Gesichtsausdruck alles, was Sie tun – nichts ist spannender in dieser Zeit, als den Alltag zu begreifen. Erklären Sie einfach immer, was Sie genau machen, wie „Schau, jetzt schmiere ich Butter auf Dein Brot" und Sie fördern ganz vieles: das Sprachverständnis, den Wortschatz und das Gefühl, von Mama oder Papa ernst genommen zu werden! Stellen Sie Ihren Kindern einzeln Fragen: „Susi, wo ist denn der Ball?" Mit viel Freude wird Susi sich zum Ball wenden oder sogar darauf zeigen und einen Laut wie „da" äußern.

Ein klares „Nein". Die zunehmende Mobilität Ihrer Kinder und ihr Forscherdrang erfordern, dass Sie Grenzen setzen. Diese wortreich zu erläutern, beruhigt allenfalls Ihr Gewissen, wird Ihre Kinder aber nicht dazu bringen, auf Sie zu hören. Ein lautes, klares, deutliches „Nein" mit dazu passendem Gesichtsausdruck und in aufrechter Körperhaltung ist die Reaktion der Wahl, wenn eines Ihrer Kinder gerade dabei ist, an einem wackligen Hocker zu rütteln, der umfallen kann! Kein „Hör bitte auf, der Stuhl kann umfallen" – bis Sie den Satz zu Ende gesprochen haben, ist es passiert. Als Frage formuliert – „Hörst du bitte auf, an dem Stuhl zu rütteln?" – bringt Sie der Satz auch nicht weiter, weil nonverbale Botschaft und verbale Botschaft für Ihr Kind nicht übereinstimmen. Die Kinder erkennen den bittenden Tonfall, sehen vielleicht noch ein lächelndes Gesicht dazu und bringen dies nicht zusammen mit einem Verbot. Sobald das Kind stoppt, können Sie hingehen und kurz und knapp erklären: „Das ist gefährlich". Ausgefeiltere Erklärungsversuche verstehen Ihre Kinder in diesem Alter noch nicht! Gerade bei zwei Köpfen, vier Armen und vier Beinen müssen Sie sicherstellen, dass Ihre Kinder auf Verbote und Grenzen reagieren.

Dem Willen trotzen. Der immer stärker werdende eigene Wille droht das Anziehen oder Wickeln ab und an zu einem Machtkampf werden zu lassen. Auf Dauer fahren Sie am besten damit, wenn Sie das jeweilige Kind zum Mitmachen animieren. Ein „Steck mal die Hand in den Ärmel", verbunden mit dem sanften Führen des Arms, gibt dem Kind das Gefühl, selbst etwas zu tun, statt einfach „verpackt" zu werden. Gleichzeitig sollten Sie Dinge, die sein müssen, ohne viel Federlesens durchziehen: Eine volle Windel muss erneuert werden, egal ob es dem Kind gerade passt oder nicht. Sie brauchen Ihre Zeit für wichtigere Dinge! Halten Sie das Kind fest, erledigen Sie den Vorgang so schnell wie möglich. Die Sinnhaftigkeit Ihres Tuns können Ihre Kinder in diesem Alter noch nicht nachvollziehen und Bitten oder Schimpfen bringt Sie Ihrem Ziel – der neuen Windel – auch nicht schneller näher!

Der Umgang mit Fremden
Dem Fremdeln und der Trennungsangst Ihrer Kinder begegnen Sie am besten durch einen

ritualisierten Alltag, in dem nicht zu viele neue Erlebnisse pro Tag auf Ihre Kinder einstürmen. Wenn Sie weggehen, verabschieden Sie sich nach einem bestimmten Ritual. Drücken Sie jedes Kind noch einmal fest, flüstern Sie ihm ins Ohr „Ich geh jetzt kurz weg. So lange spielt der Papa mit dir" und gehen Sie zügig. Verabschieden Sie sich von jedem Zwilling einzeln, so können Sie besser auf individuelle Unterschiede beim Fremdeln eingehen. Bleiben die Kinder bei einer vertrauten Person, werden sie sich schnell wieder beruhigen. Schwierig wird es für die beiden, wenn Sie den Abschied vor lauter schlechtem Gewissen immer weiter hinauszögern oder sogar mitweinen, weil Ihnen die Verzweiflung der Kinder oder eines der Kinder so ans Herz geht.

Bitten Sie Menschen, die Ihre Kinder noch nicht kennen, sich den beiden langsam zu nähern und die Kinder den ersten Schritt auf sie zu machen zu lassen. Eigentlich eine Selbstverständlichkeit im zwischenmenschlichen Bereich, die aber gerade gegenüber Zwillingen immer wieder außer Kraft gesetzt wird. Die werden einfach hochgehoben, gewirbelt, geküsst, weil alle sie so süß finden!

Zahnpflege

Süßes begünstigt die Entstehung von Karies, die den Zahnschmelz angreift. Sind die Bakterien im Mund erst einmal angesiedelt, gefährdet dies schnell auch die kommenden, bleibenden Zähne. Daher sollten Kinder möglichst wenig Zucker und Zuckerhaltiges, aber auch wenig saure Getränke wie Obstsaft trinken. Dauernuckeln an der Trinkflasche, das häufig vorkommt, wenn Kinder ihre Flasche alleine halten dürfen, schädigt den Zahnschmelz ebenfalls. Gewöhnen Sie Ihren Kinder an, Wasser zu trinken. Putzen sollten Sie die Zähnchen bereits ab dem ersten Zahn einmal täglich mit einer fluoridhaltigen Kinderzahnpasta, die höchstens 500 ppm Fluorid enthält. Als Erstzahnbürste können Sie eine Kinder-

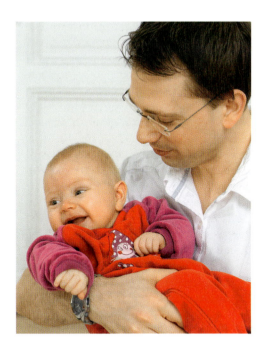

▲ Oft hilft der sichere Arm der Eltern, Neues kennenzulernen.

zahnbürste mit kleinen Kopf und weichen Borsten oder die Fingerling-Zahnbürste benutzen. Diese wird wie ein Fingerhut über einen Finger gezogen. Gewöhnen Sie Ihre Kinder von Anfang an an eine eigene Zahnbürste oder Fingerling. Natürlich essen Ihre Kinder auch von einem gemeinsamen Löffel oder stecken schon einmal das gleiche Spielzeug in den Mund. Aber es ist noch etwas anderes, die vielleicht vorhandenen Bakterien beim Zähneputzen gezielt einzumassieren und im Mundraum zu verteilen!

Das eigene Bett

Setzen Sie Ihre Zu-Bett-geh-Routine aus den Vormonaten fort und achten Sie darauf, dass Ihre Zwillinge auch tagsüber zur Ruhe kommen. Funktioniert dies einmal nicht, weil ein Kind zum Beispiel durch seine motorischen Streifzüge schon überreizt ist, bleibt als letztes Mittel eine Spazierfahrt im Kinderwagen.

Vielleicht bemerken Sie, dass es für Ihre Kinder im gemeinsamen Bett eng wird oder sie beginnen, gemeinsam im Bett liegend mehr Quatsch zu machen, statt zu schlafen. Dies ist der Zeitpunkt, an dem Sie das zweite Kinderbett aufstellen sollten! Wenn möglich zunächst noch im Elternschlafzimmer, damit nicht zu viel Neues auf einmal auf Ihre Kinder zukommt, nach einer Weile gerne auch im Kinderzimmer. Stellen Sie die Betten am Kopf zusammen oder nebeneinander. So fühlen Ihre Kinder noch, dass der andere da ist, können sich „unterhalten" vor dem Einschlafen, haben aber im eigenen Bett die Chance, zur Ruhe zu kommen.

Wichtige Termine

Falls Sie mit Ihren Zwillingen noch nicht bei der Vorsorgeuntersuchung U5 waren, sollten Sie das jetzt tun. Die Zeit der engmaschigen Vorsorgeuntersuchungen ist nun vorbei, die nächste ist erst zwischen dem zehnten und zwölften Lebensmonat fällig. Solange Ihre Kinder gesund sind, müssen Sie also nicht zum Kinderarzt. Scheuen Sie sich nicht, den Arzt anzurufen, sobald Sie wegen einer Sache beunruhigt sind, Verhalten sich ungewöhnlich verändert oder Sie Rat brauchen, etwa in Ernährungsfragen. Gehen Sie lieber einmal zu viel als einmal zu wenig zum Arzt. Je früher sie erkannt werden, desto besser lassen sich Entwicklungsauffälligkeiten erfolgreich behandeln.

Auf jeden Fall sollten Sie den Arzt kontaktieren, wenn eines Ihrer Kinder krank wirkt und sich die Beschwerden nicht am selben Tag deutlich bessern. Auch bei Fieber über 38,5 °C bzw. wenn Fieber zu anderen Beschwerden hinzukommt, gehört die Ursache abgeklärt. Ist die Praxis wie zum Beispiel am Wochenende nicht erreichbar, können Sie problemlos den kinderärztlichen Notdienst Ihrer Stadt aufsuchen.

Mögliche Kurse und Aktivitäten

Babyschwimmen, PEKiP- oder andere das erste Lebensjahr begleitende Gruppen können fortgesetzt werden oder Sie stoßen neu dazu. Krabbelgruppen werden nun – da sich Ihre Kinder fortbewegen können – interessanter. Neigt eines Ihrer Kinder oder auch beide zum Fremdeln, kann es schwer sein, eine für die Kinder völlig neue Gruppe zu besuchen und sich sofort zu integrieren. Seien Sie nicht enttäuscht, wenn Ihre Kinder deutlich machen, dass sie lieber nach Hause wollen – auch diese Phase wird vorübergehen!

Gerade Spielplätze werden für Kinder dieses Alters zunehmend spannend. Einfach den Sand an den Händen zu spüren ist schon eine aufregende Erfahrung. Außerdem ist es toll, die größeren Kinder zu beobachten.

Spielideen für zu Hause

Eigentlich ist jede Beschäftigung für die beiden ein Spiel. Spielerisch erobern sie die Welt, spielerisch erleben sie ihre Bewegungsmöglichkeiten. Nutzen Sie dies, indem Sie den beiden Alltagsgegenstände wie Plastiklöffel oder Plastikschüsseln zur Verfügung stellen. Sie werden immer wieder erstaunt sein, was Ihre Kinder damit alles anfangen können. Löffel werden in Schüsseln gelegt, von einer in die andere geschüttet, ausgekippt, es wird gegeneinandergeschlagen, was schlagbar ist. Ausdauernd und völlig versunken können Kinder dieses Alters damit ihre Zeit verbringen. Besonders beliebt ist das Fach eines Küchenschranks, in dem Plastikbehälter und -schüsseln stehen und das Ihre Kinder nach Herzenslust aus- und einräumen können. Der Forscherdrang wird am besten befriedigt, wenn die Kinder dieses Fach „erobern" müssen. Ihnen vorab zu sagen: „Schaut mal, hier ist Euer Fach!" macht das Spiel langweiliger –

Die schönsten Lieder und Spiele für Zwillinge

„Meine Nase ist verschwunden, ich habe keine Nase mehr. Ei, da ist die Nase wieder, trallallalallallala." (Geht mit allen Körperteilen: das jeweilige Körperteil mit den Händen verdecken und wieder zeigen).

Fingerspiele zum Mitmachen:

1. *„Zehn kleine Zappelmänner zappeln hin und her. Zehn kleine Zappelmänner finden das nicht schwer."*
   (Alle Finger bewegen sich zappelnd nach rechts und links.)

   „Zehn kleine Zappelmänner zappeln ringsherum, zehn kleine Zappelmänner, die sind gar nicht dumm." (Alle Finger bewegen sich zappelnd im Kreis.)

   „Zehn kleine Zappelmänner zappeln auf und nieder. Zehn kleine Zappelmänner tun das immer wieder."
   (Alle Finger bewegen sich zappelnd nach oben und unten.)

   „Zehn kleine Zappelmänner zappeln ins Versteck. Zehn kleine Zappelmänner, sind auf einmal weg."
   (Alle Finger bewegen sich zappelnd hinter den Rücken.)

   „Zehn kleine Zappelmänner rufen laut „Hurra"
   (Alle Finger schnell nach vorne bewegen.) *„Zehn kleine Zappelmänner, die sind wieder da."*

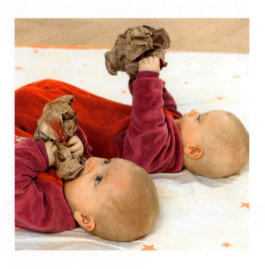

2. *„Wir sind die Musikanten und kommen aus (Stadt einsetzen). Wir können spielen mit der Rassel* (mit Erbsen o. ä. gefüllte Dose schütteln): *lalalala...", „mit den Deckeln"* (Deckel aneinanderschlagen), *„mit der Trommel"* (auf Topf schlagen) usw.

gespieltes, augenzwinkerndes Entsetzen Ihrerseits spannender.

Die neu gewonnenen mobilen Fähigkeiten werden ausdauernd ausprobiert, am liebsten mit Mama oder Papa als Unterlage! Lassen Sie Ihre Kinder auf sich herumklettern. Legen Sie sich auf den Bauch und feuern Sie die beiden an, zu Ihnen zu robben.

Die Kinder können sich immer mehr und länger auf Fingerspiele oder Lieder konzentrieren und machen teilweise vielleicht sogar juchzend mit Ihnen mit. Bilderbücher, in denen Alltagsgegenstände groß abgebildet sind, werden gerne angeschaut und mit dem Finger wird auf das gezeigt, was man schon kennt. Mit Dosen, die mit kleinen Steinchen, Sand oder getrockneten Linsen und Bohnen gefüllt sind und deren Rand sehr gut verklebt ist, oder mit Tüten aus knisterndem Butterbrotpapier werden ausdauernd Geräusche erzeugt. Alte Kataloge werden sehr ausdauernd zerrissen. Vor allem Plastikbecher, die in- und aufeinanderpassen, sind jetzt ein tolles Spielzeug. Meist gefällt den Kindern dieses Spielen mit Alltagsgegenständen besser als ein aufwendiges „Activity-Center".

10.–12. Monat – wie Ihre Kinder sich entwickeln

Bis zum Ende des ersten Lebensjahres perfektionieren die Kinder das, was sie in den vorherigen drei Monaten begonnen haben. Immer sicherer unterwegs, erforschen sie als unschlagbares Team die Welt um sich herum. Ihre geistige Entwicklung, die sie immer mehr Zusammenhänge und Ordnungsstrukturen begreifen lässt, hilft ihnen dabei.

Gewicht und Größe

Bis zu ihrem ersten Geburtstag haben die meisten Kinder ihr Geburtsgewicht verdreifacht und sind in der Regel zwischen 70 und 80 cm groß. Der durchschnittliche Kopfumfang eines einjährigen Kindes liegt etwa bei 46,5 cm. Vor der 32. Schwangerschaftswoche geborene Kinder passen nicht in die „normalen" Wachstumstabellen, entwickeln sich aber in der Regel proportional und wachsen im unteren Bereich der Kurve mit. Das Gewicht kann starken Schwankungen unterliegen. Das muss nicht automatisch ein Grund zur Sorge sein. Der Appetit ist gering, weil die Kinder einfach mit so viel anderem Interessanten beschäftigt sind! Zudem verbrauchen sie durch ihre erhöhte Mobilität viel Energie. All das kann Gewichtsverlust zur Folge haben.

Die kognitive Entwicklung

In diesem Zeitraum lernen Kinder Kategorien, also Oberbegriffe, zu bilden. Ein in einem Bilderbuch abgebildetes Pferd wird mit dem Pferd auf der Weide in Verbindung gebracht. Kinder verstehen jetzt, dass Pferde unterschiedlich aussehen können, also zum Beispiel schwarz, braun oder weiß sind, aber dass diese Tiere trotzdem alle Pferde sind.

Wie sich schon am Ende des neunten Monats ankündigte, werden die Handlungen von Kindern immer zielgerichteter. Sie bemühen sich eifrig, Gegenstände zu erreichen, und setzen mittlerweile wie selbstverständlich andere Gegenstände als Hilfsmittel ein. So wird mit Freuden an einer Schnur gezogen, um den Hampelmann zum Hampeln zu bringen. Am Ende ihres ersten Lebensjahres verstehen Kinder Reihenfolgen und den Zusammenhang zwischen

Das zweite Lebenshalbjahr

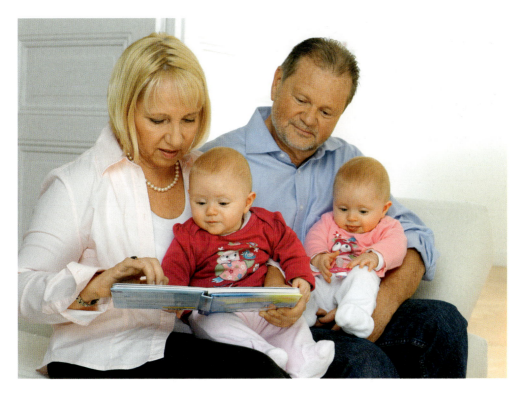

▲ Phasen ruhiger Beschäftigung sind ein Ausgleich zum starken Bewegungsdrang.

Ursache und Wirkung. Sie begreifen, dass jede Handlung immer in einer bestimmten Reihenfolge vollzogen werden muss, um den größten Erfolg zu erzielen. Der Trinkbecher muss zunächst aufgedreht werden, dann kommt der Tee hinein, zudrehen und an den Mund halten! Eine Rassel rasselt nur, wenn sie in der Hand hin- und herbewegt wird. Wie lange ist es her, dass Ihre Kinder die Rassel durch Anschreien zum Rasseln bringen wollten!

Meine Söhne schafften es gegen Ende des ersten Lebensjahres gemeinschaftlich eines Tages, die Musik zum Laufen zu bringen. Einer schaltete den Verstärker ein, der andere den CD-Player – und beide schauten etwas verdutzt, aber stolz, als die Musik ertönte und waren wieder etwas unabhängiger geworden.

Immer unterwegs

Ihre Zwillinge krabbeln, rollen, robben durch die Wohnung und kennen keine Hindernisse mehr. Auch Treppen werden rückwärts runter krabbelnd gemeistert. Ihre Kinder wollen jetzt laufen, so wie die Erwachsenen! Deshalb trainieren sie geradezu besessen, sich irgendwo hochzuziehen und dort festzuhalten. Sobald sie sich sicher fühlen, wagen sie die ersten Seitschritte an den Möbeln entlang. Mit viel Spaß wandern beide dann hinter- und nebeneinander zum Beispiel um ein Sofa herum und unterhalten sich dabei!

Von dort bis zum freien Laufen kann allerdings noch viel Zeit vergehen. Manche Kinder starten kurze Zeit später, andere wiederum verharren einige Monate und beginnen erst mit 18 Monaten zu laufen. Dies ist eine völlig normale Zeitspanne!

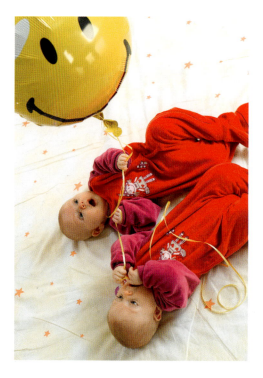

▲ Kinder lieben fröhliche Gesichter und ahmen gerne und häufig die Mimik nach.

Mit ungefähr zehn Monaten kommen die meisten Kinder zum freien Sitzen. Jetzt können Sie sicher sein, dass die Rückenmuskulatur der Kinder stark genug dafür ist.

Besorgen Sie einen großen, gasgefüllten Luftballon mit einem freundlichen Gesicht und einer dünnen, langen Schnur für jedes Kind. Die Vorliebe für Gesichter und das nun ausreifende bewusste Greifen lässt die Kinder nun bewusst nach der Schnur greifen, um das Gesicht aktiv zu sich hin zu bewegen.

Die Zeit des neugierigen Zeigefingers beginnt. Mit weit ausgestrecktem Finger deuten Ihre Kinder auf alles, was sie interessant finden. Mit dem Zeigefinger wird aber auch alles genauestens untersucht, indem darin herumgestochert wird. Das können auch Nasenlöcher

und Münder sein, nicht nur die der Erwachsenen, sondern auch die des Zwillings. Meist wird der recht gelassen reagieren – anders als fremde Kinder, die diese Art der Annäherung eher als beängstigend empfinden!

Das In-die-Hände-Klatschen wird ein Thema. Anfangs fällt es den Kindern noch schwer, beide Hände koordiniert gegeneinander zu bewegen, doch einmal geschafft, lieben sie es – zu Musik, wenn ihnen etwas gefällt, um Sie dazu zu bewegen, etwas zu tun, oder einfach nur, um ein Geräusch zu erzeugen. Diese Fähigkeit und die Vorliebe für Geräusche führen auch dazu, dass Dinge immer mehr gegeneinandergeschlagen werden. Schließlich wird noch das Winken mit Stolz erlernt und gezielt eingesetzt. Auch hier interagieren Zwillinge häufig miteinander. Sie freuen sich daran, gemeinsam in die Hände zu klatschen oder winken sich gerne gegenseitig zu mit je einem Spielzeug in jeder Hand.

Die Beziehung zur Umwelt und zum Geschwister

Erinnern Sie sich vielleicht an Linus mit dem Schmusetuch aus den „Peanuts"? Viele Kinder zwischen 10 und 12 Monaten sind ebenso mit einem sogenannten „Trostobjekt" unterwegs, oft eine Stoffwindel oder ein Lieblingskuscheltier. Dieser Gegenstand wird überall hin mitgeschleppt, damit er – falls nötig – Trost spenden kann. Trotzdem ist dabei sein alles! Ihre Kinder wollen teilhaben am Alltag der Großen. Sie imitieren Gesten und Bewegungen, folgen Ihnen überall hin und interagieren mit Ihnen. Da sehen Sie plötzlich eines Ihrer Kinder mit einem Telefon am Ohr konzentriert dort hineinplappern. Oder Sie beobachten, wie der Bruder Kissen an die „richtige" Stelle auf dem Sofa zieht. Die beiden werden Ihnen Spielzeuge bringen, die Sie benennen sollen und auf Dinge zeigen, die sie haben wollen.

DAS ZWEITE LEBENSHALBJAHR

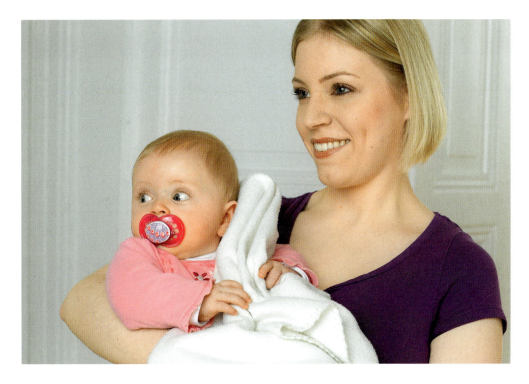

▲ Das unentbehrliche Schmusetuch tröstet und hilft beim Einschlafen.

Jetzt kommt ein ganz entscheidender Schritt der Sprachentwicklung. Ihre Kinder verbinden bestimmte Wortformen mit bestimmten Dingen. Mit „Mama" oder „Papa" sind ab jetzt nur noch Sie gemeint und nicht länger irgendeine Frau oder irgendein Mann. Ihre Zwillinge verstehen Zusammenhänge. Sagen Sie „Nase", zeigt ein Kind auf seine eigene, sieht es ein Auto, macht es „Brrrm".

Während Einlinge häufig um den ersten Geburtstag herum ihr erstes sinnbezogenes Wort, meist „Mama" oder „Papa", sprechen, werden sich Ihre Zwillinge damit womöglich noch Zeit lassen. Das hat nichts mit fehlender Intelligenz oder mangelnder sprachlicher Anregung zu tun, sondern eher damit, dass die beiden gut miteinander kommunizieren und sich durch Mimik, Körpersprache und Gesten so mit Ihnen verständigen können, dass sie alles bekommen, was sie brauchen! Alle uns bekannten Zwillinge – und das sind viele – haben deutlich vor der Kindergartenzeit begonnen zu sprechen. Zudem werden Sie sich, wenn die beiden sprechen, manchmal wünschen, sie könnten es noch nicht. Stellen Sie sich vor, dass zwei Kinder diese wunderbare neue Fähigkeit gleichzeitig an Ihnen ausprobieren, beide sprechen über völlig unterschiedliche Dinge, und dies mit Vorliebe nah an je einem Ihrer Ohren!

Mit allen Sinnen die Welt erkunden

Kinder zwischen 10 und 12 Monaten lieben es, auf Fotos die vertrauten Gesichter von Familienmitgliedern und Freunden zu betrachten. Gerade für eineiige Zwillinge ist dies eine wichtige Beschäftigung, die einen weiteren Puzzlestein zur Erfahrung der Eigenständigkeit bildet. Naturgemäß haben sie Schwierigkeiten damit, ähnlich wie beim Spiegel, sich und den Zwillingsbruder oder die -schwester auf Fotos zu unterscheiden. Schauen Sie gemeinsam mit den Kindern die Fotos an und kommentieren Sie immer deutlich: „Schau mal, hier ist der Jannis!" und „Dort gräbt Laurenz gerade ein Loch!" Zu diesem Zeitpunkt ist es gut, auf einen Schatz getrennter und gemeinsamer, möglichst mit Namen versehener Fotos zurückgreifen zu können. Haben Sie bisher die Kinder meist gemeinsam fotografiert, starten Sie nun mit Einzelbildserien durch!

Inzwischen sind Ihre Kinder in der Lage, sogar sehr leise Geräusche auch dann wahrzunehmen, wenn sie die Geräuschquelle nicht sehen.

Das tröstende Kuscheltier oder Schmusetuch wird vor allem am Geruch erkannt. Dies zeigt, wie wichtig dieser Sinn für Kinder zwischen 10 und 12 Monaten ist. Schmecken und Riechen hängen eng zusammen, Kinder „schmecken" mit der Nase!

Alles mitmachen – immer dabei sein

Nun beginnt eine Zeit, in der Eltern regelmäßig zwischen Freude und „Genervtsein" schwanken. Einerseits ist man stolz, wenn die Kinder ständig im Haushalt helfen wollen – andererseits hat diese Hilfe doch häufig mehr symbolischen Charakter und kann mehr aufhalten als nützen. Dieses Helfen und Dabeisein ist für Ihre Kinder das schönste Spiel in diesem Alter, dagegen kommt kein „richtiges" Spielzeug an. Sehen Sie deshalb das Mitmachen als das, was es ist: Spielzeit, die Sie mit Ihren Kindern verbringen! Nehmen Sie sich Zeit, die Kinder zum Helfen richtig anzuleiten und immer wieder zu ermutigen. Wenn Sie sie von Anfang an daran gewöhnen, werden sie auch später bei der Hausarbeit helfen – aus Gewohnheit.

Wenn Sie unbedingt etwas erledigen müssen, dann tun Sie dies ohne die beiden. Muss die Küche geputzt werden, weil ausgelaufener Saft auf dem Boden klebt, dann bleiben Ihre Kinder – auch unter Protest – außerhalb der Küche und Sie putzen! Möchten Sie hingegen die Spülmaschine ausräumen, dann spricht nichts dagegen, dies gemeinsam mit den Kindern zu tun. Achten Sie darauf, dass die zerbrechlichen, spitzen und schweren Gegenstände in Ihre Hände geraten und die Plastikschüsseln und Dosen in die Ihrer Kinder. Sie werden später noch wehmütig an die Zeiten zurückdenken, in denen Ihre Kinder freiwillig helfen wollten!

Guter Schlaf

Rein statistisch gesehen schlafen Kinder in diesem Alter durchschnittlich etwa 13 von 24 Stunden. Viele Babys machen tagsüber nur noch eine längere Schlafpause, andere behalten am Vormittag und am Nachmittag je eine Schlafenszeit bei. Die Dauer dieser Schlafpausen ist individuell sehr unterschiedlich. Manche Kinder nicken nur für eine halbe Stunde ein, andere schlafen zwei Stunden oder mehr. Der Tagschlaf ist immer noch wichtig, weil die größere Mobilität die Kinder viel Kraft kostet. Andererseits scheint es, als betrachteten die Kinder Schlafen angesichts der verlockenden Möglichkeiten um sie herum als pure Zeitverschwendung. Bekommen sie aber zu wenig Schlaf, werden sie schnell unleidlich und schlafen oft auch nachts nicht mehr so gut.

Versuchen Sie unbedingt, den gemeinsamen Mittagsschlaf der Kinder beizubehalten. Es sind auch für Sie wertvolle Stunden der Ruhe, die Sie brauchen, um neue Kraft zu schöpfen.

Seien Sie erfinderisch. Vielleicht ist es möglich, nach dem Mittagessen einen Spaziergang mit den Kindern im Kinderwagen zu machen.

Das zweite Lebenshalbjahr

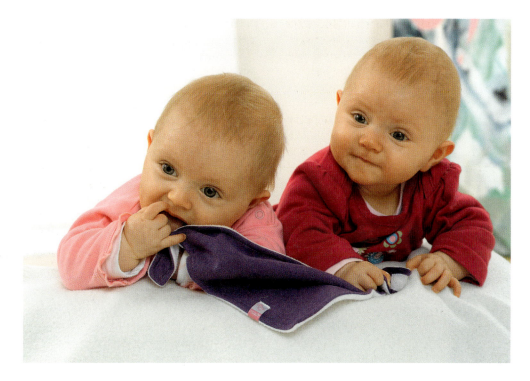

▲ Immer bereit zu neuen Taten! Manchmal würde man gerne Gedanken lesen können …

Dabei schlafen die Kinder leichter ein. Falls Ihre Wohnverhältnisse es zulassen, können Sie den Kinderwagen in Sichtweite schieben, die Kinder dort schlafen lassen, während Sie – die Kinder im Blick – etwas anderes erledigen.

Seien Sie aufmerksam

Sicher unterwegs
Achten Sie jetzt darauf, dass alle Möbel in der Wohnung so stabil stehen, dass sie nicht umfallen können. Spätestens jetzt ist es sinnvoll, Regale an der Wand festzuschrauben. Ermuntern Sie Ihre Kinder zu klettern, vor allem Treppen hinauf und hinunter – natürlich nur, wenn Sie dabei sind. In allen anderen Fällen benötigen Sie ein stabiles Treppenschutzgitter. Die Kletterei ist nicht nur das beste Training für Muskeln, Ausdauer sowie die Koordination von Händen und Füßen, sondern für Sie als Zwillingseltern eine große Hilfe. Tragen ist für Sie keine Alternative. Sie können nicht beide gleichzeitig die Treppe hinauf- oder heruntertragen. Also hilft nur: etwas Geduld und viel Üben mit den Kindern! Sie werden schnell Erfolg haben und neidvolle Blicke von Einlingseltern ernten, deren Kinder dauernd auf den Arm wollen, weil sie es nicht anders gewohnt sind!

Nach wie vor brauchen Ihre Zwillinge viel Platz zum Bewegen und vor allem möglichst wenig Einschränkungen. Es gibt wenig Frustrierenderes, als die meiste Zeit in einem Laufgitter zu verbringen, wenn man endlich mobil ist und gerne überall dabei wäre! Sorgen Sie dafür, dass in einem Kinderzimmer oder im Wohnzimmer genügend freier Raum auf dem Boden ist. Gestalten Sie Ihre Wohnung oder Ihr Haus so, dass die Kinder in vielen Ecken möglichst ungehindert und gefahrlos auf Entdeckungstour gehen können. Ermuntern Sie die beiden, die häufig als Duo hintereinander juchzend um die Ecken ziehen, durch viel Zuspruch.

Auch wenn eines Ihrer Kinder oder beide die ersten Schritte seitwärts machen, benötigen sie noch keine Schuhe. Die werden erst dann wichtig, wenn ein Kind sicher frei laufen kann, und auch dann nur außerhalb der Wohnung. Generell sollten kleine Füße sich möglichst ungehindert bewegen können, das stärkt sie und fördert ihre gesunde Entwicklung. Gute Kinderschuhe sollten leicht sein und eine flexible Sohle haben.

Der Bewegungsdrang Ihrer Zwillinge wird dazu führen, dass Sie häufiger mit kleinen Wehwehchen konfrontiert werden. Mal stößt sich einer, mal gibt es eine Schramme. Das gehört zum Großwerden dazu und zeigt besser als Ihre Ermahnungen sinnvolle Grenzen auf. Meist ist das Übel durch Trösten und Pusten schnell gelindert. Sie sollten Kinderpflaster und Coldpacks vorrätig haben und darauf achten, dass Ihre Wohnung oder Ihr Haus tatsächlich kindersicher ist. Vor allem Tischdecken sind jetzt ein Wagnis und sollten vielleicht nur bei ganz wichtigen Anlässen aufgelegt werden, da die Kinder heftig daran ziehen, wenn

▼ Ihre Kinder hören Ihnen gerne zu und begreifen schnell die ersten Worte.

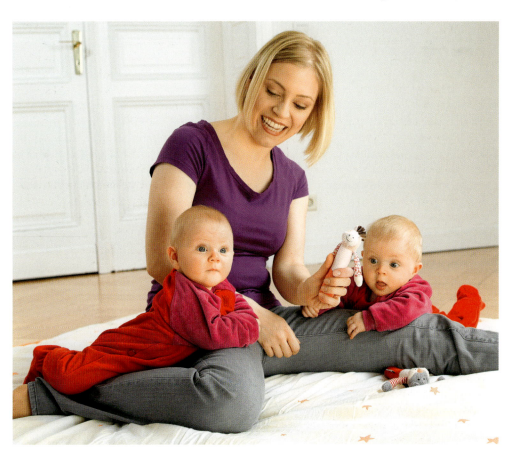

sie etwas auf dem Tisch entdecken, das sie haben wollen.

Für seltene, schwer wiegendere Notfälle sollten Sie die Nummer des nächstgelegenen Giftnotrufzentrums verfügbar haben. Seien Sie beruhigt: Wir haben sie bisher nie gebraucht, auch wenn Sie immer noch an der Pinnwand hängt!

Immer im Gespräch
Besonders leicht lernen Kinder die Bezeichnungen für Sachen aus Ihrem Alltag, mit denen sie ständig zu tun haben. Benennen Sie daher möglichst viele dieser Dinge. Einfache Bilderbücher können Sie gut mit beiden gleichzeitig anschauen. Sprechen Sie über das, was auf den Seiten zu sehen ist. Wenden Sie sich abwechselnd an beide Kinder einzeln, fragen Sie: „Wo ist denn der Bär, Jasper?" und „Findest du die Maus, Lilly?"

Kinder brauchen ein Gegenüber. Noch so gut gemachte Kinder-CDs können den erwachsenen Gesprächspartner, der auf Äußerungen und Reaktionen einfühlsam reagiert, nicht ersetzen.

Wichtige Termine

Die U6, die Einjahresuntersuchung, ist nun fällig. Kontrolliert werden:
- Körpergröße, Gewicht und Kopfumfang
- körperliche Gesundheit: Funktionieren alle Gliedmaßen normal, arbeiten Herz, Lunge und die anderen Organe gut? Ist mit den Augen und Ohren alles in Ordnung, sind die Reflexe altersgemäß?
- Bewegungen und sprachliche bzw. emotionale Entwicklung: Kann das Kind alleine sitzen? Zieht es sich zum Stehen hoch? Greift es gezielt? Reagiert es auf seinen Namen und verfolgt Wort/Finger-Spiele mit Freude und Aufmerksamkeit?
- Ernährung: Der Arzt wird Sie fragen, was Ihre Babys essen. Er möchte wissen, ob die Zwillinge schon aus einem Becher bzw. einer Tasse trinken können und selbstständige Essversuche mit dem Löffel machen.
- Stimmung in der Familie: Wie läuft das Familienleben, gibt es wiederkehrende Stresssituationen oder Probleme mit den Kindern?

Schreiben Sie wie immer Ihre eigenen Fragen im Vorhinein stichwortartig auf. So gehen Sie sicher, dass Sie nichts vergessen. Auch wenn Sie als Elternteil schon häufig allein mit den beiden unterwegs sind, empfiehlt es sich gerade für diese größere Untersuchung, zu zweit zum Kinderarzt zu gehen. Bei der U6 steht wieder die Frage: „Impfen oder nicht" an. Die von der Ständigen Impfkommission (STIKO) empfohlene Immunisierung gegen Diphterie, Keuchhusten, Tetanus, Hib, Kinderlähmung und Hepatitis B kann abgeschlossen werden. Die erste Impfung gegen Masern-Mumps-Röteln ist bereits möglich. Wir haben Ihnen im Anhang einige informative Adressen zum Thema zusammengestellt.

Besprechen Sie sich mit Ihrem Kinderarzt, wenn Ihnen Besonderheiten bei der Entwicklung eines Kindes oder Ungewöhnliches auffällt, von Verhaltensweisen bis hin zu plötzlichem Gewichtsverlust. Vor allem, was das Sehen und Hören betrifft, sollten Sie die Entwicklung Ihrer Kinder genau beobachten.

Mögliche Kurse und Aktivitäten

Bewegung ist alles, auch bei Kursen und Aktivitäten. Lassen Sie Ihre Kinder die Mobilität ausleben in Bewegungskursen oder auch auf dem Spielplatz – je nachdem, ob Ihnen mehr der Sinn nach einem Austausch im Rahmen eines festen Angebots steht oder nicht. Auch Babyschwimmen können Sie – wenn Sie es

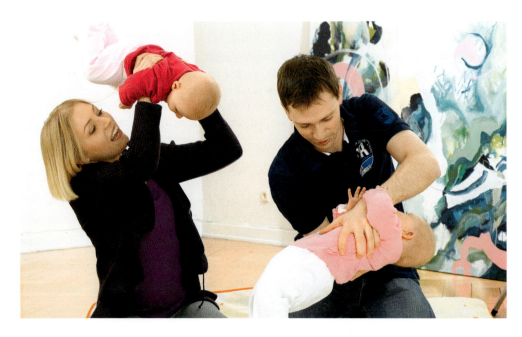

▲ Die Welt mal aus der Vogelperspektive ist für Babys eine schöne Abwechslung.

zu zweit bewerkstelligen können – beginnen oder fortführen.

Genießen Sie die letzten Monate einer PEKiP-Gruppe oder einer anderen das erste Lebensjahr begleitenden Gruppe und erinnern Sie sich an den Start der Gruppe, wenn Ihre Kinder durch den Raum toben! Musik- oder andere Kreativkurse für Kinder zwischen zehn und zwölf Monaten, wie sie mancherorts angeboten werden, treffen in der Regel nicht wirklich den Nerv der Kinder in diesem Alter. Sie wollen unterwegs sein und ausprobieren!

Spielideen für zu Hause

Lassen Sie Ihre Kinder mitmachen, wo immer es möglich ist. Wäsche gemeinsam aus der Waschmaschine ziehen, mit einem kleinen Schwamm eine Schranktüre putzen oder mit einem Handfeger vor sich hin fegen kann Ihre Zwillinge ausdauernd beschäftigen. Als Spielsachen bleiben weiterhin Alltagsgegenstände beliebt: Kinderbügelbretter mit kleinen Spielzeugbügeleisen, Wäscheständer oder auch eine Miniküche, die in der richtigen Küche steht und mitbenutzt wird, wenn Sie Essen zubereiten.

Tobespiele wie Fangen oder Wettkrabbeln sind angesagt. Der schon vorher beschriebene Hindernisparcours kann weiter ausgebaut werden mit Kissen, Polstern, großen Kartons oder Stühlen. Durch einen Kriechtunnel, der entweder aus einem alten Karton gebaut oder fertig gekauft wird, werden Ihre Kinder juchzend hindurchkrabbeln, wenn sie Sie oder den Bruder/die Schwester auf der anderen Seite hineingucken sehen. Gegenstände auf Rollen, die man mit einer Schnur hinter sich her- oder an sich heranziehen kann, kommen der neuen Fähigkeit, sich Mittel zum Zweck zu suchen, entgegen.

Spielsachen sind dann interessant für Ihre Zwillinge, wenn sie in irgendeiner Weise be-

> ## WISSEN
> ### Die schönsten Lieder und Spiele für Zwillinge
>
> *Ich habe eine Maus gesehn* (Hand über die Augen, gucken),
> *die wollt auf Weltraumreise gehn* (einen großen Kreis mit beiden Armen beschreiben).
>
> *Sie packt ein, ein, ein, was man braucht als Mäuselein* (klatschen im Rhythmus):
> *einen Keks, Keks, Keks* (imaginären Keks in den Mund stecken) *für unterwegs, wegs, wegs* (Arme bewegen sich wie beim Wandern), *einen Keks für unterwegs.*
> (Man kann gut eigene Strophen erfinden: *einen Saft, der gibt Kraft – etwas Speck ins Gepäck*)
> am Ende fliegt die Rakete ab: *10-9-8-7-6-5-4-3-2-1 huuuihhh*).
>
> *Tschu, tschu, tschu die Eisenbahn, wer will mit zur Oma fahr'n? Alleine fahren mag ich nicht, da nehm ich mir den/die* (Namen einsetzen) *mit.* (Erst die Namen der Kinder, dann Mama, Papa, weitere Bezugspersonen.)
>
> „*Das ist gerade, das ist schief* (Körper gerade halten und zu einer Seite neigen).
> *Das ist hoch und das ist tief* (Arme hoch und tief halten).
> *Das ist dunkel, das ist hell* (Hände vor die Augen halten und wieder weg).
> *Das ist langsam, das ist schnell* (langsam und schnell klatschen)."

arbeitet werden müssen, um einen Effekt zu erzielen. Dazu gehören Hammerbänke, Kugelbahnen oder Gegenstände, die sich öffnen und schließen lassen.

Spiele zu dritt

Möchten beide Kinder mit Ihnen spielen, können Sie dies in diesem Alter sehr gut bewältigen. Wechselspiele, wie Bälle hin- und her rollen, lassen sich gut auf drei Personen erweitern. Oder Sie stapeln Bauklötze zu einem Turm und lassen beide zusammen den Turm umwerfen. Wettkrabbeln, einen Hindernisparcours bewältigen und über Mama/Papa hinwegsteigen wird den beiden gemeinsam sehr viel Spaß machen. Auch gemeinsam Bilderbücher gucken ist problemlos möglich.

Immer wieder werden Sie allerdings merken, dass Sie gar nicht so gefordert und interessant sind. Die Kinder wissen nun sicher, dass sie Sie selbstständig erreichen können, auch wenn Sie sich gerade nicht im gleichen Zimmer befinden – wenn Not am Mann ist, krabbeln sie eben mal schnell in den Nebenraum! Diese Sicherheit und der gleichaltrige Spielgefährte, der genauso viel Spaß am Bewegen hat, führen oft dazu, dass die Kinder sich wundervoll miteinander beschäftigen! Mit diesen Liedern und Spielen werden Sie sicherlich gut die Aufmerksamkeit Ihrer Kinder wieder gewinnen können!

Die größten Herausforderungen im zweiten Lebenshalbjahr

Die Unsicherheit der ersten sechs Monate legt sich. Die Veränderungen, die die Geburt der Zwillinge mit sich gebracht hat, sind Normalität geworden. Im Vergleich zum ersten Halbjahr hat sich vieles gefestigt: der Rhythmus im Alltag, die Gewöhnung an neue Rollen und der Umgang mit zwei entzückenden, aber auch fordernden Wesen.

Die Kinder schlafen in der Regel nachts so durch, dass Eltern nicht mehr übermüdet sind, und passen sich immer mehr an den Alltag der Eltern an. Aus zwei Ruhepausen wird ein Mittagsschlaf, die Mahlzeiten werden immer mehr zu Familienmahlzeiten. Natürlich fordert die neue Mobilität ihren Tribut: Zwillingseltern müssen zur Bewegung ermutigen und zugleich Sicherheit garantieren – bei zwei gleichaltrigen Kindern erfordert das viel Konzentration und Aufsicht. Doch ab und an merkt man, dass plötzlich Zeit zum Durchschnaufen da ist! Da mag sich die Frage anschleichen: Und nun? Was tun mit den neuen Freiräumen, die am Ende des ersten Lebensjahres aufblitzen: Zeit für sich, Zeit als Paar und Zeit für den Wiedereinstieg in den Beruf?

Den Alltag gestalten

Ihre Kinder schlafen immer weniger tagsüber – dies wäre verlorene Zeit für die beiden, die die Welt erobern wollen! Sie können so viel mehr, aber natürlich noch nicht genug, um ihren Tag alleine zu gestalten. Ging es im ersten Halbjahr darum, einen Alltagsrhythmus beim Schlafen und Essen zu finden, sind die Themen des zweiten Halbjahres: Anregung und Ausruhen in Einklang bringen – Ausprobieren lassen und Grenzen setzen.

Die Kinder beschäftigen

Ausruhen ist nicht mehr unbedingt gleich Schlafen, auch wenn die Kinder weiterhin mindestens einen Mittagsschlaf machen. Zusätzlich brauchen die Kinder aber tagsüber Phasen, in denen sie zur Ruhe kommen und nicht weiter herumkrabbeln oder Topfdeckel gegeneinanderschlagen. Erarbeiten Sie einen neuen Rhythmus. Beobachten Sie Ihre Kinder: Wann ist der eine, wann der andere hellwach und fröhlich aktiv, wann baut der eine, wann der andere ab und zeigt dies, indem er nölig wird? Wann werden Ihre Kinder morgens in der Regel wach? Wann signalisieren sie abends, dass ihr Elan so langsam verpufft?

Planen Sie Ihren Tag mit den Kindern so, wie Sie es bisher getan haben. Aufstehen, Frühstück, hinaus zu einer Gruppenaktivität oder auf den Spielplatz oder zum Einkaufen – weiterhin reicht eine aushäusige Aktivität pro Tag. Lassen Sie Ihren Kindern den Freiraum, zur Ruhe zu kommen. Seien Sie zur üblichen Tagschlafzeit zu Hause und legen Sie die beiden in ihrem Bett schlafen. Lassen Sie die Zwillinge sich zum Beispiel nachmittags gemeinsam auf der Liegewiese und in einem gesicherten Raum miteinander vergnügen. Seien Sie präsent in dem Sinne, dass Ihre Kinder wissen, wo Sie – immer in der Nähe – sind. Genießen Sie den Zwillingsvorteil: Sie sind nicht die wichtigste Person für das Vergnügen Ihrer Kinder – das ist eindeutig der Bruder oder die Schwester! Ihre Rolle ist eher die des liebevollen „Spielverderbers", der – wenn Unheil droht an Treppen, Regalen oder Blumentöpfen – mit einem lauten „Nein!" die Grenze zieht. Oder der einen in den Arm nimmt, wenn man sich kaum noch auf den kleinen Beinen halten kann, aber trotzdem überhaupt nicht müde ist und eigentlich gar nicht kuscheln will, vielleicht aber doch ein bisschen ...

Freiräume schaffen durch Organisation

Die Kinder schlafen tagsüber weniger – das heißt, Sie haben weniger verfügbare Zeit ohne Kinder. Manche Aufgaben lassen sich einfach schneller und effektiver ohne Kinder erledigen. Wer kennt nicht die Telefonate, die durch plappernde Kinder unterbrochen werden? Wer schätzt es nicht, beim Einräumen von Einkäufen nicht dauernd über Kinder stolpern zu müssen?

Dazu kommt der Wunsch nach Freiräumen für sich, egal ob Sie diese für eine Erwerbstätigkeit, zum Ausruhen oder mit Freunden nutzen wollen. Nur, diese müssen Sie sich schaffen, Ihre Kinder können Ihnen (noch) nicht sagen: „Mama/Papa, lass mal, geh ruhig für ein paar Stunden weg, wir kommen gut alleine klar."

▶ Regelmäßige Großelternnachmittage sind eine wohltuende Auszeit für die Eltern.

Idealerweise haben Sie sich im ersten Halbjahr ein Netzwerk von Helfern aufgebaut: vielleicht eine Putz- und Haushaltshilfe, einen Kochservice von Verwandten oder Freunden, eine Schülereinkaufshilfe, einen Bügelservice oder eine stundenweise Kinderbetreuung. Entscheiden Sie, welche dieser Hilfen Sie beibehalten wollen und können. Vielleicht mögen Ihre Freunde nun langsam nicht mehr Tupperdosen mit vorgekochtem Essen füllen – aber der Schüler hat sicherlich nichts dagegen, weiter gegen ein kleines Entgelt nachmittags Einkäufe für Sie zu erledigen!

Es bleiben genügend Aufgaben übrig, die Sie nicht so einfach delegieren können. Entscheidungen, die Ihr gemeinsames Leben betreffen wie zum Beispiel die Rückkehr in den Beruf am Ende der Elternzeit, Sicherheit, die Sie Ihren fremdelnden Kindern tagtäglich geben wollen, das Grenzen-Setzen bzw. das Festlegen der Grenzen und Werte, die für Sie in der Erziehung wichtig sind – all das kann Ihnen niemand abnehmen. Dies braucht ausreichend Zeit. Wenn es Ihnen möglich ist, geben Sie weiterhin ab, so viel Sie können, und fokussie-

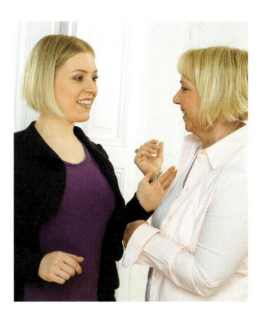

ren Sie sich auf das Wichtigste, auf Ihre Familie und auf sich!

Was sich ändert

Sie wickeln immer seltener am stationären Wickeltisch, je mobiler die Kinder werden. Das Windeln wechseln bedeutet für Ihre Kinder ohnehin nur Zeitverschwendung. Wickeln Sie dort, wo es nötig ist. Dazu sind mehrere „Wickelstationen", an denen die notwendigen Utensilien in einer Kiste liegen, sinnvoll und sparen Zeit und Nerven. Sind Sie bisher noch nicht dazu gekommen, den Wohnbereich zwillingskindersicher zu gestalten, wird dies jetzt zwingend. Zwei Köpfe, vier Arme und vier Beine sind nun gemeinsam unterwegs.

Erholsamer Schlaf

Die meisten Zwillinge schlafen spätestens im zweiten Lebenshalbjahr mehr als sechs Stunden in der Nacht. Wir haben wieder Eltern in unseren Kursen befragt: Von 90 befragten Elternpaaren bestätigen dies 69 Elternpaare.

Manchmal ist das erste Halbjahr für Zwillingseltern sehr fordernd. Vielleicht waren Ihre Kinder deutlich zu früh geboren, vielleicht kränkelte ein Kind oder auch beide, vielleicht gab es andere Faktoren, die es Ihnen erschwerten einen Schlafrhythmus aufzubauen. Es ist nie zu spät – nehmen Sie einfach die Anregungen ab Seite 192 zur Hand und bauen Sie den Rhythmus nun auf.

Das gemeinsame Kinderbett hat ausgedient, der nächste Schritt zum „Großwerden", den Sie wehmütig bemerken! Das Band zwischen Ihren Kindern wird dies nicht zerstören. Stellen Sie die Betten nebeneinander oder am Kopfende aneinander. Sie werden wundervolle Momente erleben, in denen Sie Ihren Zwillingen bei einer „Unterhaltung" zuhören können oder sich freuen, wenn die beiden, sich an den Gitterstäben festhaltend, gegenüberstehen und freudig glucksend den Tag miteinander beginnen.

Gemeinsam am Tisch

Den ersten Brei haben Sie erfolgreich eingeführt. Im zweiten Lebenshalbjahr ersetzen Sie nach und nach weitere Milchmahlzeiten. Mit dem ersten Geburtstag essen Ihre Zwillinge mit am Elterntisch!

Die Reihenfolge der Breimahlzeiten

Frühestens ab dem sechsten Lebensmonat, einen Monat nach der Einführung des Gemüse-Kartoffel-Fleisch-Breis ersetzen Sie abends die zweite Milchmahlzeit durch einen Milch-Getreide-Brei, der Ihre Kinder mit notwendigem Eiweiß und Kalzium versorgt.

Eine dritte Milchmahlzeit fällt wieder einen Monat später nachmittags zugunsten eines Getreide-Obst-Breis weg. Schließlich ersetzen Sie die Morgenmahlzeit nach etwa einem weiteren Monat durch den Milch-Getreide-Brei, den Sie schon abends füttern. Morgens können Sie ihn gerne mit etwas Obst anreichern.

Verwenden Sie zur Zubereitung die Milch, mit der die Kinder bei Milchmahlzeiten ernährt werden. Dies kann Muttermilch sein, die Sie als Reserve eingefroren haben, Säuglingsersatznahrung oder abgekochte Kuhmilch. Jeder dieser Breie kann, wenn es für Sie besser passt, natürlich auch zu einer anderen

Tageszeit gefüttert werden. Wir haben Rezepte, mengenmäßig angepasst für Zwillinge, im Anhang für Sie aufgeführt.

Praktische Löffel- und Trinktipps

Das zweite Halbjahr ist die Phase, in der alle Kinder das Greifen perfektionieren und nach allem packen, was nicht niet- und nagelfest ist. Alltagsgegenstände wie zum Beispiel Löffel und Teller faszinieren Ihre beiden und alles muss angefasst werden. Dazu kommt, dass der eigene Wille sich immer stärker entwickelt. All diese Faktoren können das Füttern zu einer Herausforderung machen. Das Bettlaken als Lätzchenersatz hat dann ausgedient, wenn Ihre Kinder selbstständig sitzen können, was ungefähr ab dem 10. Lebensmonat der Fall sein wird. Ihre Kinder gehören nun in zwei Hochstühle, vor die Sie sich mittig hinsetzen und weiter einen Löffel nach rechts, einen Löffel nach links verfüttern.

Für manche Kinder empfiehlt es sich, sie mit einem Sitzgurt im Hochsitz zu sichern, sonst klettern sie permanent auf dem Sitz herum. Dies ist gefährlich und da Sie nicht beide gleichzeitig festhalten und füttern können, sollten Sie zu diesem Hilfsmittel greifen. Entsprechende Gurte erhalten Sie in jedem Baby- oder auch in manchen Drogeriemärkten.

Ihre Kinder wollen immer mehr selbst machen und dies ist ja mittelfristig auch in Ihrem Sinne. Leider führt dies in der Anfangsphase aber schon mal dazu, dass Essen auf dem Boden landet – stellen Sie die Hochstühle daher dort auf, wo der Fußboden gut zu reinigen ist, und möglichst nicht auf einen Teppich.

Vermeiden Sie Machtkämpfe beim Essen. Führen Sie Ihr Fütterritual aus dem ersten Halbjahr gelassen weiter und geben Sie den beiden zusätzlich einen Löffel zum Selberausprobieren. Immer häufiger wird der Kinderlöffel auch im richtigen Mund landen!

Je mehr Zähne da sind, desto häufiger können Sie zusätzlich Fingerfood anbieten. Möhrensticks, Dinkelstangen oder kleine Reiswaffeln sind bei Kindern sehr beliebt. Geradezu rührend mutet es an, wenn Ihre Zwillinge sich gegenseitig füttern wollen oder sogar Ihnen eine – oft leider schon – angelutschte Dinkelstange mit einem Lächeln anbieten!

Christina

»Vier Hände, zwei Münder

Von Zeit zu Zeit möchten Hannah und Luise nicht gefüttert werden, sondern selber essen, oder sie essen nur mit der Hand im Brei. Das ist dann eben so, sonst verweigern sie einfach. Dann läuft die Waschmaschine eben öfter. Und dass unsere Kinder ab und zu mit Brei im Haar in Krabbelgruppen auftauchen, daran haben sich inzwischen alle gewöhnt. Bis heute füttern wir Brei und Fingerfood gemischt, je nach dem, was die Kinder mögen und was für mich am praktischsten ist. Schwierig ist nur, zwischen vier ausgreifenden Babyhänden einen sicheren Platz für den eigenen Teller zu finden.«

Wiedereinstieg in den Beruf

In Ländern wie Deutschland oder Österreich, die Eltern eine finanziell unterstützte Elternzeit nach der Mutterschutzfrist gewähren, stellt sich denjenigen, die dies für ein Jahr Elternzeit genutzt haben, im zweiten Halbjahr die Frage nach dem Wiedereinstieg in den vorherigen Beruf. Anders als zum Beispiel in der Schweiz, in der Frauen sich direkt nach dem Mutterschaftsurlaub dieser Entscheidung stellen müssen.

Der Wiedereinstieg muss vorbereitet werden, für die bisherigen Vollzeit-Familienmanager und für die Kinder. Erfahrungsgemäß ist es sinnvoll, sich zu Beginn des zweiten Halbjahres mit der Frage des Wiedereinstiegs auseinanderzusetzen.

Was will ich?

Gerade bei Müttern wird die Diskussion über „Berufstätig oder nicht" oft sehr emotional geführt. Fundamentalistisch anmutende Wertvorstellungen prallen in einer Heftigkeit aufeinander, dass man nur sagen kann: „Egal, wie Sie entscheiden, einer meckert immer!"

Es gibt gute Gründe, die für einen zügigen Wiedereinstieg in den Beruf sprechen, ebenso wie es gute Gründe dafür gibt, über mehrere Jahre den Schwerpunkt auf den Job als Familienmanagerin zu legen.

Kinder sind teuer und Zwillinge doppelt so teuer wie ein Kind. Angefangen bei Kleidung und Nahrung – es gilt, zwei Kinder auszustatten. Sie benötigen mehr Platz, vielleicht ein größeres Auto. Nach Auslaufen des Elterngeldes können finanzielle Engpässe entstehen, die erfordern, dass Sie wieder in Ihren Beruf zurückkehren. Auch wenn Sie den Vorteil haben, dass ein berufstätiges Elternteil genug für die ganze Familie verdient, möchten Sie vielleicht in Ihren Beruf zurück, weil

- er Ihnen viel Spaß gemacht hat,
- Sie gerne weiter Karriere machen wollen,
- Sie nicht finanziell abhängig von Ihrem Ehepartner sein wollen und
- Sie die Bestätigung anderer für Ihre geleistete Arbeit haben wollen.

Andererseits ist Familienarbeit eine ausfüllende Tätigkeit. Die Freude, ganz eng an der Entwicklung der Kinder teilhaben zu können, den Spaß, den man hat, wenn man den beiden beim Erobern der Welt zuschaut – vielleicht möchten Sie den nicht missen und vermissen Ihre Berufstätigkeit nicht. Oder Sie sind einfach froh, die kostbaren Freiräume für sich zu haben, und das Familienmanagement macht Ihnen Spaß, zumindest mehr Spaß als der Beruf, den Sie vor der Elternzeit ausgeübt haben. Vielleicht ist es eher die Meinung anderer, die Sie antreibt, nicht „nur Hausfrau/-mann und Mutter/Vater" sein zu wollen?

In einem bekannten Werbespot der Firma Vorwerk wurde der Satz „Ich leite ein erfolgreiches kleines Familienunternehmen" als Slogan kreiert, den eine Frau auf die übliche Frage nach ihrem Beruf selbstbewusst in den Raum stellt. Man kann mit Zwillingen berufstätig sein, muss es aber nicht, wenn die Finanzen dies erlauben. Familienmanagement, erst recht mit mehreren Kindern, ist ein Fulltime-Job! Nutzen Sie die kleinen Ruheoasen, die Sie am Anfang des zweiten Halbjahres im Alltag mit den Zwillingen gewinnen, um zunächst einmal Ihre wahren Beweggründe für oder gegen einen Wiedereinstieg in den Beruf kennenzulernen.

Egal, wie Sie sich entscheiden, entscheiden Sie sich aktiv gegen ein schlechtes Gewissen! Sie sind weder automatisch eine Rabenmutter ohne Beziehung zu Ihren Kindern, wenn Sie wieder erwerbstätig werden, noch ein unemanzipiertes Heimchen am Herd, wenn Sie Familienmanagerin bleiben. Ihre Kinder werden nicht automatisch verwahrlosen, wenn Sie von jemand anderem als den Eltern mehrere Stunden am Tag liebevoll betreut werden, genauso wenig wie sie verwöhnte, unselbständige „Mamakinder" werden, wenn Sie Vollzeit zu Hause arbeiten.

Die Organisation des Wiedereinstiegs

Ihr Tag hat weiterhin 24 Stunden, von denen Sie mindestens sieben am Stück schlafen sollten. Die zu erledigenden Aufgaben bleiben dieselben, also müssen Sie – wenn Sie eine bestimmte Stundenzahl Erwerbstätigkeit dazunehmen – genau diese Stundenzahl woanders einsparen. Es ist ein Trugschluss zu glauben, man erledige entweder die Erwerbstätigkeit oder die zu Hause anfallenden Aufgaben nebenher. In der Entstehungszeit dieses Buches musste ich als Mutter von drei Kindern mit regelmäßiger Kurstätigkeit umschichten; es wäre ein Trugschluss gewesen zu glauben „Ich schreibe dieses Buch, wenn die Kinder im Bett sind oder spielen." Die Stunden zum Schreiben habe ich eingespart durch eine Haushaltshilfe und das Delegieren von Büroarbeit, die eine Bürokraft statt meiner erledigt hat. Niemand würde auf die Idee kommen, neben einem Vollzeitjob mit 60-Stunden-Woche noch einen anstrengenden Zweitjob anzunehmen – also tun auch Sie dies nicht!

Wie viele Stunden möchten Sie wieder erwerbstätig sein? In Vollzeit oder in Teilzeit? Bei einer angestrebten Teilzeittätigkeit können Sie gemeinsam mit Ihrem Arbeitgeber entscheiden, wie Sie die Stundenzahl aufteilen wollen und können. In einigen Fällen ist es notwendig, täglich für einige Stunden anwesend zu sein, in anderen Fällen bietet es sich an, die Stunden auf wenige Tage Vollzeittätigkeit zu verteilen.

Wenn dies geklärt ist, können Sie sich darauf konzentrieren, wie Sie den Wiedereinstieg organisieren wollen. Was können und wollen Sie abgeben, um die geplante Stunden- und Tageszahl erwerbstätig zu sein? In den meisten Fällen ist es die Kinderbetreuung, die das größte Stundenkontingent von „Familienmanagern" ausmacht.

Kinderbetreuung

Ob Großeltern, Kinderkrippe oder Tagespflegepersonen – Sie und die Zwillinge müssen sich auf den Wechsel einstimmen. Auch hier ist die wichtigste Frage: Wer oder was passt zu uns? Stimmt die Chemie zwischen den Betreuenden und Ihnen, fühlen Sie sich mit

DAS ZWEITE HALBE JAHR

Mit Zwillingen zurück in den Beruf

Als ich beim ersten Ultraschall in der 8. Woche erfuhr, dass es zwei werden, und die anfängliche Freude sich langsam in Besorgnis wandelte, wie wir das alles bewältigen sollen, stand bald fest, dass ich uns Hilfe suchen muss, denn mein Mann arbeitet und ich wollte selbstverständlich auch wieder arbeiten.

Unsere Zwillinge, Helena und Friedrich, kamen in der 38. Woche per Kaiserschnitt zur Welt. Die ersten Monate waren geprägt von Unsicherheiten und Überängstlichkeiten, so zart und zerbrechlich, wie sie schienen (obwohl sie ja in Wahrheit kleine „Surviver-Paketchen" sind). Ab dem 4. Monat entwickelten sich die beiden rasant. Auf einmal wollten sie sitzen und plötzlich konnten sie sich drehen, und „schwups" stand die Kleine, und „hoppla", da zog er sich hoch und jetzt wanken sie schon an einer Hand geführt über den Spielplatz.

Unser Betreuungsmodell: eine Kinderfrau

Meine Eltern sind nicht gerade der Typ „aufopfernde Großeltern", und das hieß für mich: frühzeitig Hilfe suchen. Wenn sich die Kinder von Geburt an an eine weitere Betreuungsperson gewöhnt haben und wenigstens eine Bezugsperson mehr da ist, ist alles nur noch halb so schwer. Und wenn man sich dann als Mutter wieder rauswagen möchte, mal krank ist, die Arbeit wartet oder man eben einfach nur mal wieder zu zweit sein möchte, dann ist das für die Babys kein so großes Problem. Für mich, die klammernde Mutter, die nach spätestens einer halben Stunde zurück will, bleibt es allerdings bis heute ein Problem. Ich konnte und kann auch heute gar nicht so einfach loslassen (wie ich es mir vor der Geburt gedacht hatte) und das Gefühl, eine schlechte Mutter zu sein, ist oftmals überwältigend. Auch die Eifersucht auf meine Kinderfrau, wenn sie z. B. tolle Sachen mit den Kindern erlebt, gehört dazu.

Natürlich ist es auch ein finanzielles Problem, keine Frage. Kinder sind teuer, zwei Kinder sind noch teurer und die Hilfen, die man ohnehin anzunehmen lernen muss, wenn man mit Zwillingen lebt, dabei scheinbar unbezahlbar. Trotzdem, Hilfe muss sein, wenigstens ein paar Stunden am Tag. Wichtig ist, man findet jemanden, der Erfahrung hat und dem man absolut vertrauen kann, denn man hat panische Ängste, was das Wohl der Kinder angeht. Viele Mütter werden dann, wenn sie wieder arbeiten wollen oder müssen, die Kinder in eine Krippe geben. Das war für mich persönlich keine Alternative. Der Kindergarten ist schön und gut für Kinder, aber, meine Babys schon so früh in „fremde Hände" zu geben war für mich einfach undenkbar.

Fakt ist, ich kann schon jetzt wieder arbeiten und es tut mir und der Familienkasse sehr gut, trotz Rabenmuttergefühl: Ich weiß, den Kindern geht es gut, ich kann ihnen eine entspannte Mutter sein und bin trotz Arbeit belastbar. Mittlerweile kann mir sogar noch ein drittes Kind vorstellen! Dabei geht es ja eigentlich erst los, denn bald schon rennen sie in zwei verschiedene Richtungen. Der eine will die Treppe runterfallen und die andere steckt den Kopf ins Klo – nicht vergessen: Sich zerreißen geht nicht.

Florentine Joop, Kinderbuchautorin und Tochter von Wolfgang Joop

der gewählten Lösung wirklich wohl? Ist dies gewährleistet, kann eine Fremdbetreuung eine Bereicherung des Familienlebens sein, auf die sich Kinder wie Eltern gleichermaßen freuen.

Oma und Opa kümmern sich

Rund 40 Prozent der Eltern geben die Großeltern als Unterstützung bei der Kinderbetreuung an. Dies zeigt den Stellenwert, den Großeltern innerhalb der Familie haben. Zwillingseltern genießen diese Unterstützung umso mehr, einige Familien ziehen während der Schwangerschaft bewusst in die Nähe der Eltern oder Schwiegereltern, um diese innerfamiliäre Hilfe wahrzunehmen. Finanziell ist dies auf jeden Fall immer die kostengünstigste Lösung. Die notwendigen Absprachen hinsichtlich des von Ihnen gewünschten Erziehungsstils gestalten sich innerfamiliär allerdings oftmals schwieriger. Die jetzige Großelterngeneration steht überdies nicht immer in dem Ausmaß zur Verfügung, in dem Sie eine Betreuung während Ihrer zukünftigen Arbeitszeit benötigen. Oder Sie wohnen eben einfach nicht in der Nähe der Großeltern. Deshalb kann es eine gute Alternative sein, Großeltern als das zu sehen, was sie für die Kinder meist vom Gefühl her sind: liebe Familienmitglieder, bei denen ein Besuch immer etwas Besonderes ist, und eine unersetzliche Hilfe für Notfälle.

Kindergärten

Immer mehr Kindergärten bieten Plätze für Kinder unter drei Jahren (U3) an. Trotzdem sind es immer noch zu wenige Plätze, die zudem mit deutlich höheren Elternbeiträgen als bei Plätzen für Kinder ab drei Jahren verbunden sind. Sie als Zwillingseltern benötigen gleichzeitig zwei Plätze in einer Einrichtung – dies senkt Ihre Chancen, da die Anmeldezahlen in fast allen Fällen die Zahl freier Plätze übersteigen und ausgewählt werden muss. Eine sehr frühe Anmeldung im Kindergarten Ihrer Wahl schadet nie, allerdings wird vor allem bei kommunalen Kindergärten oft die Auswahl anhand bestimmter Sozialkriterien vorgenommen, sodass der Zeitpunkt der Anmeldung in diesen Fällen unwichtig ist. Erkundigen Sie sich bei Ihrer Gemeinde frühzeitig, wie die Anmeldung gehandhabt wird.

Schauen Sie sich frühzeitig verschiedene Einrichtungen an. Achten Sie auf Gruppengrößen, fragen Sie nach, wie das Konzept für die kleineren Kinder aussieht. Wie ist der Betreuungsschlüssel, d. h., wie viele Betreuungskräfte kümmern sich um die Kinder? Passt der Alltag in der Einrichtung zu Ihren Vorstellungen?

Stellen Sie die Frage, wie mit Zwillingen umgegangen wird. Besteht man darauf, die Kinder auf jeden Fall in zwei verschiedenen Gruppen zu betreuen, oder wird der Wunsch der Eltern berücksichtigt? Gerade bei eineiigen Zwillingen lohnt es sich nachzufragen, wie die Betreuungskräfte vorgehen, um die Zwillinge unterscheiden zu lernen. Leider gibt es immer noch Menschen, die der Einfachheit halber beide Namen rufen: „Ich kann die beiden sowieso nicht unterscheiden. Wenn ich beide Namen rufe, wird einer schon kommen."

Die Erzieherinnen des Kindergartens, den meine Zwillinge besuchten, baten darum, beiden Kindern eine Woche lang ein Namens-T-Shirt anzuziehen. Nach dieser Woche waren sie sicher in der Unterscheidung der eineiigen Jungs – es geht also!

Ob Zwillinge eine gemeinsame Gruppe besuchen oder nicht, bleibt eine individuelle Entscheidung, hierzu lassen sich keine allgemeingültigen Aussagen treffen. Gerade allerdings im ersten Lebensjahr überwiegen meines Erachtens die positiven Effekte des Zusammenseins: Ihre Kinder werden sich in der neuen Umgebung gegenseitig Halt und Sicherheit geben. Wird ein Zwilling zu dominant gegenüber dem anderen oder verlässt sich einer zu sehr darauf, dass der Bruder oder die Schwester schon alles regeln wird, kann man die Kinder immer noch liebevoll, aber bestimmt in zwei verschiedenen Gruppen unterbringen. Dies ist allerdings in der überwiegenden Zahl der Fälle kein Thema des ersten Lebensjahres.

Kinderfrauen und Tageseltern

Kinderfrauen und Tageseltern sind heutzutage aus der Kinderbetreuungsszene nicht mehr wegzudenken. Tageseltern betreuen maximal fünf Kinder in ihrem eigenen Haushalt. Sie arbeiten selbstständig und schreiben Ihnen am Ende des Monats eine Rechnung über die geleistete Kinderbetreuung. Der Stundensatz liegt erfahrungsgemäß zwischen fünf und sieben Euro pro Kind. Tageseltern haben Anspruch auf bezahlten Urlaub. Eine Ermäßigung für das zweite Kind wird unterschiedlich gehandhabt. Als Geringverdiener erhalten Sie eine finanzielle Unterstützung durch das Jugendamt.

Kinderfrauen kommen zu Ihnen nach Hause. Rechtlich gesehen sind Kinderfrauen Ihre Angestellten; Sie müssen einen entsprechenden Vertrag machen und als Arbeitgeber die notwendigen Anmeldungen und Zahlungen leisten. Der Stundensatz liegt meist – je nach Qualifikation und Wohnort – zwischen 8 und 12 Euro/Stunde. Dazu kommt die Hälfte der Abgaben zur Sozialversicherung, bezahlter Urlaub und Lohnfortzahlung im Krankheitsfall auf Sie als Arbeitgeber zu sowie die nur mit geringen Kosten verbundene Anmeldung bei der gesetzlichen Unfallversicherung. Die Kosten sowohl für Tageseltern als auch für Kinderfrauen sind mit offiziell geschlossenem Vertrag steuerlich als Kinderbetreuungskosten absetzbar.

Welches Modell für Zwillingseltern?

Auch diese Frage kann nicht mit einer eindeutigen Empfehlung beantwortet werden. Bei Tageseltern kommen Ihre Kinder mit anderen Kindern in Kontakt, dies ist für viele Zwillingseltern das Hauptargument für diese Betreuungsform. Wir haben uns schon früh für eine Kinderfrau entschieden, um die Sicherheit zu haben, dass auch bei Krankheit eines Zwillings die Betreuung beider gewährleistet ist. Finanziell gesehen lohnt ein genaues Gegenrechnen, da Sie bei Tageseltern in der Regel nur eine geringe oder keine Ermäßigung für das zweite Kind bekommen.

Wie finde ich jemand Geeignetes?

Die Jugendämter der Gemeinden helfen Ihnen weiter. In vielen Städten und Gemeinden gibt mittlerweile Kinderbetreuungsnetzwerke, die in der Ausbildung und Qualifizierung von Tagespflegepersonen tätig sind und eine entsprechende Vermittlungsdatenbank und Beratung führen. Auch der Bundesverband für Kindertagespflege nennt Ihnen Ansprechpartner am Ort. Alle Kontaktmöglichkeiten haben wir Ihnen im Anhang aufgeführt.

In Österreich: Kindergärten sind Sache der Bundesländer. Seit 2009 ist der Kindergartenbesuch für fünf- und sechsjährige Kinder verpflichtend. Kinder unter 3 Jahren werden in der Regel in Kinderkrippen und bei Tageseltern betreut.

In der Schweiz: Kinderbetreuung und die Kosten dafür sind weitgehend Kantonssache. Säuglinge und Kleinkinder können in Kindertagesstätten betreut werden.

In Liechtenstein: Rechtsanspruch auf einen Kindergartenplatz ab vier Jahren. Tagesmütter und Kindergärten bieten stundenweise bis ganztägige Betreuung für Kinder ab vier Monaten. Die Elternbeiträge sind nach Familieneinkommen und Betreuungsbedarf gestaffelt.

Als Eltern wieder Paar sein

Die größten Herausforderungen an Sie als Paar sind bewältigt: Die Umstellung zum Familienleben ist wie so vieles Normalität geworden. Sie haben die neuen Rollen als Vater oder Mutter mit Leben gefüllt und sind auf dem Weg, das gemeinsame Familienleben zu organisieren.

Die Partnermonate der Elternzeit

Viele Partner, die in den ersten zwölf Monaten erwerbstätig waren, nehmen die sogenannten Partnermonate der Elternzeit am Ende des ersten Lebensjahres, um dem Partner den Wiedereinstieg in den Beruf zu erleichtern. Bedenken Sie, dass diese Elternzeit spätestens sieben Wochen vor deren Beginn schriftlich angezeigt werden muss. Schön ist es, wenn so der Übergang zur Fremdbetreuung noch einmal abgemildert werden kann. War bisher die Mutter die Vollzeitfamilienmanagerin,

▼ Die Einführung der Partnermonate hat die Väterrolle in der Erziehung verändert.

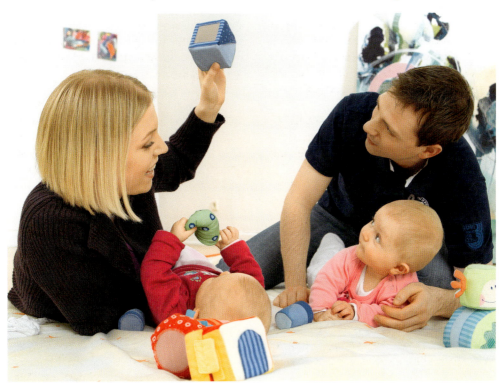

kann sie wesentlich entspannter am Arbeitsplatz sein, wenn sie weiß, dass ihr Mann zur Verfügung steht, wenn Kindergarten oder Tageseltern in problematischen Situationen Elternhilfe einfordern. Gleichzeitig entsteht weniger Druck, gerade in den ersten wichtigen Wochen der Wiedereinarbeitung den Griffel zu festgelegten Zeiten fallen zu lassen, weil die Kinder pünktlich abgeholt werden müssen.

Gemeinsamkeiten pflegen

Alles läuft an vielen Tagen rund – das gibt Ihnen die Chance, Gemeinsamkeiten als Paar und nicht nur als Eltern zu pflegen. Die Kinder schlafen in der Regel nachts so durch, dass Sie nicht mehr übermüdet sind. Meist werden sie nicht mehr gestillt, sondern nehmen zunehmend Beikost zu sich. Mahlzeiten ohne Mutter steht also nichts im Wege!

Wie wäre es, nun mal wieder auszugehen? Ins Kino, in ein Restaurant, zu einem gemeinsamen Tanzkurs – Ihrer Fantasie sind keine Grenzen gesetzt. Sind Sie abends lieber zu Hause, spricht nichts dagegen, eine Kinderbetreuung tagsüber zu organisieren, die einige Stunden mit den Kindern verbringt und Ihnen die Möglichkeit eröffnet, gemeinsam bummeln zu gehen oder in Ruhe gemeinsam einen Spaziergang zu machen.

Feiern Sie den ersten Geburtstag Ihrer Zwillinge auch als Paar für sich. Wie wäre ein „Paartag", an dem die Kinder zum Beispiel von den Großeltern betreut werden und Sie einen ganzen Tag zu zweit verbringen mit etwas, das Sie schon vor der Geburt gerne gemacht haben? Genießen Sie die Zeit, seien Sie stolz darauf, Ihre Zwillinge schon so großgezogen zu haben, und freuen Sie sich auf das spannende und ereignisreiche zweite Lebensjahr Ihrer Kinder!

Hilfreich während der Schwangerschaft

Teemischungen

▶ **Blutbildungstee**
30% Mariendistelkraut, 20% Brennessel, 20% Tausendgüldenkraut, 30% Löwenzahnwurzel und -kraut: 3 Tassen ohne Zucker pro Tag trinken bei einem Eisenwert unter 11%/ml

▶ **Blutdrucksenkender Tee**
Melisse, Mistelkraut, Weißdorn zu gleichen Teilen mischen, 2–3 Tassen täglich trinken

▶ **Schlaftee**
Melisse, Johanniskraut, Baldrian, Hopfen, Lavendel zu gleichen Teilen mischen und vor dem Zubettgehen 1 Tasse trinken

▶ **Tee gegen Verstopfung**
20 g Flor. sambuci, jeweils 10 g Fructus foeniculi centus, Flor. chamom. aegypt. und Flor. Craminis dep, davon 1–2 TL pro Tasse verwenden, 2–3 Tassen täglich trinken.

▶ **Glückstee**
10 g Johanniskraut, 10 g Lavendelkraut, 15 g Melisse, 5 g Mohnsamen, 20 g Thymiankraut, 10 g Waldmeister, 10 g Kardobenediktenkraut, 1 EL Kraut pro Becher mit heißem Wasser übergießen, 5 Minuten ziehen lassen, gerne mit Honig süßen. 3 Tassen über den Tag verteilt trinken

▶ **Tee zur Entwässerung**
einfache Menge Frauenmantel, Himbeerblätter, Johanniskraut, Melissenblätter, Schafgarbenkraut, Birkenblätter, doppelte Menge Brennnesselkraut und Zinnkraut, davon mindestens 3 Tassen täglich gerne mit Zitrone und/oder Honig trinken

▶ **Anti-Wehentee**
Baldrian, Hopfen, Johanniskraut, Majoran, Melisse, Thymian zu gleichen Teilen mischen lassen, 2 Tassen über den Tag verteilt trinken

Hühner-Kraftbrühe

Die langen Kochzeiten ergeben sich aus der energetischen Sichtweise der Traditionellen Chinesischen Medizin.

▶ Zutaten:

1 frisches Huhn, 400–500 g Möhren, 200 g Sellerie, 1–2 Stangen Porree, 1 Bund Petersilie, 1–2 Süßkartoffeln, 3–4 Tomaten

– Zubereitung

Alle Zutaten in einem Topf mit 5–10 Liter Wasser zum Kochen bringen. Dann auf kleiner Flamme mindestens 4, besser 8–24 Stunden leicht köcheln lassen. Gegebenenfalls etwas Wasser nachgießen, damit ausreichend Flüssigkeit übrig bleibt. Wenn Sie in Ihrer Schwangerschaft an Übelkeit oder Verdauungsschwäche leiden, geben Sie in den letzten 30 Minuten Kochzeit frischen Ingwer dazu.
Die Brühe wird in ein Gefäß gegossen. Das Fleisch kann mitgegessen werden. Im Kühlschrank ist die Brühe 5–7 Tage haltbar. Das überschüssige Fett kann abgeschöpft werden. Je nach zugegebener Wassermenge reicht die Brühe über 5–7 Tage für 2–3 Tassen täglich.

Vegetarische Kraftbrühe

▶ Zutaten:

500 g Kartoffeln, 500 g Karotten, 1 Knollensellerie mit Grün, 4 Gemüsezwiebeln, 500 g grüne Bohnen, 1 Stange Lauch, 200 g Rucola, 3 l Gemüsebrühe, 6 Pimentkörner, 10 schwarze Pfefferkörner, Pfeffer aus der Mühle, Meersalz, Zitronensaft, Paprikapulver, Sahne

– Zubereitung

Das Gemüse waschen, schälen und in Würfel schneiden, die Zwiebeln und den Lauch in halbe Ringe. Die Bohnen in Stücke teilen. Rucola waschen, trocken tupfen und klein schneiden. Gemüsebrühe in einen großen Topf füllen, Lauch, Bohnen und Selleriegrün zugeben und bei mittlerer Hitze zum Köcheln bringen. Selleriewürfel, Karotten, Kartoffeln, Zwiebeln, Piment- und Pfefferkörner zugeben und bei geschlossenem Deckel etwa 45 Min. köcheln lassen. Mit Pfeffer, Meersalz, Zitronensaft, Paprikapulver, Rucola und Sahne abschmecken. Das Rezept ergibt ca. 4 Portionen.
Die Kraftbrühe kann bei Besonderheiten wie Rückbildungsstörung im Wochenbett oder Verdauungsstörungen mit speziellen Kräutern beschwerdelindernd zubereitet werden, fragen Sie dazu Ihre Hebamme.

Weiter hilft ...

▶ **Reiscongee**
Eine Tasse Reis oder Getreide, 5–10 Tassen Wasser, Möhren nach Belieben, drei Scheiben frischer Ingwer. Reis oder Getreide mit dem Wasser 4–6 Stunden leicht köcheln, in der letzten Stunde die restlichen Zutaten dazugeben, warm essen.

▶ **Mineralsalzmischung bei Sodbrennen**
70 g Natrium bicarb., 10 g Kalium bicarb., 4 g Calcium phosphor., 8 g Calcium citr., 3 g Magnesium citr., 5 g Terra silicea
1 MS bei Bedarf oder 1 TL in 200 ml Wasser auflösen und trinken, bei Ödemen bitte zurückhaltend einnehmen, da die Mischung diese verstärken kann.

▶ **Schlafcocktail nach Schüßler**
Je 15 Pastillen Schüßlersalz Nr. 2 Calcium phosphoricum D6 und Nr. 7 Magnesium phosphoricum D6 in eine Tasse geben und mit heißem Wasser übergießen, schlückchenweise trinken. Wenn die Gedanken zu sehr kreisen, zusätzlich 5 Tbl. Nr. 14 Kalium bromatum D6 und 10 Tbl. Nr. 21 Zincum chloratum D6 zugeben, danach direkt zu Bett gehen.

Hilfreich in der ersten Zeit nach der Geburt

▶ **Rückbildungstee**
Frauenmantel, Hirtentäschel und Melisse zu gleichen Teilen mischen und maximal 2 Tassen täglich davon trinken

▶ **Gegen Neugeborenengelbsucht:**
Lebertee: je 15 g Mariendistelkraut und Löwenzahnkraut und -wurzel, je 10 g Schöllkraut und Boldoblätter, 2–3 Tassen täglich trinken

▶ **Anthroposophische Mittel:**
Anagallis compositum Globuli velati, das Kind bekommt vor der Mahlzeit 1x täglich drei Globuli, die stillende Mutter parallel dazu 3–4× täglich 10 Globuli

▶ **Energiebällchen bzw. Milchkugeln**
1 kg Weizen-Gerste-Hafer mischen und grob schroten, in einer Pfanne bis zur Bräunung rösten, 300 g gekochten Vollkornreis, 350 g Butter kalt zugeben und mit 1 Glas Wasser einrühren, 300 g Honig hinzufügen und aus der Masse Kugeln mit ca. 2 cm Durchmesser formen, täglich zwei bis drei Kugeln essen. Sie können sich die Milchkugeln als sogenannte Stillpralinen auch bestellen und per Post zusenden lassen.

▶ **Stärkendes Hirsemüsli**
1 Tasse Hirse mit 2 Tassen Wasser (wie Reis) gar kochen, zerkleinerte Mandeln, Rosinen, Obst der Saison, evtl. Trockenobst und einen Schuss süße Sahne hinzufügen – warm essen!

▶ **Dattelmilch**
Zutaten für 4–5 Portionen: 6 große oder 10 kleine Datteln, Kardamom, Ingwerpulver, Kurkuma, Nelken, Zimt, Muskat, 1 l Vollmilch
Zubereitung: Datteln über Nacht in wenig Wasser einweichen, danach entkernen und pürieren, in der Milch mit den Gewürzen, nach Belieben zusammengestellt, aufkochen

▶ **Dattelaufstrich mit Mandeln**
150 g Datteln, 1 EL Sonnenblumenkerne, 75 g gemahlene Mandeln, 2 EL Kokosmilchpulver, ½ TL Zimt, ½ TL Ingwerpulver, 1 Msp. Sternanis, 1 Msp. Kardamom, 1 Prise Muskat, 50 g Sahne
Datteln über Nacht einweichen, danach entkernen, Datteln und Sonnenblumenkerne mit etwas Einweichwasser pürieren, restliche Zutaten unterrühren und zu einer streichfähigen Masse verarbeiten.

Leckere Babybreie

Die Mengenangaben sind für Sie verdoppelt, sodass Sie direkt starten können.

Karottenpüree
4.–6. Monat

▶ **Zutaten für zwei Portionen**

180 g Gemüse (Karotten oder Pastinake), 16 g Rapsöl (alternativ Sonnenblumen- oder Maiskeimöl), Wasser nach Bedarf, damit der Brei nicht zu fest wird

– **Zubereitung**

Das Gemüse in wenig Wasser kochen, bis es weich ist. Evtl. noch etwas Wasser hinzufügen. Den Brei pürieren und Öl und evtl. noch zusätzliches Wasser hinzufügen, bis der Brei so fest ist, dass er gut vom Löffel gefüttert werden kann.

Gemüse-Kartoffel-Fleisch-Brei 4.–6. Monat

▶ **Zutaten für zwei Portionen:**

180 g Gemüse (Karotten, Zucchini, Blumenkohl, Brokkoli, Fenchel, Kohlrabi, Kürbis, Pastinake, kein Spinat), 80 g Kartoffeln, 60 g Vitamin-C-reicher Obstsaft (lassen Sie diesen weg, wenn Ihre Kinder wund werden), 40 g Fleisch (magere Teilstücke vom Rind, Schwein oder Geflügel), 16 g Rapsöl (alternativ Sonnenblumen- oder Maiskeimöl), Wasser nach Bedarf, damit der Brei nicht zu fest wird.

– **Zubereitung**

Das Fleisch in kleine Würfel schneiden und in wenig Wasser kochen, bis es gar ist (ca. 15 Minuten). Das geputzte, in Würfel geschnittene Gemüse und die Kartoffeln hinzufügen und alles weitere 10 Minuten kochen lassen, bis die Kartoffeln und das Gemüse weich sind. Evtl. noch etwas Wasser hinzufügen. Den Brei pürieren und Saft, Öl und evtl. noch zusätzliches Wasser hinzufügen, bis der Brei so fest ist, dass er gut vom Löffel gefüttert werden kann.

Milch-Getreide-Brei
5.–12. Monate

▶ Zutaten für zwei Portionen:
400 g Milch (Muttermilch, Säuglingsmilch, Vollmilch 3,5 % Fett), 40 g Getreideflocken (Fertigprodukte wie Haferflocken, Vollkornweizen, Hirseflocken), 40 g Obst (Äpfel, Birnen, Bananen, Pfirsiche, Nektarinen, Aprikosen, auch Gläschenkost)

— Zubereitung
Die Milch erhitzen. Getreideflocken hineinrühren. Das Obst zerdrücken und unterrühren.

Getreide-Obst-Brei
6.–12. Monate

▶ Zutaten für zwei Portionen:
180 g Wasser, 40 g Getreideflocken (Fertigprodukte wie Haferflocken, Vollkornweizen), 200 g Obst (Äpfel, Birnen, Bananen, Pfirsiche, Nektarinen, Aprikosen, Gläschenkost), 10 g Rapsöl

— Zubereitung
Das Wasser erhitzen. Getreideflocken hineinrühren, Brei evtl. kurz aufkochen. Das Obst zerdrücken und unterrühren. Das Rapsöl unterrühren. Das erforderliche Mengenverhältnis von Getreide und Wasser entnehmen Sie dem Rezept auf der Verpackung des Getreides. Wenn auf der Verpackung von Säuglingsgetreide nur ein Rezept mit Milch abgedruckt ist, können Sie für den Getreide-Obst-Brei die entsprechende Menge Wasser nehmen.

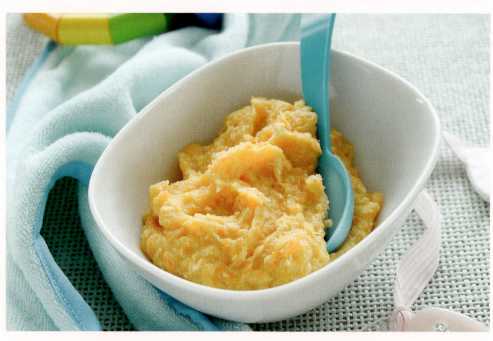

Service

Hinweise zur Vertiefung einzelner Themen

Auf unserer Homepage www.schwanger-mit-zwillingen.de finden Sie weiterführende, aktuelle Internet-Links.

Schwangerschaft, Geburt und Wochenbett
Grundlegende Literatur
Stadelmann, Ingeborg: **Die Hebammensprechstunde: Einfühlsame und naturheilkundliche Begleitung zu Schwangerschaft, Geburt, Wochenbett und Stillzeit mit Heilkräutern, Homöopathie und Aromatherapie**. Stadelmann Verlag, Wiggensbach 2008.

Weiterführende Literatur
Bednarz, Dieter: **Überleben an der Wickelfront**. Deutsche Verlags-Anstalt, München 2009.

Body Shop (Hrsg.): **Mamatoto. Geheimnis Geburt**. Vgs-Verlag, Köln 1992.

Boeger, Sabine, Nedden-Boeger, Christian: **Zwillingsschwangerschaft und Zwillingsgeburt**. Download-Buch. www.neddenboeger.de

Mühlratzer, E. & Dr. med. W. Horkel: **Kaiserschnitt**. Kösel-Verlag, München 1992.

Sichtermann, Barbara: **Leben mit einem Neugeborenen: Ein Buch über das erste halbe Jahr**. Fischer Verlag, Frankfurt 1981.

Sichtermann, Barbara: **Vorsicht Kind: Eine Arbeitsplatzbeschreibung für Mütter, Väter und andere**. Wagenbach-Verlag, Berlin 2002.

Alleinerziehend
In Deutschland:
Verband alleinerziehender Mütter und Väter: www.vamv.de

Beratung: www.familien-wegweiser.de Unterpunkt Alleinerziehend, www.caritas.de, www.profamilia.de

„Alleinerziehend – Tipps und Informationen" vom „Bundesverband der alleinerziehenden Mütter und Väter e.V." zu beziehen über www.familien-wegweiser.de

In Österreich: Österreichische Plattform für Alleinerziehende: www.alleinerziehende.org Beratung: www.caritas.at

In der Schweiz: Schweizerischer Verband alleinerziehender Mütter und Väter: www.svamv.ch

Beratung: www.caritas.ch, www.profamilia.ch, www.muetterberatung.ch

In Liechtenstein: Verein Alleinerziehend: www.alleinerziehend.li, www.schwanger.li

Familienhilfen
In Deutschland: Familienhilfen meist regional angeboten, immer aktuell auf unserer Homepage www.schwanger-mit-zwillingen.de

In Österreich: www.caritas-wien.at/hilfe.../familienhilfe

In der Schweiz: www.familienhilfe.ch

In Liechtenstein: Betreuung von Familie in schweren Lebenslagen www.familienhilfen.li

Grundlegende Literatur
Bullinger, Hermann: **Wenn Paare Eltern werden**. Die Beziehung zwischen Frau und Mann nach der Geburt des Kindes. Rowohlt-Verlag, Reinbek 1986.

Fthenakis, Wassilios E., Kalicki, Bernhard, Peitz, Gabriele: **Paare werden Eltern**. Die Ergebnisse der LBS-Familienstudie. Vs-Verlag, Opladen 2002

Jäckel, Karin: Vater werden. **Der Wegweiser für ein glückliches Familienleben**. Rowohlt-Verlag, Reinbek 2005.

Märtin, Doris: **Gut ist besser als perfekt: Die Kunst, sich das Leben leichter zu machen**. Deutscher Taschenbuch Verlag, München 2008.

Ruthe, Reinhold: **Die Perfektionismus-Falle: und wie Sie ihr entkommen können**. Brendow-Verlag, Moers 2009.

Weiterführende Literatur
Aanderud, Catharina: **Schatz, wie war dein Tag auf dem Sofa?: Hausfrau – die unterschätzte Familien-Managerin**. Goldmann-Verlag, München 2006.

Röhrbein, Ansgar: **Mit Lust und Liebe Vater sein: Gestalte die Rolle deines Lebens**. Carl-Auer-Systeme, Heidelberg 2010.

Grünzinger, Eberhard: **Geschwister behinderter Kinder: Besonderheiten, Risiken und Chancen. Ein Familienratgeber**. Care-Line, Stamsried 2005.

Formales rund um die Geburt
In Deutschland: Bundesministerium für Familie, Frauen, Senioren und Jugend: www.bmfsfj.de, Familie

In Österreich: Familienministerium Österreich: http://www.bmwfj.gv.at/Familie

In der Schweiz: Bundesamt für Sozialversicherungen Schweiz: www.bsv.admin.ch

In Liechtenstein: Amt für soziale Dienste des Fürstentums Liechtenstein: www.llv.li/pdf-llv-asd-familienfoerderung.pdf, www.schwanger.li

Wenn Sie wissen wollen, ob ein Name anerkannt ist: Gesellschaft für deutsche Sprache, Zentrale Wiesbaden, Telefon: +49 (0)611 99955-0, www.gfds.de

Hebammen und Geburtsvorbereitung

In Deutschland: www.hebammenverband.de, www.bfhd.de

Spezielle Geburtsvorbereitung für Zwillingsschwangere: www.schwanger-mit-zwillingen.de

In Österreich: Österreichisches Hebammengremium: www.hebammen.at, Hebammen-Suche

In der Schweiz: Schweizerischer Hebammenverband: www.hebamme.ch

Liechtenstein: liguide.vaterland.li unter Gesundheit, Medizin & Soziales

Pränatale Diagnostik

www.skf-zentrale.de, unter Beratung und Hilfe

Pränatale Psychologie

Hidas, György, Raffai, Jenö: **Nabelschnur der Seele**. Psychosozial, Gießen 2006.

Janus, Ludwig: **Diskordanzanalyse bei zwei Zwillingspaaren, von denen jeweils ein Zwilling analytisch behandelt wurde.** In: Heigl-Evers, A., Schepank H.: Ursprünge seelisch bedingter Krankheiten. Bd. II. Ergebnisse. Verlag für Medizinische Psychologie im Verlag Vandenhoek & Ruprecht, 1981.

Piontelli, Alessandra: **Vom Fötus zum Kind**. Klett-Cotta, Stuttgart 1996

Frühgeborene
Grundlegende Literatur

Marcovich, Marina, de Jong, Theresia Maria: **Frühgeborene – zu klein zum Leben**. Kösel Verlag, München 2008

Garbe, Werner: **Das Frühchen-Buch**: Schwangerschaft, Geburt, das reife Neugeborene, das Frühgeborene – praktische Tipps für Eltern, Thieme-Verlag, Stuttgart 2008.

Europäischer Dachverband: **European Foundation for the care of newborn infants** (EFCNI), www.efcni.org

Stillen

In Deutschland: Stillbeauftragte www.hebammenverband.de/stillen/stillbeauftragte.html

In Österreich: www.stillen.at, www.lalecheliga.at

In der Schweiz: www.stillberatung.ch, www.stillen.ch, www.lalecheleague.ch

In Liechtenstein: www.llli.org

Lothrop, Hannah: **Das Stillbuch**. Kösel-Verlag, München 2009.

Wittmair, Susanne: **Zwillinge stillen**. Verlag von Gratkowski, Landsberg 2009.

Wochenbett

Beratung bei einer Krise nach der Geburt: www.schatten-und-licht.de

Bundesweite Psychologensuche: www.bdp-verband.org

„Psychologische Beratung", „Psychotherapeutische Beratung" sind die Suchbegriffe für die Gelben Seiten des jeweiligen Wohnortes

Entwicklung
Grundlegende Literatur

Austermann, Marianne, Wohlleben, Gesa: **Zehn kleine Krabbelfinger. Spiel und Spaß mit unseren Kleinsten**. Kösel-Verlag, München 1997.

Largo, Remo: **Babyjahre**. Entwicklung und Erziehung in den ersten vier Jahren. Piper-Verlag, München 2007.

Pantley, Elizabeth, Sonntag, Kirsten: **Schlafen statt Schreien**. Das liebevolle Einschlafbuch. Trias Verlag, Stuttgart 2009.

Van de Rijt, Hetty, Plooij, Frans X., Brams, Regine, Schweikart, Eva: **Oje, ich wachse!** Von den zehn „Sprüngen" in der mentalen Entwicklung ihres Kindes während der ersten 20 Monate und wie Sie damit umgehen können. Goldmann Verlag, München 2005.

Ernährung und Gesundheit

Forschungsinstitut für Kinderernährung: Empfehlungen für die Ernährung von Säuglingen. Zu beziehen über: www.fke-do.de

Gestose:
Tipps zu Ernährung und Prophylaxe bei Gestose: www.gestose-frauen.de

Impfen: www.impfen-info.de, www.individuelle-impfentscheidung.de

Kinderbetreuung

In Deutschland: www.bmfsfj.de

In der Schweiz: www.kinderbetreuung-schweiz.ch

In Liechtenstein: Landesverwaltung des Fürstentums Liechtenstein: www.llv.li, unter Suche „Kinderbetreuung" eingeben

In Österreich: www.kinderbetreuung.at

Schnell, Claudia: **Vom Suchen und Finden einer guten Tagesmutter**. Heimdall Verlag, Rheine 2009.

Allgemeines zu Zwillingen

Feenstra, Coks: **Das große Zwillingsbuch**. Beltz Verlag, Weinheim 2010.

Grigelat, Angela: **Auf einmal zwei**. Goldmann Verlag, München 2009.

Hauenschild, Lydia: **Zwillinge, die doppelte süße Last**. Ein Ratgeber für die Monate vor und nach der Geburt, Leipzig 2001.

Holst, Susanne, Klonk, Sabine: **Hoppla – Zwillinge**. Trias-Verlag, Stuttgart 2007.

Kerkhoff Gromada, Karen, Hurlburt, Mary C.: **Keys to parenting multiples**. Barron's Educational Series, Hauppauge NY 2001.

Stauber, Birgitta: **Elternglück im Doppelpack: Eine Zwillingsmutter erzählt**. Piper-Verlag, München 2005.

von Gratkowski, Marion: **Doppelt so schön und halb so schlimm**. Verlag von Gratkowski, Landsberg 2010.

Wright, Lawrence: **Zwillinge, Gene, Umwelt und das Geheimnis der Identität**. Bastei Lübbe, Bergisch Gladbach 2000.

Register

A
Abpumpen 135, 136
Abstillen 129, 213
Abstrich 25, 53
AFP, Alphafetoprotein 35
Akupunktur 51
Alleinerziehend 186, 267
Allergie 215
Alltag 189, 194, 250
ambulante Geburt 48
Amniozentese 35, 43
Anamnese 29
Anlegen 127
Anti-D-Prophylaxe 40
Antikörper-Suchtest 29
Antithrombose-
  strümpfe 17
Anti-Wehentee 261
Apgar-Test 101
Arbeitsplatz 16, 71
Arbeitsstundenzahl 39
Atemhilfsmuskulatur 31
Atemnot 57
Atemregulation 61
Atmung bei Geburt 95
Augen 37
Augenfarbe 44
Au-pair-Betreuung 221
Ausfluss 33
Autokindersitz 67
Autoreisen 17

B
Babybalkon, Baby-Bay 61
Babyblues 119
babyfreundliches Kran-
  kenhaus 85
Babymassagekurs 161, 172
Babypflege 137
Babyschwimmen 161
Babysitter 219, 220
Babywannen 66
Badeeimer 63
Baden 63, 140
Basaltemperatur 26
Bauchmassage 47, 109, 142
Bauchnabel 38
Beckenbodenmuskula-
  tur 38
Beckenendlage 47, 59, 83, 87
Bedürfnisse der Mutter 186
Behinderung 188
Beikost 211
Beleghebamme 48, 80, 81
Beruf 254
Beruhigen 142
Berührungsempfindlich-
  keit 26
Beschäftigungsverbot 70
Beschwerden 28, 34, 39, 45
Betreuung 59, 75
Betreuungsmodell 36
Betreuungsperson 220
Bett 60, 203, 238
Bettruhe 55
Bewegungsentwicklung 152, 164, 230, 241
Beziehung 153, 165, 231, 242
Bilirubin 114
Blasensprung 55
Blutbildungstee 261
Blutdruck 25
blutdrucksenkender Tee 261
Blutgerinnung 100
Blutgruppe 29
Bluthochdruck 56
Blutungen 58
Blutuntersuchung 25, 29
Blutzuckerwerte 56
Bonding 106, 121
Brei 214, 252
Brustpflege 129
Buggypod 66

C
Cardiotocogramm 25, 40
Cerclage 54
Cervixinsuffizienz 54
Chlamydientest 29, 53
Chordozentese 35, 43
Chorionizität 42
Chorionzottenbiopsie 30, 43
Coldpacks 129
CTG 25, 40

D
Dammmassage 51
Dammschnitt 94
Dammverletzung 110
Dattelaufstrich 264
Dattelmilch 264
Dehnungsstreifen 34
Delegieren 216
Depression 120
Dopplersonografie 25, 35, 36, 40, 42, 53, 81
Durchblutung 33

E
Einkäufe 210
Einkaufsliste 76
Einnistungsblutung 26
Einschlafstörungen der Babys 171
Eisen 34
Eiweißausscheidung 56
Elterngeld 71
Elternzeit 71, 176, 259
Energiebällchen 264
Engelslächeln 153
Entbindungsgeld 72
Entbindungstermin 29
Entspannungsübungen 96
Entwicklung 112, 268
Entwicklung der Kinder
– in der Schwangerschaft 24, 31, 37, 41, 47
– im ersten Lebensjahr 149, 160, 223, 233
EPH-Gestose 56
Erbrechen 26, 28
Ernährung 19, 27, 123, 268
– Flasche 131
– Rhythmus 123
– Stillen 125
Ernährungspyramide 19
Eröffnungsphase 92
Erst-Trimester-Screening 43
Expertenbeitrag
– Beziehung von Zwil-
  lingskindern 23
– Entbindung bei Zwil-
  lingen 87
– Pränatale Diagnostik 42
– Stillbeziehungen 130
– Schlafrhythmen 202

F
Fahrradanhänger 68
Faltenpflege 140
Familie 185
Familienbonding 99
Familienhilfen 217, 267
Familiennamen 74
Familienzimmer 83, 101
Fehlbildungen 36
Fehlgeburt 33, 43
fetofetales Transfusions-
  syndrom FFTS 25, 56
Fingerfood 253
FISH-Test 35, 43
Flugreisen 17, 208
Folgemilch 132
Folsäure 19
Fontanellen 100
Fötalstadium 26
Frauenmilch 127
Freiräume 251
Fremdeln 232, 236
Fruchtblase 21
Fruchtwasser 45, 55
Fruchtwasserpunktion 43
Fruchtwasseruntersu-
  chung 35
Frühgeborene 54, 102, 127, 134, 151, 163, 206, 268
Frühgeburt 20, 28, 46, 54, 87, 102
Frühwochenbett 108
Frühwochenbett-
  gymnastik 101

G
Gallensäure 34
Gebärhaltungen 92
Gebärmutterhals 18, 25, 46, 49, 91
Gebärmutterhalsschwä-
  che 54
Gebärmutterschleimhaut 20
Geburt 79, 88
– ambulant 102
– Anzeichen 88
– Einleitung 89
– Gebärhaltungen 92
– Phasen 92
– Standards 48
– vaginal 91
– Vorbereitung 49
– Vorboten 53
Geburtsbeginn 52, 88
Geburtseinleitung 53
Geburtshaus 85
Geburtsklinik 85
– Aufnahme 90
Geburtsort 82
Geburtsplanung
– Ablauf 48
Geburtstermin 27, 69, 151
Geburtsurkunde 69
Geburtsvorbereitung 59
– Akupunktur 51
– Dammmassage 51
– Heublumendampf-
  Sitzbad 51
– Übungen 52
Geburtsvorbereitungs-
  kurs 38
Geburtswehen 88
Gehirn 31
Gemüse-Kartoffel-Fleisch-
  Brei 265
Genitalien 31
Geräusche 37
Geruchswahrnehmung 26
Geschwister 74, 107, 181
Geschwisterbonus 71

Register

Geschwistersitz 66
Gestose 45, 56
Gesundheit 268
Gesundheit der Mutter 18
Getränke 215
Getreide-Obst-Brei 266
Gewicht 33
– 1.–3. Monat 151
– 4.–6. Monat 163
– 7.–9. Monat 229
– 10.–12. Monat 240
– erste Tage 112
Gläschennahrung 214
Glückstee 261
Glukocortikoid 55
Glukoselösung 123
Glukosetoleranztest 40, 56
Grenzen 187, 236
Größe
– 1.–3. Monat 151
– 4.–6. Monat 163
– 7.–9. Monat 229
– 10.–12. Monat 240
Großeinkauf 217
Großeltern 257
Größendifferenz 57
Guthrie-Test 102
Gymnastik 18

H

Hämoglobinwert 25
HA-Nahrung, Hypo-Allergene-Nahrung 132
Handling 137
Haptonomie 28
Hausgeburt 48, 84
Haushalt 209
Haushaltshilfe 15, 81, 117, 210, 251
Hb-Wert 25
HCG 26
Hebamme 59, 80, 81, 116, 268
Hebammenbetreuung 102
Hebammenkreißsaal 85
Heißhunger 26, 33
HELLP-Syndrom 56
Hepatitis B 29, 49
Heublumendampf-Sitzbad 51
Himbeerblättertee 49
Hirsemüsli 264
HIV-Test 29
Hochnehmen 137
Hochsitz 253
Hoden 138
Hohlvene 46
Hormonhaushalt 33
Hormonumstellung 119

Humanes Choriongonadotropin 26, 29

I

Immunsystem 45
Impfen 100, 247
Indische Brücke 47, 51
Infektion 28
Insertio velamentosa 58
Invasive Diagnostik 30
Ischialgien 34

J

Juckreiz 34

K

Kaiserschnitt 83, 97, 110
– Ablauf 97
Kalorienbedarf 19
Känguruen 103
Karottenpüree 265
Kinderarzt 60
Kinderbetreuung 218, 255, 268
Kinderfrauen 258
Kindergärten 257
Kindergeld 72
Kinderschuhe 246
Kindersicherungen 235
Kinderstation 48
Kinderwagen 64
Kinderwunschbehandlung 27
Kindslage 46
Kindstod, plötzlicher 61
KISS-Syndrom 142
Kleidung 138, 158
Kochen 210
kognitive Entwicklung 152, 164, 229, 240
Kolostrum 127
Komforttrage 68
Kontakt 175, 189
Kontaktblutung 58
Konzentrationsmangel 28
Koordination 245
Kopfgelenk-induziertes Schreisyndrom 142
Körperhygiene 110
Körperliche Veränderungen der Mutter
– 1.–14. SSW 26
– 15.–21. SSW 32
– 22.–28. SSW 37
– 29.–35. SSW 46
– 36.–40. SSW 50
Körperpflege 139
Kortison 55
Krabbeln 231
Kraftbrühe
– Hühner 262
– vegetarische 262

Krampfadern 34
Krankenhaus 48
Krankenkassen 80
Krankschreibung 70
Krebsfrüherkennung 29
Kurse für Kinder 238, 247
Kurzatmigkeit 45

L

Laufstall 200
Lebensumstände 174
Leihomas 221
Leinsamen 49
Leitungswasser 133
Leopold'sche Handgriffe 25, 81
Löffeln 211, 253
Lues-Suchreaktion 29
Lungen 37, 44
Lungenreifeprophylaxe 55

M

Mangelversorgung 53
manuelles Entleeren 135
Massage 34
Meilensteine
– 0–6 Monate 150
– 7–12 Monate 228
Mekonium 31, 113
Mikrowelle 133
Milchbildungstee 128
Milcheinschuss 127
Milch-Getreide-Brei 266
Milchkugeln 264
Mineralsalzmischung 263
Mobilität 204
Monatszyklus 20
Montgomerydrüsen 126
Moxa-Therapie 47
Müdigkeit 26, 28
Mutterpass 29
Mutterschaftsgeld 70
Mutterschaftsvorsorge 25, 80
– 5.–7. SSW 29
– 9.–11. SSW 29
– 13.–15. SSW 35
– 17.–19. SSW 36
– 21.–23. SSW 40
– 25.–27. SSW 40
– 29.–34. SSW 49
– 36.–40. SSW 53
Mutterschutz 16, 46, 116
Mutterschutzfrist 69

N

Nabelpflege 140
Nabelschnurkomplikationen 97

Nachbetreuungsservice 103
Nachsorge 59, 82, 102
Nachsorgehebamme 116, 140
Nachwehen 109
Nackenfalte 30, 43
Nagelpflege 140
Nägel'sche Regel 27
Namensbändchen 106
Namenswahl 73
Narbenmassage 111
Nervensystem 31
Nestbautrieb 40
Neugeborene, Besonderheiten 144
Neugeborenenausschlag 144
Neugeborenengelbsucht 113, 264
Nikotin 18
Notkaiserschnitt 98

O

Objektpermanenz 229
Ödeme 45, 56
OGTT 40
Ordnung 209
Organultraschall 36
Östrogen 20
Oxytocin 51, 109

P

Paarbeziehungen 149
Partner 18, 37, 51, 71, 77, 93, 99, 119, 175, 178, 179, 191, 217, 259
Partnerschaft 12, 177
PDA 96
PEKiP 161
Periduralanästhesie 96
Perinatalzentrum 85, 103
ph-Wert 28
Pigmentflecke 33
Pikler-Konzept 161
Placenta praevia 58
Plan für den Alltag 191, 196
Plazentageburt 92
plötzlicher Kindstod 61
postpartale Depression 120
Präeklampsie 56
Pränatale Diagnostik 24, 42, 268
– 1.–14. SSW 30
– 15.–22. SSW 35
– 23.–28. SSW 40
– 29.–35. SSW 46
Pre-Nahrung 132
Presswehen 93, 94

Preterm-Milch 127
Progesteron 51
Prolaktin 130, 135, 214
Prostaglandin 51
PSTI 127

Q

Quarkwickel 129
Querlage 47, 87

R

Rauchen 18
Raumtemperatur 61
Reflexe 32, 50, 124, 152
Reiscongee 263
Reisen 16
Rhesusfaktor 29, 40, 100
Rhythmus 123, 159, 190, 195, 234, 250
Ritual 106, 141, 159, 178, 190, 196, 212, 237
Rollbretter 66
Rooming-in 101
Röteln-HAH-Test 29
Rückbildung 101, 108, 109, 160
Rückbildungsstörungen 110
Rückbildungstee 264
Rückenbeschwerden 34
Rückenlage 46
Rückenschmerzen 55, 57
Rundumversorgung 102

S

Sauerstoffversorgung 17
Sauger 132
Säuglingsersatznahrung 113
Saugreflex 32
Schädelknochen 46
Schädellage 47
Scheideninfektionen 28
Schielen 154
Schlaf 155, 167, 171, 201, 234, 244, 252
– in der Schwangerschaft:
  – Cocktail 263
  – Störung 39
  – Tee 261
– der Kinder gemeinsam 130
– Phase 44
– Platz 60
– Protokoll 192
– Zyklen 155
Schleimpfropf 53, 58, 88
Schluckauf 31
Schluckbewegungen 31
Schreiambulanzen 142
Schreien 153

Schreikinder 142
Schwangerengymnastik 38
Schwangerenyoga 17
Schwangerschaft
– Begleitung 59
– Diabetes 56
– Feststellung 26
– Gymnastik 17
– Hormone 33
– körperliche Anzeichen 26
– Tagebuch 27
– Test 12
Schwangerschaftskalender 24, 31, 37, 41
Schwindel 46
Schwitzen 46
Seitschritte 231, 241
Selbstvorsorge 28
Selbstzubereitung 215
Sexualität 18, 181
Sicherheit 168, 199
SIDS 61
Sicherheitsgurt „BeSafe" 17
Sinne 154, 165, 232, 243
Sodbrennen 39, 263
Softtragetaschen 66
Spannungsgefühl 26
Spätwochenbett 108
Spiegelbildzwillinge 22
Spiele 155, 166
Spielen 168, 233
Spielideen 158, 168, 231, 239
Spielzeug 168
Sport 17
Sprachentwicklung 155, 243
Steißlage 47
Stillen 101, 112, 114, 125, 268
– Anlegen 127
– gleichzeitig füttern 124
Streptokokken 53
Stressinkontinenz 38, 110
Surfactant 44, 55
Symphysen-Fundus-Abstand 33
Symphysen-Gürtel 38
Symphysen-Lockerung 39

T

Tagebuch 171
Tageseltern 258
Teemischungen 261
Teilanästhesie 97
Teilzeittätigkeit 255

Tempo 114, 231
Termine
– 1.–3. Monat 160
– 4.–6. Monat 172
– 7.–9. Monat 238
– 10.–12. Monat 247
third-type-twins 22
Toxoplasmose 29, 40
Tragen 206
Tragesitz 68
Tragetuch 66, 68
Trennungsangst 224, 236
Trösten 142
Trostobjekt 242

U

Übelkeit 26, 28
Übergangsphase 92, 93
Übungskontraktionen 53
Ultraschall 27, 36
– 3D-, 4D- 35
Ultraschalluntersuchung 13, 25, 57, 58, 80
– 9.–12. Woche 30
– 19.–22. Woche 35
– 29.–31. Woche 46
– Feststellung der Schwangerschaft 13
– Zweit-Trimester-Screening 43
Umstandskleidung 19, 33
Unterleibsschmerzen 26, 58
Untersuchungsheft 100, 114
Urinuntersuchung 25
Urlaub 207

V

vaginale Untersuchung 25, 55, 81
Vanishing Twins-Syndrom 22
Varizellen 29
Vena-cava-Syndrom 46
Versorgungsprotokoll 125
Verstopfung 39
Vitamin K 100
Vitaminpräparat 19
Vollnarkose 99
Vornamen 73
Vorsorgeuntersuchung 81, 114
– U1 99
– U2 102
– U3, U4 160
– U5 172
– U6 247

W

Wärmelampe 62
Wassereinlagerungen 56
Wehen
– Anzeichen 54
– Eröffnung 92
– Geburtswehen 88
– Hilfen 95
– Nachwehen 109
– Pause 92
– Presswehen 93
– vorzeitige 45, 54
– wehenfördernde Mittel 90
Wickeln 62, 138, 198
Wickelrhythmus 139
Wiege 61
Windpocken 29
Wochenbett 86, 105, 268
– Depression 119
– Gymnastik 112, 116
– Phasen 108
– Schonzeit 106
– Väter 107
– Vorbereitungen 114
Wochenfluss 109
Wöchnerinnenstation 48, 101

Z

Zahnen 163, 168, 229
Zahnpflege 34, 237
Zeichenblutung 58, 89
Ziegelmehl 144
Zugreisen 208
Zweit-Trimester-Screening 43
Zwiemilchernährung 134, 135
Zwillinge
– eineiig 22
– monochorial-diamnial 57, 83
– monochorial-monoamnial 82, 87
– siamesische 22
– zweieiig 21
Zwillingsrabatte 73
Zytomegalie 29, 40

IMPRESSUM

Bibliografische Information der Deutschen Nationalbibliothek
Die Deutsche Nationalbibliothek verzeichnet diese Publikation in der Deutschen Nationalbibliografie; detaillierte bibliografische Daten sind im Internet über http://dnb.d-nb.de abrufbar.

Programmplanung: Sibylle Duelli
Projektplanung: Alke Rockmann
Redaktion: Dr. Sabine Klonk
Bildredaktion: Christoph Frick

Umschlaggestaltung und Layout:
CYCLUS · Visuelle Kommunikation, Stuttgart

Umschlagfoto: F1online
Hintere Umschlagseite innen: Jens van Zoest, Wuppertal
Fotos im Innenteil:
Thomas Bernhard, Stuttgart: S. 41, 69, 82, 94; BSIP/ASTIER: S. 78; Fotolia: S. 10, 14, 18, 67, 75, 77, 140; F1online: S. 3; Chris Meier, Stuttgart: S. 19, 266; Science Photo Library: S. 4, 30; Kerstin Steiner, Stuttgart: S. 90, 98; Thieme Verlagsgruppe: S. 57; Jens van Zoest, Wuppertal: S. 5, 6, 7, 65, 85, 104, 107, 113, 115, 120, 121, 125, 131, 137, 139, 143, 144, 146, 148, 154, 157, 159, 163, 166, 169, 170, 177, 180, 183, 186, 194, 201, 205, 212, 219, 220, 222, 225, 226, 230, 233, 234, 235, 237, 239, 241, 242, 243, 245, 246, 248, 251, 259;
Zeichnungen:
Christiane von Solodkoff, Neckargemünd: S. 95; alle übrigen: Susanne Tischewski, Marburg

© 2011 TRIAS Verlag
in MVS Medizinverlage Stuttgart GmbH & Co. KG
Oswald-Hesse-Straße 50, 70469 Stuttgart

Printed in Germany

Satz und Repro: Cyclus · Media Produktion, Stuttgart
gesetzt in: Adobe Indesign CS5
Druck: Grafisches Centrum Cuno, Calbe
Gedruckt auf chlorfrei gebleichtem Papier

Wichtiger Hinweis: Wie jede Wissenschaft ist die Medizin ständigen Entwicklungen unterworfen. Forschung und klinische Erfahrung erweitern unsere Erkenntnisse, insbesondere was Behandlung und medikamentöse Therapie anbelangt. Soweit in diesem Werk eine Dosierung oder eine Applikation erwähnt wird oder Ratschläge und Empfehlungen gegeben werden, darf der Leser zwar darauf vertrauen, dass Autoren, Herausgeber und Verlag große Sorgfalt darauf verwandt haben, dass diese Angaben dem Wissensstand bei Fertigstellung des Werkes entsprechen, jedoch kann eine Garantie nicht übernommen werden. Eine Haftung des Autors, des Verlags oder seiner Beauftragten für Personen-, Sach- oder Vermögensschäden ist ausgeschlossen.

Geschützte Warennamen (Warenzeichen) werden nicht besonders kenntlich gemacht. Aus dem Fehlen eines solchen Hinweises kann also nicht geschlossen werden, dass es sich um einen freien Warennamen handelt.

Das Werk, einschließlich aller seiner Teile, ist urheberrechtlich geschützt. Jede Verwertung außerhalb der engen Grenzen des Urheberrechtsgesetzes ist ohne Zustimmung des Verlags unzulässig und strafbar. Das gilt insbesondere für Vervielfältigungen, Übersetzungen, Mikroverfilmungen und die Einspeicherung und Verarbeitung in elektronischen Systemen.

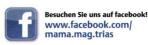
Besuchen Sie uns auf facebook!
www.facebook.com/mama.mag.trias

Auch erhältlich als E-Book:
eISBN (PDF) 978-3-8304-6089-3
eISBN (ePub) 978-3-8304-6422-8

ISBN 978-3-8304-3868-7   1 2 3 4 5 6

SERVICE

Liebe Leserin, lieber Leser,

hat Ihnen dieses Buch weitergeholfen? Für Anregungen, Kritik, aber auch für Lob sind wir offen. So können wir in Zukunft noch besser auf Ihre Wünsche eingehen. Schreiben Sie uns, denn Ihre Meinung zählt!

Ihr TRIAS Verlag
E-Mail Leserservice: heike.schmid@medizinverlage.de
Lektorat TRIAS Verlag, Postfach 30 05 04, 70445 Stuttgart, Fax: 0711 89 31-748

Das erste Lebensjahr – Wichtige Termine auf einen Blick

Im direkten Anschluss an die Geburt
- Vorsorgeuntersuchung U1 der Kinder

3.–10. Lebenstag der Kinder
- Vorsorgeuntersuchung U2 der Kinder

4.–6. Lebenswoche der Kinder
- Vorsorgeuntersuchung U3 der Kinder
- Spätestens sieben Wochen vor Beginn der Elternzeit muss beim Arbeitgeber die Elternzeit offiziell beantragt werden
- Einreichen des Kindergeldantrags
- Anmeldung zum Rückbildungskurs für die Mutter
- Wenn gewünscht Anmeldung für Babymassage und entwicklungsbegleitende Kurse im ersten Lebensjahr

6.–8. Woche nach der Geburt:
- Abschlussuntersuchung der Mutter bei dem/der FrauenärztIn

3.–4. Lebensmonat der Kinder
- Vorsorgeuntersuchung U4 der Kinder
- Impfungen (nach Empfehlung der STIKO) beginnen
- Rückbildungskurs besuchen
- Auf Wunsch Start Babymassagekurs
- Auf Wunsch Start mit PEKiP oder ähnlichem entwicklungsbegleitenden Kurs
- Wenn gewünscht Anmeldung für Babyschwimmkurse
- Die Mutterschutzzeit endet, wenn die Kinder zwischen der 38. und 40. Schwangerschaftswoche geboren wurden

ab dem 5. Lebensmonat der Kinder
- Einführung des Gemüsebreis bzw. Gemüse-Kartoffel-Fleisch-Breis

ab dem 6. Lebensmonat der Kinder
- Vorsorgeuntersuchung U5 der Kinder
- Babyschwimmen kann starten

ab dem 7. Lebensmonat der Kinder
- Einführung des Milch-Getreidebreis

ab dem 8. Lebensmonat der Kinder
- Einführung des Getreide-Obstbreis

ab dem 9. Lebensmonat der Kinder
- Ersetzen einer weiteren Milchmahlzeit durch einen weiteren Milch-Getreidebrei

ab dem 10. Lebensmonat der Kinder
- Vorsorgeuntersuchung U6 der Kinder

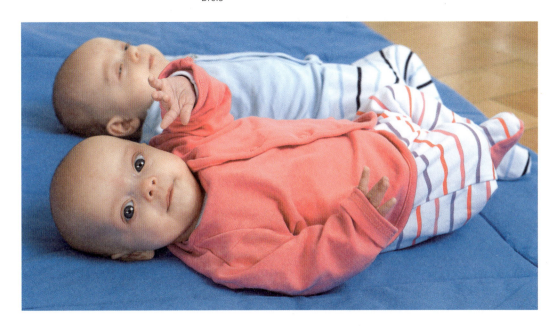